内科症状诊断鉴别与治疗

孙海艳　李淑娟　王瑞琴　主编

内 蒙 古 出 版 集 团
内蒙古科学技术出版社

图书在版编目(CIP)数据

内科症状诊断鉴别与治疗 / 孙海艳,李淑娟,王瑞琴主编.
—赤峰:内蒙古科学技术出版社,2015.7(2022.1重印)
ISBN 978-7-5380-2541-5

Ⅰ.①内… Ⅱ.①孙… ②李… ③王… Ⅲ.①中医内科—疾病—诊疗
Ⅳ.①R25

中国版本图书馆 CIP 数据核字(2015)第 152055 号

出版发行:内蒙古出版集团　内蒙古科学技术出版社
地　　址:赤峰市红山区哈达街南一段 4 号
邮　　编:024000
邮购电话:(0476)5888903
网　　址:www.nm-kj.cn
责任编辑:季文波
封面设计:卜小平
印　　刷:三河市华东印刷有限公司
字　　数:440 千
开　　本:880×1230　1/32
印　　张:17
版　　次:2015 年 7 月第 1 版
印　　次:2022 年 1 月第 3 次印刷
定　　价:78.00 元

内科症状诊断鉴别与治疗
编委会

主　　编　孙海艳　承德市中医院
　　　　　李淑娟　张家口市万全县中医院
　　　　　王瑞琴　张家口市万全县中医院

副 主 编　刘亚茹　承德市中医院
　　　　　王雅君　承德市中医院
　　　　　纪品川　承德市中医院
　　　　　国艳艳　承德市中医院
　　　　　常丽娟　张家口市万全县中医院
　　　　　刘丽伟　承德市双桥区水泉沟镇卫生院
　　　　　赵育红　承德县中医院
　　　　　龙雅君　承德市双滦区元宝山街道办事处社区卫生服务中心

参编人员　陈鑫瑶　承德市中医院
　　　　　张杨丽　承德市中医院
　　　　　闫智会　承德市中医院
　　　　　陈津伶　承德市中医院

执行主编　丁广谦　承德市中医院

目　录

第一章　全身症状

第二章　头项症状

第三章　四肢症状

第四章　背腰症状

第五章　胸腹症状

第六章　二阴症状

第一章　全身症状

一、恶寒

(一)概念

恶寒是指患者怕冷的感觉,在外感及内伤疾病中皆较常见。

(二)常见证候

1.风寒束表

【证候表现】恶寒重,发热轻,无汗,头身疼痛,口不渴,舌淡苔白,脉浮紧。

【病因病机】感受风寒之邪,风寒束表,卫阳郁闭。

【证候分析】风寒外束,卫阳郁闭则恶寒;邪正交争则发热;卫阳郁闭不能舒展则见头身疼痛;舌苔薄白、脉浮紧均为风寒表证。

【治法方剂】辛温解表,发散风寒。方用麻黄汤加减。

2.寒中少阴

【证候表现】恶寒无热,身倦肢冷,精神萎靡,呕吐,下利清谷,小便清长,舌淡苔白,脉沉微。

【病因病机】心肾阳虚,寒邪乘虚而入,阴寒内盛。

【证候分析】心肾阳虚,阴寒内盛,正不胜邪,则有恶寒无热、身倦肢冷、脉微细等症。

【治法方剂】扶阳抑阴。方用四逆汤加减。

3.阳虚阴盛

【证候表现】恶寒肢冷，倦怠乏力，气短懒言，口淡不渴，尿清便溏，面白舌淡，脉沉迟无力。

【病因病机】机体阳气虚衰，阳虚则阴盛，阴盛则寒，机体失于温养。

【证候分析】由于劳倦内伤，或久病正气日消，致人体脏腑功能减退，阳气衰弱，阳不制阴，阴寒内盛，见恶寒肢冷；阳气虚衰故既有气虚证如气短懒言、倦怠乏力，又有恶寒肢冷、尿清便溏、舌淡脉迟等阳虚证。

【治法方剂】温阳祛寒。如肾阳虚者宜温补肾阳，方选右归饮；脾阳虚者宜温运脾阳，方选附子理中丸；心阳虚者宜温补心阳，方选桂枝甘草汤加减。

4.阳盛格阴

【证候表现】恶寒肢冷，胸中烦热，渴喜冷饮，腹部扪之灼热，不欲近衣被，咽干口臭，溲黄便结，舌红苔黄，脉沉伏。

【病因病机】邪热深伏于里，阳气郁闭于内，不能透达外表。

【证候分析】邪热内闭于里，见胸中烦热；热灼津液，见渴欲饮冷；不能外达肌表，机体失于温煦，故见恶寒肢冷；咽干口臭，溲黄便结，舌红苔黄皆为真热证表现；邪热深闭于里，故见脉沉伏。

【治法方剂】清里泻热。方选白虎汤或承气汤类加减。

5.痰饮内停

【证候表现】恶寒，肢重，胸腹满闷，食少纳呆，口渴不欲饮，苔腻脉滑。

【病因病机】寒饮内停，阳气运行受阻。

【证候分析】痰饮停滞体内，或胸胁，或肠胃，或四肢，痰饮为阴邪，寒饮内阻，阳气失于宣通，故见无汗等症。临床上痰饮所停部位不同，证候表现也不同。如饮停胸膈，则以咳唾痰涎、喘息抬肩为主症；饮停胁下，则以胁痛不能转身为主症；饮停肠胃，则以肠鸣沥沥为主症；饮停四肢，则以身体疼重、肿胀为主症。

【治法方剂】温阳化饮。方选苓桂术甘汤，甘遂半夏汤，大、小青龙汤，木防己汤等。

6.疮疡恶寒

【证候表现】恶寒，甚则寒战，发热，疮疡局部肿痛发热，小便黄赤，大便秘结，舌苔黄，脉弦数或洪数。

【病因病机】外感，内伤或外伤致经络壅滞不通，正邪相争。

【证候分析】疮疡多因外感火热之邪，或过食膏粱厚味，或外来损伤等，以致营卫不和，邪热壅聚，经络壅塞不通而发病。恶寒为邪正相争剧烈、邪毒枭张之象，一般较短暂，旋即发热，局部则红肿灼痛。

【治法方剂】清热泻火解毒，选用五味消毒饮、仙方活命饮之类治之。

7.寒疟恶寒

【证候表现】恶寒不发热，或热少寒多，休作有时，身疲肢倦，胸胁痞满，舌苔白腻，脉象弦迟。

【病因病机】阳虚湿困，复感疟邪，里寒盛阳气受阻。

【证候分析】本证为阳虚湿困肢体，复感疟邪，里寒极盛，阳气运行受阻，故表现为但寒不热，或寒多热少。寒湿困脾，脾失运化，故见身疲肢倦，舌苔白腻；湿阻于内，少阳之气运行不利，故胸胁痞满；脉象弦迟为疟邪内伏之象，且本证之恶寒以休作有时为特点。

【治法方剂】祛寒截疟。方选柴胡桂枝干姜汤加常山、草果等。

（三）鉴别诊断

1.风寒束表恶寒与寒中少阴恶寒的鉴别

（1）风寒束表　其寒邪在表，正气不衰必见发热，且有头身重痛等一系列表寒证状。

(2)寒中少阴　其寒邪深达于里,但恶寒而无发热,且有下利清谷等阴寒内盛之症。

2.阳虚阴盛恶寒与阳盛格阴恶寒的鉴别

(1)阳虚阴盛　属于虚寒证,既有气实证又有阳实证。

(2)阳盛格阴　属于真热假寒证,属于实证。

3.痰饮内停恶寒与疮疡恶寒及寒疟恶寒的鉴别

(1)痰饮内停　肢重,肿胀,胸腹痞满,舌腻脉滑。

(2)疮疡恶寒　局部疮疡肿痛发热。

(3)寒疟恶寒　恶寒不发热,或热少寒多,休作有时,一日一发,或二日一发。

二、寒战

(一)概念

寒战即恶寒战栗,表现为怕冷的同时全身不停战栗。

(二)常见证候

1.寒邪外袭

【证候表现】恶寒战栗,高热无汗,头身疼痛,舌苔薄白,脉浮紧。

【病因病机】外寒束表,邪郁经络,腠理闭塞,卫气郁结,阳气失宣,不能外达。

【证候分析】寒邪束表,腠理闭塞,卫气郁结,阳气不能外达肌表而见恶寒无汗;阳气不宣,郁结于里而见高热;邪郁经络,导致经络、气血运行不畅而见头身疼痛;舌苔薄白,脉浮紧均为外感表寒证的特有表现。

【治法方剂】辛温解表。方选麻黄汤加减。

2.阳虚寒盛

【证候表现】畏寒战栗，四肢厥冷，得暖则症缓，口淡不渴，尿清便溏，舌淡，脉沉微。

【病因病机】素体阳虚，或者寒邪伤阳，导致阳失温煦之职，阴寒内盛。

【证候分析】素体阳气亏虚，或寒邪伤阳，导致阳失温煦，阴寒内盛，故见畏寒战栗，四肢厥逆；阴阳相互依存、相互制约，故虚寒得温则寒证缓解；阳气亏虚，气化失司，气不化津，故可见口淡不渴；舌淡，脉沉微，均为虚证、里证的表现。

【治法方剂】温阳祛寒。方选四逆汤加减。

3.战汗寒战

【证候表现】在外感热病过程中，突然恶寒战栗，甚则肢冷脉伏，继之不久，全身即可透出大汗，汗后则肌肤较凉。

【病因病机】外感热邪，正邪交争。

【证候分析】机体外感热邪，正邪交争则见战汗，正气胜邪则汗出而解，战汗后脉静身安，病渐愈；若正不胜邪则可见以下两种转归：一为正气外脱，出现脉象急疾燥扰不安，肢冷汗出；二为邪胜正气相对不足，不能战汗后而解，常需停一二日，待正气渐复，再做战汗而痊愈。

【治法方剂】回阳益气。方选参附汤加减。

4.外寒内热

【证候表现】恶寒战栗，四肢厥冷，头身疼痛，发热口渴，烦躁不安，小便短赤，大便燥结，舌红苔黄，脉浮紧而数。

【病因病机】机体素有内热，复感外寒。

【证候分析】机体素有内热复感外寒，导致寒邪外束故见恶寒战栗，四肢厥冷；热邪内郁，则见发热口渴，烦躁不安；小便短赤，大便燥结，舌红苔黄，脉浮紧而数均为热象表现。此证属于外寒内热证。

【治法方剂】解表清里。方选防风通圣散加减。

5.疮毒内陷

【证候表现】机体局部出现红、肿、热、痛，伴有恶寒战栗，发热烦渴，甚至神昏谵语，小便短赤，大便秘结，舌红苔黄，脉洪数。

【病因病机】火热内盛，使经络阻塞，气血运行不畅，血败肉腐，热邪壅盛。

【证候分析】机体火热内盛，经络阻塞，气血运行不畅，血败肉腐，出现红、肿、热、痛；热邪壅盛，疮毒内陷，邪正交争而见恶寒战栗；热邪内盛，热伤津液，则见发热口渴，小便短赤，大便秘结等热证表现。

【治法方剂】清热泻火托毒。方选五味消毒饮、黄连解毒汤加减。

6.疟疾寒战

【证候表现】先有乏力，继则恶寒战栗，肢体酸痛，寒罢则壮热，头痛面赤，口渴引饮，而后汗出，热退身凉，脉弦。

【病因病机】机体感受疟邪，邪在半表半里与营卫正气相搏。

【证候分析】正邪相争则见恶寒战栗，寒战高热，休作有时为特征性表现。此证根据证候表现不同分类不同。正疟：具有典型的疟疾证候表现；温疟：热多寒少，或者但热不寒；寒疟：寒多热少，或但寒不热；劳疟：正虚病久复感疟邪。

【治法方剂】正疟：治以和解达邪，方选小柴胡汤加常山、青蒿；温疟：治以清热达邪，方选白虎加桂枝汤加柴胡、常山等；寒疟：治以辛温达邪，方选柴胡桂枝干姜汤加减；劳疟：治以扶养正气，调和营卫，方选何人饮加减。

（三）鉴别诊断

1.寒邪外袭寒战与阳虚寒盛寒战的鉴别

（1）寒邪外袭　为表实寒，故见恶寒战栗兼见表寒证，且恶寒得衣被而不减。

(2)阳虚寒盛　为里虚寒,故见恶寒战栗兼见里寒证,畏寒而不发热,得暖则减。

2.外寒内热寒战与疮毒内陷寒战的鉴别

(1)外寒内热寒战　恶寒战栗,四肢厥冷,头身疼痛,脉浮紧而数。

(2)疮毒内陷寒战　机体局部出现红、肿、热、痛,伴有恶寒战栗。

三、身热肢寒

(一)概念

身热肢寒是指热病过程中同时出现既有发热又有肢冷的症状而言。

(二)常见证候

1.热深厥深

【证候表现】壮热不退,手足厥冷,头痛胸闷,面赤气粗,烦躁谵语,继则神昏,小便黄赤,舌质红绛而干,脉滑数或洪数。

【病因病机】邪热炽盛,内传于里,不能外达。

【证候分析】外感热邪入里,逆传心包,心主神明,故可见烦躁谵语,继则神昏;热邪或暑热之邪内郁,里热亢盛,则见壮热不退,面赤气粗;热邪内郁不能外达,肌表失于温煦,则见手足厥冷;热盛伤津,则见口干喜冷饮;小便黄赤,舌质红绛,脉滑数或洪数均为里热盛的表现。本证属于真热假寒证。

【治法方剂】泄热达郁,清心开窍。方选清营汤合安宫牛黄丸或紫雪丹加羚羊角、钩藤、石决明等。

2.阴盛格阳

【证候表现】身热面红,咽燥而痛,手足厥冷,下利清谷,舌淡苔白，脉沉细欲绝。

【病因病机】阳衰阴盛，虚阳浮越。

【证候分析】外感热病后期，误用汗、吐、下法后，阳气衰微，阴寒内盛，而见手足厥冷，下利清谷；阴盛格阳于外，而见身热面红如妆，咽燥而痛；舌淡苔白，脉沉细欲绝均为阳虚表现。本证属于真寒假热证。

【治法方剂】温阳救逆，通阳复脉。方选通脉四逆汤加减。

(三)鉴别诊断

热深厥深身热肢寒与阴盛格阳身热肢寒的鉴别

(1)身热厥深　壮热肢寒，神昏烦躁，口渴脉数。热为本，寒为标。

(2)阴盛格阳　四肢厥冷，身反不恶寒，脉微欲绝。寒为本，热为标。

四、恶寒发热

(一)概念

恶寒发热是指恶寒与发热同时出现的症状。

(二)常见证候

1.风寒袭表

【证候表现】恶寒发热，恶寒重，发热轻，头身重痛，无汗，鼻塞流涕，咳嗽声重，舌苔薄白，脉浮紧。

【病因病机】外感风寒之邪，外束肌表，侵入太阳，腠理闭塞，卫阳被遏。

【证候分析】外感风寒外束肌表，腠理闭塞，卫阳被遏，不能外达，故见恶寒无汗；寒邪较重故恶寒重，发热轻；正邪交争可见发热；外邪袭表首先犯肺，肺开窍于鼻，风寒外袭故可见鼻塞流涕，咳嗽声重；舌苔薄白，脉浮紧均为外感风寒证的表现。

【治法方剂】辛温发汗，轻证用葱豉汤，重证用麻黄汤或荆防败毒散加减。

2.风热犯肺

【证候表现】恶寒发热，发热重，恶寒轻，微汗出，头痛，咽红，口干，咳嗽，舌苔薄黄，脉浮数。

【病因病机】外感风热之邪，表卫不和，肺失宣降。

【证候分析】外感风热之邪，风热上受，表卫不和，肺失宣降，故发热重、恶寒轻而微汗出；咽红，口干，咳嗽，舌苔薄黄，脉浮数，均为外感热邪的表现。

【治法方剂】辛凉解表。方选银翘散或桑菊饮加减。

3.风湿客表

【证候表现】恶寒发热，身体困重，头胀如裹，关节疼痛，舌苔白腻，脉濡数。

【病因病机】风湿侵袭肌腠，阻遏清阳。

【证候分析】风湿之邪侵袭肌腠，湿性属阴、属寒，故可见恶寒；正邪相争可见发热；湿邪阻遏清阳，导致清阳不升，清窍失养故见头胀如裹；湿性重浊黏滞，趋于下行，故可见身体困重，关节疼痛；舌苔白腻，脉濡数，均为湿邪内郁的表现。

【治法方剂】疏风祛湿。方选羌活胜湿汤加减。

4.暑湿交阻

【证候表现】恶寒发热，恶寒轻，发热重，头胀，胸闷呕恶，汗出，口渴，小便短赤，舌苔黄腻，脉濡数。

【病因病机】夏月伤暑挟湿，暑湿交阻，气机不畅。

【证候分析】夏月伤暑，暑为阳邪每多挟湿，暑湿交阻故可见恶寒轻，发热重，汗出口渴，并见头胀胸闷，恶心呕吐，湿邪内郁之象；舌苔黄腻，脉濡数，均为湿热内郁表现。

【治法方剂】祛暑清热。方选新加香薷饮。

（三）鉴别诊断

1.风寒袭表恶寒发热与风热犯肺恶寒发热的鉴别

（1）风寒袭表　恶寒重，发热轻，头身重痛，无汗，鼻流清涕，脉浮紧。

（2）风热犯肺　发热重，恶寒轻，微汗出，咽红，口干，脉浮数。

2.风湿客表恶寒发热与暑湿交阻恶寒发热的鉴别

（1）风湿客表　湿为阴邪，仅见身体困重，头胀如裹，舌苔白腻，脉濡数。

（2）暑湿交阻　暑为阳邪，每多挟湿，故恶寒轻，发热重，兼见湿邪内郁症状。

五、寒热往来

（一）概念

寒热往来是指恶寒与发热交替发作。

（二）常见证候

1.邪入少阳

【证候表现】寒热往来，心烦喜呕，口苦，咽干，目眩，胸胁苦满，舌边红，苔薄黄，脉弦数。

【病因病机】伤寒太阳病不解，邪内传入少阳，邪正相争。

【证候分析】太阳病不解，邪内传入少阳，少阳居半表半里，外邪入侵，邪正相争，正不胜邪则寒，正胜于邪则发热，故见寒热往来；心烦喜呕，口苦，咽干，目眩，胸胁苦满，脉弦数，均为少阳症。

【治法方剂】和解少阳。方选小柴胡汤。

2.外感疟邪

【证候表现】寒热往来，反复发作，发有定时，多见隔日发作一次，亦有三日一发者。发作时，先恶寒，继则高热，最后遍体汗出，热退身和。舌红苔薄白或黄腻，脉弦。

【病因病机】机体感受疟邪，邪在半表半里与营卫相搏。

【证候分析】感受疟邪，邪在半表半里与营卫正气相搏，正邪相争则见恶寒发热；寒战高热，休作有时为特征性表现。

【治法方剂】祛邪截疟。方选截疟七宝饮；如虚人反复发作，用何人饮。

3.湿热郁阻三焦

【证候表现】寒热起伏，汗出不清，胸闷腹胀呕恶，头痛烦躁，口干饮少，小便短黄赤，舌边红，舌苔垢腻或白如积粉，脉濡。

【病因病机】湿温病，邪热痰浊留恋三焦，伏留不解，三焦气化失司。

【证候分析】湿温，邪热痰浊伏留不解，三焦气化失司，则出现寒热起伏，胸脘痞闷，腹胀，溲黄短赤，苔腻等湿热交阻上、中、下三焦的症状特点。

【治法方剂】分消走泄，宣畅气机。方选黄连温胆汤加减。

（三）鉴别诊断

邪入少阳、外感疟邪寒热往来与湿热郁阻三焦寒热往来的鉴别

（1）邪入少阳　寒热往来，忽寒忽热，发无定时，伴有口苦，咽干，目眩等少阳症。

（2）外感疟邪　寒热往来，反复发作，发作有时。

（3）湿热郁阻三焦　寒热起伏，病势缠绵，汗出不解。

六、但热不寒

(一)概念

但热不寒是指发生热性病过程中,出现但发热不恶寒的症状。

(二)常见证候

1.邪热蕴肺

【证候表现】发热不恶寒,咳嗽胸痛,咳痰厚稠、黄腥,鼻扇气粗,口渴咽痛,舌红苔黄燥或黄腻,脉滑数。

【病因病机】外感风热,邪热犯肺;或外感寒邪化热,热邪蕴肺。

【证候分析】风热之邪上受,或外感寒邪化热,邪热犯肺,则见发热不恶寒;肺热灼津成痰,痰阻气道,肺失宣肃,故见咳嗽胸痛,咳痰稠厚、黄腥;肺热伤津可见口渴喜冷饮;鼻扇气粗,咽痛,舌红苔黄燥或黄腻,脉滑数,均为热邪或湿热之邪蕴肺的表现。

【治法方剂】清肺泄热,化痰止咳。方选苇茎汤和泻白散,或麻杏石甘汤加减。

2.热炽阳明

【证候表现】不恶寒,反恶热,壮热面赤,大汗出,大烦渴,小便黄少,舌质红,苔黄,脉洪大。

【病因病机】邪热亢盛,充斥阳明之经,弥漫全身,而肠中无燥屎内结。

【证候分析】邪炽阳明,气分大热,故不恶寒反发热;甚则腠理开泄,故大汗出;邪热内扰,灼伤津液,则口大渴;热扰神明故见烦躁;小便黄少,舌质红,苔黄,脉洪大,均为里热证表现。

【治法方剂】清气泄热。方选白虎汤加减。

3.热结肠胃

【证候表现】壮热不恶寒,日晡潮热,脐腹胀满疼痛,痛而拒按,大便秘结不通,甚则神昏谵语、狂乱、不得眠,舌苔黄厚干燥,或起芒刺,甚至苔焦黑燥裂,脉沉实,或滑数。

【病因病机】阳明经邪热不解,由经入腑,或热自内发,与肠中糟粕互结,阻塞肠道。

【证候分析】邪热结于肠胃,则腑气不通;传导失司,则腹满硬痛,大便燥结,或热结旁流;邪热蒸迫,里热内扰,神明逆乱,则神昏谵语、狂乱、不得眠;舌苔黄厚干,或起芒刺,脉沉实,或滑数,均为里热邪留证表现。

【治法方剂】泄热迫腑,攻下燥结,根据热结轻重方选大承气汤、小承气汤或调胃承气汤。

4.湿热郁蒸

【证候表现】身热起伏而不恶寒,午后转盛,汗出不解,渴不引饮,胸闷脘痞,身重纳呆,舌苔黄腻,脉弦滑数。

【病因病机】多发于夏秋之交及阴雨潮湿的季节,湿热相兼为病。

【证候分析】夏秋之交及阴雨潮湿的季节,湿热相兼为患,湿为阴邪,其性黏滞,挟热病程较长;湿为阴邪,阻碍气化功能,可见渴不引饮;湿邪困脾,导致脾失运化,湿邪内停,见胸闷脘痞;湿性重浊,上蒙清窍,可见身重,头痛如裹。

【治法方剂】宣气化湿,清热达邪。方选三仁汤、连朴饮等。

5.暑热伤气

【证候表现】发热不恶寒,头痛,面赤气粗,胸闷烦躁,口渴引饮,汗出过多,舌红苔黄燥,脉洪数。

【病因病机】多由夏月伤暑,或汗出过多伤津耗气,或露宿贪凉,暑邪乘虚内侵。

【证候分析】夏月伤暑，或因汗出过多，伤津耗气；或因露宿贪凉，暑邪乘虚侵袭所致。暑热伤气分，可见壮热不恶寒，烦渴引饮；热郁胸中则见胸闷烦躁；热蒸伤津可见大汗出，口渴；舌红苔黄燥，脉洪数均为里热盛的表现。

【治法方剂】清暑泄热，益气生津。方选王氏清暑益气汤，初期可配合白虎汤，后期可配合生脉饮。

6.热入营血

【证候表现】发热入暮尤甚而不恶寒，烦躁不寐，口干，甚则谵语发狂、神昏，斑疹透露，舌质红绛，苔少或光剥，脉细数。

【病因病机】无明显季节差异，热邪深入营血。

【证候分析】热邪深入营血，故热势枭张，但热不寒入暮尤甚；热扰心神，阳不入阴，可见烦躁不寐，甚则谵语发狂；热伤津液，可见口干；热盛动血，见斑疹透露；舌质红绛，脉细数为火旺的表现。

【治法方剂】清营凉血，泄热解毒。方选清营汤、犀角地黄汤加减。

（三）鉴别诊断

1.热炽阳明但热不寒与热结肠腑但热不寒的鉴别

（1）热炽阳明　可见阳明四大证，而无肠中燥屎内结，属于阳明经证。

（2）热结肠腑　热与肠中糟粕互结，阻塞肠道。以“痞、满、燥、实”为特点，属阳明腑证。

2.湿热郁蒸、暑热伤气但热不寒与热入营血但热不寒的鉴别

（1）湿热郁蒸　身热不扬，朝衰晡盛，并见胸痞纳呆，渴不引饮等湿阻气机症状。

（2）暑热伤气　壮热面赤，烦渴引饮等暑伤气分的症状。

（3）热入营血　但热不寒，热势昼轻夜重，烦躁不寐，神昏谵语，舌质红绛，热甚动血可见吐血、便血发斑等。

七、潮热

(一)概念

潮热是指发热盛衰起伏有定时,犹如潮汛一般。

(二)常见证候

1.阳明腑实

【证候表现】日晡潮热,手足汗出,腹部硬满疼痛,大便秘结或热结旁流,或神昏谵语,烦躁不安,舌苔焦黄,脉沉实。

【病因病机】热盛伤津,津伤化燥,邪热与肠中有形之邪相结。

【证候分析】热盛伤津化燥,因燥成实,邪热与肠中有形之邪相结而成。阳明气旺于申酉,故见日晡潮热;热扰神明,见神昏谵语、烦躁不安;热盛伤津,大便秘结不通或热结旁流,可见腹部硬满疼痛;舌苔焦黄,脉沉实均为里实热证表现。

【治法方剂】攻下泄热,随热结的轻重方选大承气汤、小承气汤或调胃承气汤。

2.阴虚血亏

【证候表现】午后或夜间潮热,手足心热,心烦失眠,心悸盗汗,消瘦神疲,舌质红少苔,脉细数。

【病因病机】素体阴虚或汗、吐、下、亡血、亡津后,阴气亏损,虚火上炎。

【证候分析】阴阳相互制约,当阴气亏损,阴虚不能制阳时,虚火上炎,可见手足心热,心烦失眠,心悸盗汗,舌质红少苔,脉细数均为阴虚火旺的表现。

【治法方剂】滋阴养血清热。方选清骨散加当归、白芍等。

3.瘀血内郁

【证候表现】午后或夜间发热,咽燥口干,漱水不欲咽,腹中癥块,或身有痛处,甚则肌肤甲错,两目暗黑,舌见瘀斑或青紫,脉细涩。

【病因病机】多由跌打损伤,气滞寒凝,血热妄行,滞而成瘀,瘀血内郁化热引起。

【证候分析】跌打损伤,气滞寒凝,血热妄行等影响血液运行,滞而成瘀,瘀血内郁化热,而见午后或夜间发热;积瘀不散而凝结,可形成肿块;不通则痛,且夜间血液运行减慢,可见局部刺痛、夜间加重;瘀血阻络,血行障碍,机体失于濡养,可见肌肤甲错,两目暗黑;舌有瘀斑或青紫,脉涩均为瘀血内阻的表现。

【治法方剂】活血化瘀清热。方选血府逐瘀汤加减。

4.脾胃气虚

【证候表现】上午潮热,下午热退或午后发热,神疲,少气懒言,面色㿠白,自汗出,舌质淡,脉虚细弱。

【病因病机】素体脾胃虚弱,或饮食不节,或劳倦内伤,导致脾胃运化失司。

【证候分析】脾胃为后天之本,气血生化之源,故脾胃虚弱,或饮食不节,或劳倦内伤,导致脾胃运化失司,致机体失养。气虚可见神疲,气短懒言,面色㿠白,自汗出;中气不足而下滞,阴火上扰可见上午潮热,下午热退或午后发热;舌质淡,脉虚细弱,均为气血亏虚的表现。

【治法方剂】补中益气,清热。方选补中益气汤加减。

5.暑热伤气

【证候表现】多见于小儿夏季发热,或早热暮凉,或暮热早凉,口渴引饮,烦躁不安,纳呆神倦,舌苔腻,脉细数。

【病因病机】小儿稚阴未充,稚阳未盛,不能耐受暑热熏蒸,气阴受损。

【证候分析】气阴受损，故可见潮热。暑热伤津，可见口渴引饮；热扰心神，可见烦躁不安；暑易挟湿，暑湿伤脾胃，脾胃运化失司，可见纳呆神倦；舌苔腻，脉细数均为暑湿、热内伤的表现。

【治法方剂】清暑祛湿，清热。方选王氏清暑益气汤。

（三）鉴别诊断

1.阳明腑实、阴虚血亏潮热与瘀血内郁潮热的鉴别

（1）阳明腑实　日晡潮热，伴有腹部硬满疼痛，大便秘结等，热与有形之邪相结表现。

（2）阴虚血亏　午后或夜间潮热，伴有盗汗、手足心热、脉细数等阴虚血热表现。

（3）瘀血内郁　午后或夜间发热，伴有腹中癥块，刺痛，痛有定处，肌肤甲错，舌见瘀斑等瘀血内阻表现。

2.脾胃气虚潮热与暑热伤气潮热的鉴别

（1）脾胃气虚　上午潮热，下午热退或午后发热，兼有气虚表现。

（2）暑热伤气　早热暮凉，或暮热早凉，兼有暑热伤气表现。

八、五心烦热

（一）概念

五心烦热是指两手、足心发热及自觉心胸烦热，但是体温有的升高，有的并不升高的一种虚烦发热的症状。

（二）常见证候

1.阴虚

【证候表现】五心烦热，午后热甚，手脚喜触凉物，或外伸，伴有颧红,遗精,盗汗,腰膝酸软,咽干口燥,舌红光剥少苔,脉沉细数。五脏阴虚皆可见五心烦热,尤以肺、肝、肾三脏阴虚较常见。

【病因病机】热病后期,或久病伤阴,或房劳过度,使阴津亏损。

【证候分析】劳累久病或热病后期,或五志过极,或房劳过度,导致阴津亏损。阴不制阳,阴虚则阳亢,可见五心烦热,午后热甚,伴有颧红;虚火伤津,进一步加重阴虚,而见咽干口燥;虚火内扰精室,而见遗精;腰为肾之府,肾为精舍,阴精亏损,可见腰膝酸软;舌红光剥少苔,脉细数均为阴虚火旺的表现。

●肺阴虚

【证候表现】五心烦热,干咳少痰,或痰少而黏,不易咯出,口燥咽干,盗汗,颧红,或痰中带血,声音嘶哑,舌红少津,脉细数。

【病因病机】常因燥热伤肺,或肺痨久治不愈,或汗出津伤,或久咳不愈,耗损肺阴,肺失濡养,虚火内生。

【证候分析】肺阴耗伤,阴津不足则五心烦热,盗汗,颧红;燥热伤津,肺失濡润则干咳少痰,或痰少而黏,不易咯出;燥伤肺络则声音嘶哑,痰中带血;舌红少津,脉细数为阴虚内热之象。

【治法方剂】滋阴养血,清热除蒸。方选秦艽鳖甲散。

●肝阴虚

【证候表现】五心烦热,口渴不欲饮,头晕眼花,两目干涩,或见手足蠕动,或胸胁隐隐灼痛,舌红少津,脉弦细数。

【病因病机】气郁化火损伤肝阴,或热病伤阴,或肾阴不足,水不涵木,肝阴亏虚,阴不制阳,虚火内扰。

【证候分析】气郁化火伤阴,或热病伤阴,阴虚则五心烦热,口渴不欲饮;肾阴不足,水不涵木,导致肝阴亏虚,阴不制阳,虚火内扰,则头晕眼花,两目干涩,或见手足蠕动,或胸胁隐隐灼痛,舌红少津,脉弦细数为阴津不足。

【治法方剂】滋阴养血,清热。方选清骨散加减。

● 肾阴虚

【证候表现】五心烦热，耳鸣、盗汗、遗精，腰膝酸软，脉沉细数。

【病因病机】虚劳久病，或温热病后期伤肾阴，或房事不节，阴精内损，肾阴不足，虚火上炎。

【证候分析】虚劳久病耗损肾阴，或温热病后期伤肾阴，阴虚则五心烦热，盗汗；或房事不节，阴精内损，致肾阴不足，虚火上炎，则耳鸣、盗汗、遗精，腰膝酸软，脉沉细数。

【治法方剂】滋养肾阴，清热除蒸。方选知柏地黄汤加减。

2.血虚

【证候表现】午后自觉两手、足心热，稍劳则加重，神疲乏力，食少懒言，面色淡白，心悸，头晕目眩，舌质淡，脉细弱或细涩。

【病因病机】常有肝脾两虚而成，脾虚则气血生化无源，肝虚则血无所藏。

【证候分析】常有肝脾两虚而成。脾为后天之本，气血生化之源；肝藏血，若肝脾受损则气血生化无源，贮备无处。血为气之母，气为血之帅，血虚可致气虚，故即可见气血两虚的表现。如神疲乏力，食少懒言，面色苍白；血虚不养心，可见心悸；头目失养，可见头晕目眩；阴虚不制阳，可见午后自觉两手、足心热等阴虚火旺的表现；舌质淡，脉细弱或细涩，均为气血亏虚表现。

【治法方剂】调理肝脾。方选补肝汤加地骨皮等。

3.邪伏阴分

【证候表现】手足心热，心烦，眠差，低热，暮热早凉，热退无汗，多食形瘦，舌红少苔，脉弦细数。

【病因病机】多由外感失治、误治，余邪伏于营阴所致。

【证候分析】外感失治、误治，余邪伏于营阴，夜间营气抗邪达于阳分则发热；清晨病邪复归阴分，而不能外解，故热退无汗；余邪久留，营阴耗损不能濡养肌肤，故可见形体消瘦。

【治法方剂】滋阴清热，透邪达表。方选青蒿鳖甲汤。

4.火郁

【证候表现】五心烦热，胸闷，情志不舒，急躁易怒，头胀，口苦，大便秘结，小便短赤，舌红苔黄，脉沉数。

【病因病机】多因机枢不利，阳气内郁不解，或外邪未解，过用寒凉药物，冰伏其邪，或过食寒凉，抑遏胃阳，不能外泄郁而化火而致。

【证候分析】多因机枢不利，阳气内郁不解，或外邪未解，过用寒凉药物，冰伏其邪，或过食寒凉，抑遏胃阳，不能外泄而致。肝气郁闭，情志不舒，可见胸闷，急躁易怒；气郁化火，见五心烦热，口苦，大便秘结，小便短赤；舌红苔黄，脉沉数，均为火热内郁的表现。

【治法方剂】疏肝解郁，升阳散火。方选升阳散火汤加减。

（三）鉴别诊断

1.肺阴虚、肝阴虚五心烦热与肾阴虚五心烦热的鉴别

（1）肺阴虚　伴有干咳少痰，声音嘶哑等肺阴虚表现。

（2）肝阴虚　伴有两目干涩，手足蠕动，或胸胁隐隐灼痛等肝阴虚表现。

（3）肾阴虚　伴有耳鸣，遗精，腰膝酸软等肾阴虚表现。

2.血虚、邪伏阴分五心烦热与火郁五心烦热的鉴别

（1）血虚　午后自觉两手、足心热，伴有气血亏虚的表现。

（2）邪伏阴分　夜热早凉，热退无汗，多食体瘦。

（3）火郁　五心烦热，兼有肝郁火热等表现。

九、无汗

（一）概念

无汗是指当汗出而不出者。

（二）常见证候

1.风寒束表

【证候表现】全身无汗，恶寒发热，头身疼痛，鼻塞声重，鼻流清涕，喉痒咳嗽，舌苔薄白，脉沉紧。

【病因病机】主由外感风寒所致。寒为阴邪，性凝滞、收引，易伤阳气，导致腠理闭塞，阳气不宣，不能温阳肌表，可见恶寒无汗。

【证候分析】外感风寒，风寒侵袭，外束肌表，寒为阴邪，性凝滞、收引，易伤阳气，导致腠理闭塞，阳气不宣，不能温阳肌表，可见恶寒无汗；肺为娇脏，开窍于鼻，居人体上位，风邪上受，首先犯肺，故风寒犯肺，可见鼻塞声重，鼻流清涕，喉痒咳嗽；舌苔薄白，脉浮紧，均为风寒袭表的表现。

【治法方剂】疏风解表散寒。方选麻黄汤加减。

2.表寒里热

【证候表现】全身无汗，发热恶寒，鼻塞声重，肢体烦疼，口渴烦躁咽痛，咳嗽痰黄，便秘溲赤，舌苔白或薄黄，脉浮数。

【病因病机】多由于素体热盛，或肺热内郁，复感风寒之邪，内热为外寒所遏，不能外达，形成寒包火。

【证候分析】素体热盛，或肺热内郁，复感风寒之邪，内热为外寒所遏。由于外感风寒之邪，故可见全身无汗，发热恶寒等表现；素体阳盛，热伤津液，可见肢体烦疼，口渴烦躁咽痛，咳黄痰，便秘溲赤。

【治法方剂】疏散风寒，兼清里热。方选葱豉桔梗汤加减。

3.寒湿束表

【证候表现】全身无汗，头胀如裹，肢体沉重，骨节烦疼，畏寒微热，尤以日晡为甚，舌苔白腻，脉浮紧或迟。

【病因病机】多由汗出当风，或久居潮湿阴冷之地，或伤于雾露之气，寒湿郁于肌表。

【证候分析】汗出当风,或久居潮湿阴冷之地,或伤于雾露之气,寒湿郁于肌表而致。寒性收引,湿性黏滞,阳气被郁,腠理闭塞,故汗不出;湿性重浊,阻遏清阳不升,清窍失养,故可见头胀如裹,肢体沉重。舌苔白腻,脉浮紧或迟为湿邪与外感风寒的表现。

【治法方剂】散寒祛湿。方选麻杏薏甘汤、羌活胜湿汤。

(三)鉴别诊断

风寒束表、表寒里热无汗与寒湿束表无汗的鉴别

(1)风寒束表　全身无汗,兼有表寒证表现。

(2)表寒里热　全身无汗,并有表寒证兼有里热证表现。

(3)寒湿束表　全身无汗兼有湿邪内郁的表现。

十、战汗

(一)概念

战即战栗,又称寒栗、寒战。在外感热病过程中,先战栗后即汗出者称战汗,为邪正相争的表现。

(二)常见证候

1.太阳伤寒欲解

【证候表现】发热,恶寒,肢体疼痛,舌淡,苔薄白,脉浮数。病邪欲解,可见战栗后汗出,脉静身凉,病愈而安。

【病因病机】风寒之邪伤于太阳肌表,邪正交争。

【证候分析】风寒伤于太阳,故可见太阳表证。战汗为邪正交争的表现,为疾病的转折点。正邪相争,正胜则发热、战栗、汗出,邪解,脉静身凉;若正不胜邪,可见战汗而汗出不畅,表邪不得解。

【治法方剂】解肌透表,调和营卫。方选桂枝汤或麻黄汤加减。

2.疫留气分欲解

【证候表现】发热甚而不恶寒,或反恶热,烦渴欲饮,舌黄,脉洪大。若见先战栗后汗出,继而脉静身凉,为病邪欲解之象。

【病因病机】瘟疫之邪由表入里,疫邪稽留气分,邪正交争。

【证候分析】瘟邪入里,稽留气分,则表现为气分四大症(发热,烦渴欲饮,脉洪大,战栗后汗出)。若正胜邪负,则可见战栗后汗出,脉静身凉,病愈;若正不胜邪,可见但战栗,不汗出,四肢厥逆。

【治法方剂】清热解毒。方选柴胡清燥汤加减。

(三)鉴别诊断

太阳伤寒欲解战汗与疫留气分欲解战汗的鉴别

(1)太阳伤寒欲解　战汗的同时可见表寒证表现。

(2)疫留气分欲解　战汗的同时可见阳明气分四大症。

十一、自汗

(一)概念

自汗是指人体在非劳累、非天气、非药物等作用下,自然汗出。

(二)常见证候

1.营卫不和

【证候表现】汗出恶风,周身酸痛,时寒时热,舌苔薄白,脉浮缓或浮弱。

【病因病机】外感风邪,风性疏泄,卫气失于固摄,卫强营弱,营卫不和。

【证候分析】卫强营弱,营卫不和,外感风邪,风性疏泄,卫气因之失去固摄之能，即“阳强而不能密”，不能固护营阴，而致营阴外泄而汗出。

【治法方剂】解肌发表，调和营卫。方选桂枝汤加减。

2.湿邪伤表

【证候表现】自汗出，量不多，恶风畏寒，肢体重着，小便短少，舌苔薄白，脉浮缓或濡滑。

【病因病机】多见于感冒挟湿，或痹证。风湿之邪侵袭肌表，伤及卫阳，或素体虚弱，复感风湿外邪，肌表受损，导致腠理开阖失司。

【证候分析】风湿之邪侵袭肌表，伤及卫阳，或素体虚弱，复感风湿外邪，肌表受损，腠理开阖失司，可见自汗断续而出，量不多，恶风畏寒；湿性重浊黏滞，风湿痹阻经络，经络失于通畅，可见肢体重着麻木，脉濡滑；湿为有形之邪，阻塞三焦，导致气化不利，可见小便短少。

【治法方剂】祛风胜湿，益气固表。方选防己黄芪汤加减。

3.热炽阳明

【证候表现】自汗频出，量多，高热面赤，烦渴引饮，舌苔黄燥，脉洪大有力。

【病因病机】外感寒邪，内传入里化热，或热邪直中阳明。

【证候分析】寒邪入里化热，热中阳明。热邪蒸腾，卫阳闭塞不利，腠理开泄，可见大汗出；里热内盛，可见高热面赤；热盛伤津，可见烦渴引饮；舌苔黄燥，脉洪大有力均为里实热证表现。

【治法方剂】清热生津。方选白虎汤加减。

4.暑伤气阴

【证候表现】自汗频繁，量多，烦渴引饮，胸中满闷，舌质红，苔黄燥，脉洪大无力。

【病因病机】夏季伤暑，气阴两伤。

【证候分析】暑热之邪盛则见发热汗出；热伤津液，则见烦渴引饮；暑易挟湿，可见胸中满闷；舌质红，苔黄燥，为内有热邪表现；脉洪大无力，为内有热邪伴气虚表现。

【治法方剂】清暑泄热，益气生津。方选王氏清暑益气汤。

5.气虚

【证候表现】常自汗出，动则益甚，倦怠乏力，气短懒言，面色㿠白，平素不耐风寒，易感冒，舌质淡，苔薄白，脉缓无力。

【病因病机】久病内伤，心肺气虚。

【证候分析】因心主津液，肺主气，外合皮毛。心肺气虚，则可见表虚不固，汗出，动则甚，平素易于感冒；倦怠乏力，气短懒言，脉缓无力均为气虚的表现。

【治法方剂】益气固表止汗。方选玉屏风散。

6.阳虚

【证候表现】自汗出，动则加重，形寒肢冷，纳少腹胀，喜热饮，大便溏薄，面色萎黄或淡白，舌淡苔白，脉虚弱。

【病因病机】脾虚，气血生化乏源；肾虚，失于固涩。

【证候分析】主要责之脾肾，因脾为后天之本，气血生化之源，肾藏真阴而寓元阳，宜固密。脾气虚，则气化无源，失于固涩，可见汗出，动则加甚；脾虚运化无力，可见纳少腹胀，大便溏薄；气血乏源见面色萎黄或淡白；肾阳为诸阳之本，肾阳虚可见形寒肢冷，喜热饮；舌淡苔白，脉虚弱均为虚证表现。

【治法方剂】温阳敛阴。方选金匮肾气丸合补中益气汤加减。

(三)鉴别诊断

1.营卫不和自汗与风湿伤表自汗的鉴别

(1)营卫不和　自汗出兼外感风寒表虚证。

(2)风湿伤表　自汗兼气虚，湿邪内郁表现。

2.热炽阳明自汗与暑伤气阴自汗的鉴别

(1)热炽阳明　自汗出,伴有阳明四大症表现。

(2)暑伤气阴　自汗出,伴有暑热内盛及气阴两伤表现。

3.气虚自汗与阳虚自汗的鉴别

(1)气虚自汗　自汗出兼有气虚表现。

(2)阳虚自汗　自汗出兼有阳虚表现。

十二、盗汗

(一)概念

盗汗是指入睡时汗出,醒来即止。

(二)常见证候

1.心阴不足

【证候表现】盗汗常作,心悸少寐,面色无华,神疲气短,舌淡苔白,脉虚。

【病因病机】思虑劳神太过,暗耗心阴,或热病后期,耗伤阴液,或肝肾阴虚累及于心。

【证候分析】多由于思虑劳神太过,暗耗心阴,或热病后期,耗伤阴液,或肝肾阴虚累及于心所致。阴不制阳,虚火内生,故见五心烦热,盗汗;心阴亏损,心失所养,故见心悸;心失濡养,虚热扰心,则见心烦、失眠多梦;心其华在面,心血不足,则可见面色无华;气血相互依存,血为气之母,气为血之帅,血虚及气,可见神疲气短;舌淡苔白,脉虚均为虚证表现。

【治法方剂】补血养心敛汗。方选归脾汤加减。

2.阴虚内热

【证候表现】盗汗频作，午后潮热，五心烦热，颧红，形体消瘦，女子月经不调，男子梦遗滑精，舌红少苔，脉细数。

【病因病机】多由热病后，或杂病日久，耗伤阴液，或因五志过极，房事不节，过服燥药等暗耗阴液而成。

【证候分析】阴液亏损，则机体失于濡养，同时由于阴不制阳，阳盛则热，故表现五心烦热，颧红等热象；阴液亏损，不能敛津，可见盗汗频出；热扰精室，可见女子月经不调，男子梦遗滑精；舌红少苔，脉细数均为阴虚血热的表现。

【治法方剂】滋阴降火，敛汗。方选当归六黄汤加减。

3.脾虚湿阻

【证候表现】盗汗常作，头痛如裹，肢体困倦，食少纳呆，口黏腻，舌苔薄白而腻，质淡，脉濡缓。

【病因病机】多由素体脾虚，或饮食不节，过食肥甘，或忧思伤脾，导致脾虚，失于运化，湿邪内停。

【证候分析】湿性重浊黏滞，头痛如裹，肢体困倦，可见盗汗；脾主运化水谷，脾虚则运化无力，可见食少纳呆；湿邪内停，可见口黏腻，舌苔薄白而腻，质淡，脉濡缓。

【治法方剂】化湿和中，宣畅气机。方选藿朴夏苓汤去杏仁、猪苓、淡豆豉、泽泻，加苍术、陈皮等。

4.邪阻半表半里

【证候表现】盗汗，病程较短，寒热往来，两胁满闷，口苦咽干，欲呕，舌苔薄白或薄黄，脉弦滑或弦数。

【病因病机】多见于热性病中期阶段，外邪侵袭，表邪失于透解，内传少阳，阻于半表半里，欲达而不出，正邪交争，迫津外出。

【证候分析】邪在少阳，可见寒热往来，口苦咽干，欲呕，舌苔薄白或薄黄，脉弦滑或弦数。

【治法方剂】和解少阳。方选小柴胡汤加减。

(三)鉴别诊断

1.心阴不足盗汗与阴虚内热盗汗的鉴别

(1)心阴不足　盗汗，伴有心阴不足，心悸、失眠、面色无华等表现。

(2)阴虚内热　盗汗，伴有阴虚内热表现较明显，且可见热扰精室的表现。

2.脾虚湿阻盗汗与邪阻半表半里盗汗的鉴别

(1)脾虚湿盛　盗汗伴有脾虚表现。

(2)邪阻少阳　盗汗伴有邪阻少阳症。

十三、绝汗

(一)概念

绝汗是指病变危重阶段见大量汗出，淋漓不止，汗出如珠如油。

(二)常见证候

1.气阴欲绝

【证候表现】大汗不止，汗出如油，热而黏稠，身热，手足温，渴喜冷饮，呼吸气粗，体倦神疲，唇干舌红，脉虚数或细数无力。

【病因病机】可由病久伤阴，或壮热不退，或汗、吐、下后阴液暴脱而成。

【证候分析】病久伤阴，或壮热不退，或汗、吐、下后阴液暴脱，由于阴液欲绝，或仍有内火，故可见汗出不止如油，身热，渴喜冷饮；阴阳之间互根互用，津液属于阴，气属阳，津液耗损太过，导致阳无所依，可见气阴两虚表现，如体倦神疲，唇干舌红；脉虚数或细数无力均为阴虚火旺欲脱表现。

【治法方剂】益气固脱，养阴生津。方选生脉散加减。

2.阳气欲绝

【证候表现】大汗淋漓，汗出如珠，精神萎靡，肌肤不温，畏寒蜷卧，四肢厥冷，面色苍白，呼吸微弱，渴喜热饮，舌润，脉微欲绝。

【病因病机】多由阳气虚进一步发展而成，也可因阴寒盛极致阳气暴脱，也可因汗、吐、下后阳随阴脱等。

【证候分析】阳气具有温煦、固摄、推动功能。阳气暴脱，故可见肢冷，面色苍白，大汗淋漓，神情淡漠等表现；因为阴阳互根，也可见阴液耗伤的表现；脉微欲绝，是虚阳外越的表现。

【治法方剂】益气回阳救逆。方选参附汤加减。

（三）鉴别诊断

气阴欲绝绝汗与阳气欲绝绝汗的鉴别

（1）气阴欲绝　热汗味咸而黏，汗出如油，伴有身热，手足温等虚热表现，以及气虚表现。

（2）阳气欲绝　大汗淋漓，汗质稀淡，伴有精神萎靡，肌肤不温，四肢厥逆等寒证表现。

十四、黄汗

正常情况下，人体分泌的汗液是无色的，如果汗液呈现有色状态，则称其为“色汗症”。在医学上，将汗液呈黄色或者蓝色、青色、紫色、棕色等现象均称为“色汗症”。

(一)概念

黄汗是指汗出色黄而染衣的症状。病理情况下现代医学多认为由于血液中胆红素过高所引起的,主见于肝胆疾病、溶血等。生理情况下可见于饮食原因、药物反应等,应与之鉴别。

(二)常见证候

1.营卫壅闭

【证候表现】汗出如水,色黄,发热,身肿困重,皮中如有虫行,口渴,小便不利,舌苔白,脉沉。

【病因病机】多由于身热汗出,卫虚营郁,热与水搏,或遇雨,或冷水淋浴,使腠理闭塞,营卫壅遏所致。

【证候分析】身热汗出,卫虚营郁,使腠理闭塞,营卫壅遏,故见发热,汗出如水,色黄,身肿,困重;水气内停,气不化湿,津不上承可见口渴;膀胱气化失司,可见小便不利。

【治法方剂】调和营卫,宣通瘀滞。方选黄芪芍药桂枝苦酒汤。

2.湿热蕴积

【证候表现】汗色黄,发热,身微肿,胸胁疼痛,口苦咽干,溲赤,舌苔黄腻,脉弦滑。

【病因病机】外感湿热之邪,或因机体内有湿邪,郁久化热,熏蒸脾胃。

【证候分析】外感湿热,机体内有湿邪,郁久化热,熏蒸脾胃,可见汗出而黄,发热,口苦,胁痛;身微肿,舌苔黄腻,脉弦滑均为湿热内郁表现。

【治法方剂】清热利湿退黄。方选茵陈蒿汤加减。

(三)鉴别诊断

营卫壅闭黄汗与湿热蕴积黄汗的鉴别

(1)营卫壅闭　为汗出如水,营卫壅闭所致,邪在肌肤之表。

(2)湿热蕴积　为湿热内蕴，熏蒸脾胃而成，邪在里，属于脾虚湿热内蕴。

十五、汗出偏沮

(一)概念

汗出偏沮是指左或右半身汗出的现象而言。

(二)常见证型

1.气血亏虚

【证候表现】偏身汗出，倦怠乏力，气短懒言，面色苍白无华，头晕目眩，手足麻木，舌淡苔白，脉象细弱。

【病因病机】多由久病失养，劳倦过度，或失血过多，气随血脱，导致气血亏虚，气血不足，不能濡养全身而成。

【证候分析】久病失养，劳倦过度，失血过多，气随血脱，气血不足，不能濡养全身，可见汗出偏于半身。气虚可见倦怠乏力，气短懒言；血虚，面失濡养，可见面色苍白无华；气血亏虚，清窍失养，可见头晕目眩；经络失养，可见手足麻木；舌淡苔白，脉细弱均为气血亏虚表现。

【治法方剂】气血双补。方选人参养荣汤。

2.寒湿痹阻

【证候表现】汗出偏于半身，筋脉拘急，手足屈伸不利，遇寒湿加重，肢体酸重，甚则难以转侧，舌苔白腻，脉濡或迟。

【病因病机】外感寒湿之邪，寒性收引，湿性重浊黏滞，闭阻经络。

【证候分析】寒湿属于有形阴邪，闭阻经络，导致气血运行不畅而成。经络闭阻，气血受阻，可见偏身无汗出；寒性收引，并且气血虚筋失濡养，可见筋脉拘急，手足屈伸不利；湿性重浊，可见肢体困重，遇湿加重；舌苔白腻，脉濡或沉，均为寒湿内阻的表现。

【治法方剂】温阳散寒祛湿。方选蠲痹汤加减。

3.营卫不和

【证候表现】汗出偏于半身，发热，头痛，恶风，舌苔白润，脉缓弱。

【病因病机】外感风邪，或劳倦内伤，气血逆乱，导致营卫不和，偏身自汗出。

【证候分析】外感风邪，风性轻扬开泄，导致腠理疏松，可见汗出恶风；正邪相争可见发热；舌苔白腻，脉缓弱均为外感风邪表现。

【治法方剂】调和营卫。方选桂枝汤加减。

（三）鉴别诊断

气血亏虚、寒湿痹阻与营卫不和汗出偏沮的鉴别

（1）气血亏虚　偏身汗出，兼有气血亏虚表现。

（2）寒湿痹阻　偏身汗出，兼有寒湿阻络表现。

（3）营卫不和　偏身汗出，兼有外感风邪，营卫不和表现。

十六、头汗

（一）概念

头汗是指仅头部或头项部汗出较多。

（二）常见证候

1.上焦热盛

【证候表现】头面汗出，发热面赤，烦渴喜冷饮，舌质红，苔薄黄，脉数。

【病因病机】多因上焦热盛,迫津外泄而致。

【证候分析】上焦邪热循阳经上蒸于头面,见面赤;热盛伤津,见渴喜冷饮;热扰心神,可见心烦;舌质红,苔薄黄,脉数,均为内有热邪的表现。

【治法方剂】清热生津。方选白虎汤加减。

2.湿热熏蒸

【证候表现】头面汗出,身热不扬,肢体困重,小便不利,可见身目发黄,舌苔黄腻,脉濡数。

【病因病机】多由湿邪内侵,郁而化热,或湿热之邪内袭,或素体脾胃虚弱,运化失司,湿邪内阻,郁而生热而致湿郁热蒸,迫津外泄。

【证候分析】湿热蕴结,湿郁热蒸,迫津外泄,可见但头汗出;湿为有形阴邪,湿阻膀胱,可见小便不利;湿性重浊,可见肢体困重;若湿热熏蒸肝胆,胆汁外溢,可见身目发黄;湿邪与热纠结,可见身热不扬;舌苔黄腻,脉濡数,均为湿热内郁的表现。

【治法方剂】清热利湿。湿重于热者,方选茵陈五苓散;热盛于湿,偏于上焦者,方选栀子大黄汤;热偏于下焦者,方选大黄硝石汤;湿热并重者,方选茵陈蒿汤。

3.阳气不足

【证候表现】头面多汗,面色㿠白或苍白,四肢不温,气短,神疲乏力,舌淡嫩,脉虚弱。

【病因病机】多由于病后或产后,或年老阳气不足,腠理不固,津液外泄而致但头汗出。

【证候分析】阴阳互根互用,阳气不足,阴血亦亏,气血不足,不能上荣于面,可见面色㿠白或苍白;阳气虚,失于温煦作用,可见四肢不温,畏寒肢冷;气虚可见气短懒言,神疲乏力;舌淡嫩,脉虚弱,均为阳气虚的表现。

【治法方剂】温阳益气，固表敛汗。方选芪附汤加减。

（三）鉴别诊断

上焦热盛、湿热熏蒸头汗与阳气不足头汗的鉴别

（1）上焦热盛　但头汗出，伴有热邪炽盛的表现。

（2）湿热熏蒸　但头汗出，伴有湿热内郁的表现。

（3）阳气不足　但头汗出，伴有阳气不足的表现。

十七、心胸汗出

（一）概念

心胸汗出是指心胸部易汗出或汗出过多而言。

（二）常见证候

1.心脾气虚

【证候表现】心胸汗出，面色㿠白，神疲倦怠，气短懒言，食少纳呆，脘腹满闷，心悸失眠健忘，大便溏泄，舌质淡嫩，脉虚弱。

【病因病机】多由思虑过度，或饮食不节，劳倦内伤，而致心脾两虚。心脾气虚，致胸阳不振，卫气失于固摄而成。

【证候分析】心脾气虚，致胸阳不振；卫气失于固摄，而见津液外泄汗出；心主神明，心气亏虚，可见心悸失眠，健忘；脾气虚，脾失健运，可见食少纳呆，脘腹痞闷，大便溏泄；脾为后天之本，气血生化之源，脾气虚可致全身气血亏虚，而见面色㿠白，神疲倦怠，气短懒言；舌质淡嫩，脉虚弱均为体虚表现。

【治法方剂】益气补血，健脾养心。方选归脾汤加减。

2.心肾不交

【证候表现】心胸汗出，虚烦失眠，心悸健忘，头晕耳鸣，腰膝酸软，梦遗遗精，骨蒸潮热，舌红少苔，脉细数。

【病因病机】多因思虑劳神过度，或情志内伤郁久化热，耗伤心肾之阴，或因虚劳久病，房事不节等致肾阴亏虚，阴不制阳，虚阳上扰。

【证候分析】阴不制阳，虚阳上扰而致心胸汗出。心肾阴虚，虚阳上扰心神，可见虚烦失眠，心悸；肾阴亏虚，清窍失养，可见头晕耳鸣，健忘；腰为肾之府，肾精亏虚，可见腰膝酸软；阴虚热扰精室，见梦遗遗精；阴虚火旺见骨蒸潮热；舌红少苔，脉细数均为阴虚火旺的表现。

【治法方剂】补益心肾。方选六味地黄丸加减。

（三）鉴别诊断

心脾气虚心胸汗出与心肾不交心胸汗出的鉴别

（1）心脾气虚　心胸汗出，兼有食少纳呆，便溏，心悸失眠，健忘的心脾两虚表现。

（2）心肾不交　心胸汗出，兼有虚烦失眠，心悸健忘，头晕耳鸣，腰膝酸软，梦遗等心肾不交表现。

十八、手足汗出

（一）概念

手足汗出是指手足心易出汗或汗出过多。

（二）常见证候

1.脾胃湿热

【证候表现】手足汗出，食少纳呆，胸脘痞闷，身体困重，小便短赤，舌苔黄腻，脉濡数或濡滑。

【病因病机】多由劳倦伤脾，导致脾失健运，或湿邪侵袭于脾胃，导致湿阻脾胃，郁而化热，湿热熏蒸，胃中津液旁达于四肢。

【证候分析】劳倦伤脾，脾失健运，湿阻脾胃，郁而化热，湿热熏蒸，胃中津液旁达于四肢，故可见手足汗出。脾虚，失于运化水谷，故可见食少纳呆，大便溏泄；湿性重浊黏滞，湿邪停于胸中，可见胸脘痞闷，身体困重；舌苔黄腻，脉濡数或濡滑，均为湿热内郁表现。

【治法方剂】清热燥湿和中。方选连朴饮、胃苓汤加减。

2.脾胃气虚

【证候表现】手足汗出，神疲乏力，气短懒言，四肢不温，食少纳呆，大便溏泄，舌淡苔白，脉虚弱。

【病因病机】多由饮食不节，劳倦内伤，损伤脾胃，脾胃运化失司所致。

【证候分析】饮食不节，劳倦内伤，损伤脾胃之气，导致运化失司，津液旁注于手足。脾胃为后天之本，气血生化之源，脾胃气虚，导致气血生化无源，故可见神疲乏力，气短懒言的气虚表现；脾胃运化失职，可见食少纳呆，大便溏泄；舌淡苔白，脉虚弱，均为气虚表现。

【治法方剂】补脾益气。方选四君子汤加减。

3.脾胃阴虚

【证候表现】手足汗出，口燥咽干，食欲不振，饥不欲食，或干呕，大便不调，舌红少苔，脉细数。

【病因病机】多因热病伤阴，或过食辛辣厚味，郁热伤阴。

【证候分析】阴虚则热自内生，扰动阴液，迫津外泄于四肢而见手足汗出。脾胃阴虚，虚热内扰耗伤津液，可见口燥咽干；胃阴亏虚，受纳腐熟功能受到影响，可见食欲不振，饥不欲食；脾胃运化失职，可见大便不调；舌红少苔，脉细数，均为阴虚火旺的表现。

【治法方剂】滋养胃阴。方选沙参麦冬汤加减。

（三）鉴别诊断

脾胃湿热、脾胃气虚手足汗出与脾胃阴虚手足汗出的鉴别

（1）脾胃湿热　手足汗出，兼有食少纳呆，身体困重等脾胃湿热内郁的表现。

（2）脾胃气虚　手足汗出，伴有神疲乏力，气短懒言，食少纳呆，大便溏泄等脾胃气虚表现。

（3）脾胃阴虚　手足汗出，兼有口燥咽干，饥不欲食等脾胃阴虚火旺的表现。

十九、腋汗

（一）概念

腋汗是指两腋乃至胁下局部多汗出。

（二）常见证候

1.肝虚内热

【证候表现】腋下汗出而无臭味，多梦易惊，虚烦不能寐，头晕乏力，面色无华，午后潮热或五心烦热，口干咽燥，舌红少苔，脉弦细数。

【病因病机】多由久病体虚，或劳欲过度，导致肝阴亏虚，血虚不能养肝。

【证候分析】肝居胁下，其经脉布于两胁，胆附于肝，其经脉循于胁，故腋汗循经脉而泄，主要责之肝胆。多由久病体虚，或劳欲过度，导致肝阴亏虚，血虚不能养肝而见腋汗出。肝阴亏虚，虚火内扰，可见多梦易惊，虚烦不能寐；血虚不能濡养清窍及面部，可见头晕乏力，面色无华；午后潮热，口燥咽干，舌红少苔，脉弦细数均为阴虚火旺的表现。

【治法方剂】滋阴柔肝，清热敛汗。方选六味地黄丸和一贯煎加减。

2.肝胆湿热

【证候表现】腋下汗出且有臭气，胸闷纳呆，身体困重，口苦黏腻，渴不欲饮，小便短少色黄，舌苔黄腻，脉弦数。

【病因病机】多由湿热之邪内侵,或脾胃气虚失于运化,湿邪内郁化热而致。湿热之邪内扰肝胆,使肝胆失于疏泄,循经内扰。

【证候分析】湿热内侵,或脾胃气虚失于运化,湿邪内郁化热,内扰肝胆,使肝胆失于疏泄,循经内扰,可见腋汗出。湿性重浊、黏滞,可见胸闷纳呆,身体困重;湿邪内阻,气不化津,故口渴;但湿邪内停,可见但渴不欲饮;口苦黏腻,舌苔黄腻,脉弦数,均为湿热内扰表现。

【治法方剂】清热利湿。方选龙胆泻肝汤加减。

(三)鉴别诊断

肝虚内热腋汗与肝胆湿热腋汗的鉴别

(1)肝虚内热　腋汗出,伴有多梦易惊,面色无华,口燥咽干等肝虚内热之象。

(2)肝胆湿热　腋汗出,伴有胸闷纳呆,身体困重,渴不欲饮,舌苔黄腻等湿热蕴结肝胆之象。

二十、身重

(一)概

身重是指自觉肢体困重,活动不利,难以转侧。

(二)常见证候

1.湿袭肌表

【证候表现】身重疼痛,转侧不利,发热恶寒,头痛如裹,胸闷纳呆,舌苔薄白而腻,脉濡缓。

【病因病机】多由淋雨涉水,或久居潮湿之地等,导致湿邪内侵肌表而致。

【证候分析】湿性重浊黏滞,故可见身重、头痛如裹;湿为有形阴邪，阻于脉络，导致气血运行不畅，可见身体疼重；正邪相争可见发热；湿邪遏阳，使阳气不得宣发，可见恶寒；湿邪停滞于中焦，可见胸闷纳呆；舌苔薄白而腻，脉濡缓，均为湿邪内郁的表现。

【治法方剂】发汗祛湿解表。方选羌活胜湿汤。

2.风水相搏

【证候表现】身重，面目浮肿，畏风怕冷，肢节酸痛，咽痛，咳嗽，舌苔薄白，脉浮。

【病因病机】多由风邪袭肺，肺失通调水道功能，进而影响膀胱气化功能，导致水湿内停。

【证候分析】风邪袭肺，肺失通调，影响膀胱气化功能，水湿内停而见身重。湿邪内停，可见面目浮肿；湿性重浊，可见身重；风邪袭表，故可见畏风怕冷；风邪袭肺，肺失宣肃，可见咽痛，咽痒，咳嗽；邪在肌表，壅遏经络，可见肢节酸痛；舌苔薄白，脉浮，均为外感表证的表现。

【治法方剂】宣肺利水消肿。方选越婢加术汤加减。

3.阳虚水泛

【证候表现】身重不痛，下肢浮肿，按之凹陷不起，神疲乏力，腰膝酸软，面色苍白无华或面色萎黄，食少纳呆，大便溏泄，小便短少，舌淡胖，苔白滑，脉沉细缓。

【病因病机】多由劳倦内伤或久病失治，或素体脾肾阳虚，或寒邪内袭伤阳，阴寒内盛。

【证候分析】阳气亏虚，推动无力，气不化津，湿邪内停可见身重，下肢浮肿；脾阳亏虚，运化失职，气血生化无源，可见面色无华或萎黄、神疲乏力、食少纳呆、大便溏泄；腰为肾之府，肾阳亏虚，可见腰膝酸软；舌淡胖，苔白滑，脉沉细缓，均为阳虚水泛的表现。

【治法方剂】温阳利水。方选实脾饮、真武汤加减。

(三)鉴别诊断

湿袭肌表、风水相搏身重与阳虚水泛身重的鉴别

(1)湿袭肌表　身重较甚,头胀如裹,皮肤无浮肿,兼有胸闷纳呆等湿阻表现。

(2)风水相搏　身重稍轻,面目浮肿,兼有恶寒发热,咽痒咳嗽等风邪袭肺的表现。

(3)阳虚水泛　身重不痛,属于里虚证,兼见神疲乏力,面色无华,腰膝酸软等虚象。

二十一、身痛

(一)概念

身痛是指周身疼痛而言。

(二)常见证候

1.风寒束表

【证候表现】周身骨节疼痛,恶寒发热,无汗,鼻塞流清涕,咳嗽咽痒,舌苔薄白,脉浮紧。

【病因病机】多由外感风寒之邪而致。风寒之邪袭表,导致肌腠闭塞,卫阳被遏,气血运行不畅。

【证候分析】外感风寒之邪,风性轻扬开泄,寒性收引,风寒之邪袭表,导致肌腠闭塞,卫阳被遏,气血运行不畅,不通则痛,故可见周身骨节疼痛;卫阳被遏,不能外达肌表,可见恶寒;正邪相争,可见发热;肺外和皮毛,开窍于鼻,风邪上受,首先犯肺,故可见鼻塞流清涕,咳嗽咽痒;舌苔薄白,脉浮紧,均为外感风寒之象。

【治法方剂】发汗解表,疏风散寒。方选麻黄汤加减。

2.湿著肌表

【证候表现】周身疼痛,四肢困重,头重如裹,或见恶寒发热,无汗,胸闷脘痞,舌苔白腻,脉濡。

【病因病机】汗出当风,或淋浴等感于湿邪,着于肌表,湿阻经络,气血运行不畅。

【证候分析】湿为有形阴邪,湿性重浊黏滞,湿阻经络,气血运行不畅,可见周身疼痛。湿性重浊,可见四肢困重,头重如裹,胸闷脘痞;舌苔白腻,脉濡,均为湿邪内郁表现。

【治法方剂】解表除湿。方选羌活胜湿汤加减。

3.瘀阻络脉

【证候表现】周身疼痛,痛如针刺,痛有定处,舌质暗有瘀斑,脉沉涩。

【病因病机】多由痹证日久入络,或气病不解入血,或外伤后瘀血内停,或因慢性病引起气血失调,久病入血而致瘀血阻络。

【证候分析】痹证日久入络,气病不解入血,外伤后瘀血内停,慢性病引起气血失调,久病入血而致。瘀血阻络,气血运行不畅,可见周身疼痛,痛如针刺等表现。

【治法方剂】活血祛瘀,通络止痛。方选身痛逐瘀汤加减。

4.气血亏虚

【证候表现】周身疼痛,身体消瘦,神疲乏力,气短懒言,面色无华,心悸失眠,舌质淡,脉细弱。

【病因病机】多见于久病不愈,或年老体弱者。因气血不足或阴精亏损,导致脏腑经络失养。

【证候分析】脏腑经络失养,即不荣则痛,可见周身疼痛;气虚可见神疲乏力,气短懒言;血虚可见面色无华;心失所养,可见心悸失眠;舌质淡,脉细弱,均为气血亏虚表现。

【治法方剂】益气养血止痛。方选人参养荣汤加减。

（三）鉴别诊断

风寒束表、湿著肌表、瘀阻络脉身痛与气血亏虚身痛的鉴别

（1）风寒束表　身痛，伴有恶寒发热，无汗等表实证表现。

（2）湿著肌表　身痛，伴有四肢困重，头重如裹等湿邪内郁表现。

（3）瘀阻络脉　身痛，伴有刺痛，痛有定处等瘀血内停的特有表现。

（4）气血亏虚　身痛，伴有身体消瘦，神疲乏力，面色无华等气虚亏虚表现。

二十二、身振摇

（一）概念

身振摇是指身体振振摇动，甚者振振欲擗地。

（二）常见证候

1.肝风内动

【证候表现】全身振振动摇，不能自止，伴有肢体麻木，急躁易怒，脉弦急有力，舌质红，苔薄偏干。

【病因病机】多由情志内伤于肝而致。肝主疏泄，主一身之筋，暴怒伤肝，肝旺生风。

【证候分析】情志伤肝，肝失疏泄，肝主筋，暴怒伤肝，肝旺生风，故可见身振摇；脉弦急有力，舌质红，均为肝火旺盛的表现。

【治法方剂】平肝熄风。方选羚角钩藤汤。

2.阳虚失任

【证候表现】身体振振摇动，四肢厥冷，或呕吐腹痛，或伴有下利清谷，脉沉紧，舌质淡，苔薄滑。

【病因病机】多由大汗出后，损伤卫阳，或误用下法，或产后气血亏虚，汗出过多，损伤阳气所致。阳气亏虚不能任持经脉。

【证候分析】阳气亏虚不能任持经脉，则可见身振振摇动；轻者身振摇可自止，重者振振摇动欲擗地。阳气亏虚，可见得温则缓，得寒则加剧；阳气亏虚不能外达于肌表，可见四肢厥冷；脾胃虚寒，运化失常，可见呕吐腹痛，或伴有下利清谷；脉沉紧，舌质淡，苔薄滑，均为里寒内郁表现。

【治法方剂】轻者健脾通阳，方选苓桂术甘汤加减；重者温肾扶阳，方选真武汤。

（三）鉴别诊断

肝风内动身振摇与阳气亏虚身振摇的鉴别

（1）肝风内动　身体振摇，伴有肢体麻木，急躁易怒等肝风内动表现。

（2）阳气亏虚　身体振摇，伴有四肢厥冷，下利清谷等阳虚表现。

二十三、瘫痪

（一）概念

瘫痪是指肢体软弱无力，肌肉松弛不收，难于活动或完全不能活动而言。

（二）常见证候

1.肺胃津伤

【证候表现】外感发热期，或发热后，见上肢或下肢软弱无力，手不能持物，足不能任地，甚则瘫痪，渐致肌肉瘦削，皮肤干枯，心烦口渴，呛咳痰少，手足心热，两颧红赤，咽干唇燥，小便短赤，舌红少津，苔黄，脉细数。

【病因病机】多由温热病邪犯肺，或病后余热未清，肺、胃热伤津，肢体失于濡养。

【证候分析】温热病邪犯肺，或病后余热导致肺、胃热伤津。肺主气，司呼吸，朝百脉，主治节；胃为水谷之海，气血生化之源。温热病邪，耗伤肺胃津液，使其失于其职，中焦化源不足，气血生化无源，百脉空虚，肌筋失于濡养，故可见手足瘫痪。本证为外感温热病邪所致，热伤津液，故可见高热，面红赤，心烦口渴，咽干唇燥，舌红少津，苔黄，脉细数，这些均为热盛伤阴的表现。

【治法方剂】清热润燥，养肺益胃。方选清燥救肺汤加减。

2.肝肾阴虚

【证候表现】发病较缓，渐见上肢或下肢萎软不用，腰膝酸软无力，久则骨肉瘦削，时有麻木、拘挛、肌肉瞤动，头晕耳鸣，两目昏花，潮热盗汗，早泄遗精，咽干，小便短赤，大便干燥，舌质红绛少津，脉弦细数。

【病因病机】素体肝肾亏虚，房劳过度，则精血亏虚，肝肾不足，无以濡养骨髓、筋脉。

【证候分析】肝藏血，主筋，为罢极之本；肾藏精，主骨。若素体肝肾亏虚，房劳过度，则精血亏虚，肝肾不足，无以濡养骨髓、筋脉，故可见瘫痪。肝肾阴虚，则虚火内盛，可见颧红唇燥，咽干，小便短赤，大便干燥；肝开窍于目，肝阴亏虚，可见两目昏花；肾阴不足，精血亏虚，不能上濡清窍，可见头晕耳鸣；肾藏精，主生殖，肾阴不足，虚火内扰精室，故可见早泄遗精；舌质红绛少津，脉弦细数，均为阴虚火旺表现。

【治法方剂】滋补肝肾，育阴清热。方选知柏地黄汤加减。

3.湿热浸淫

【证候表现】四肢或双下肢萎软无力乃至瘫痪，身热不扬，胸脘痞闷，食少纳呆，面黄身重，头重如裹，口苦黏腻咽干，小便短赤涩痛，舌质红苔黄腻，脉濡数或滑数。

【病因病机】多由外感湿热之邪，或久居潮湿之地，或素体脾胃亏虚，湿邪内郁化热，湿热互结，浸淫筋脉，而致四肢弛缓不用。

【证候分析】湿热纠结，故见身热不扬；湿困脾胃，脾失运化，可见胸脘痞闷，食少纳呆；湿性重浊，阻滞经络，气血运行不畅，清窍失养，可见头重如裹；湿热内郁熏蒸胆汁外益于皮肤，可见面色发黄；口苦黏腻，舌红苔黄腻，脉濡数或滑数，均为湿热之邪内郁的表现。

【治法方剂】清热利湿。方选二妙散加减。

4.寒湿浸淫

【证候表现】颜面浮肿色晦暗，四肢困重，乃至瘫痪，形寒肢冷，胸脘满闷，食少纳呆，舌体胖大，有齿痕，舌苔白腻，脉滑缓。

【病因病机】多由外感寒湿之邪，或久居潮湿之地，以致寒湿内袭筋脉，而致四肢瘫痪。

【证候分析】寒湿属阴邪，阴盛则寒，故可见形寒肢冷；湿性重浊，可见四肢困重；湿困脾胃，见胸脘满闷，食少纳呆；舌体胖大，有齿痕，为阳虚水泛表现；舌苔白腻，脉滑缓，均为寒湿内郁表现。

【治法方剂】温中散寒，健脾祛湿。方选胃苓汤加减。

5.脾胃气虚

【证候表现】渐见下肢痿软无力，以致瘫痪，神疲乏力，气短懒言，面色淡白无华，食少纳呆，大便溏泄，心悸动，舌淡苔薄，脉细软无力。

【病因病机】多由饮食不节或不洁，损伤脾胃，或忧思伤脾，或素体脾胃亏虚，导致脾胃运化失常，气血生化无源，机体失养而致瘫痪。

【证候分析】脾胃为后天之本，气血生化之源，脾胃虚损，可见神疲乏力，气短懒言等气虚表现；血虚可见面色苍白无华，心悸动；脾胃失运化，见食少纳呆，大便溏泄等消化不良表现；舌淡苔薄，脉细软无力,均为气血亏虚的表现。

【治法方剂】健脾和胃。方选补中益气汤加减。

6.肾阳虚衰

【证候表现】四肢痿软,形寒肢冷,尤以下身为重,倦怠乏力,头晕耳鸣,面色㿠白或黧黑,足跗肿胀,腰膝酸软,阳痿遗精,或见大便稀溏,或见五更泄泻,或小便清长,舌淡苔白,脉沉弱,尺部尤甚。

【病因病机】多由于素体阳虚,或老年人命门火衰,或久病伤阳,它脏累及于肾,或房事不节所致肾阳亏虚,机体失养瘫痪。

【证候分析】肾主骨,腰为肾之府,肾阳亏虚,腰府失于温养,可见腰膝酸软,骨失濡养可见肢体瘫痪。肾阳为诸阳之源,肾阳亏虚,机体失养,可见形寒肢冷;阳虚不化津,可见湿邪内郁,湿邪趋于下行,可见下肢困重;阳虚气血运化无力,面失所荣,可见面色㿠白;肾阳不足,命门火衰,则可见面色黧黑;肾主生殖,肾阳不足,命门火衰,生殖功能减退,可见阳痿遗精;肾司二便,肾阳不足,温化无力,可见小便清长,大便稀溏,或见五更泻;舌淡苔白,脉沉弱,均为肾阳不足表现。

【治法方剂】温补肾阳。方选金匮肾气丸。

7.瘀血阻络

【证候表现】多见于外伤后即出现下肢瘫痪,二便失禁或大便秘结,不感痛痒,伤处以下肿痛,皮肤苍白枯薄。继而见肌肉瘦削,肌肤甲错,伤处刺痛,痛有定处,舌质红,或见瘀斑,脉沉细涩。

【病因病机】多由外伤引起,亦可由于久病瘀血留着,或气滞血瘀,气血运化不畅,筋脉失养而致肢体瘫痪。

【证候分析】瘀血内郁阻滞经络,气血运行不畅,可见肢体肿痛,机体失于濡养,可见皮肤苍白枯薄;肌肤甲错,刺痛固定不移,舌有瘀点,均为瘀血内阻的表现。

【治法方剂】活血化瘀通络。方选桃红四物汤加减。

8.肝郁血虚

【证候表现】遇怒则见突发四肢瘫痪,但是四肢肌肉不削,肌肤润泽,伴有两胁疼痛,善太息,口苦纳呆,舌淡红,脉弦细。

【病因病机】多由于情志内伤,发病前多有情志变化,肝藏血,主疏泄,在体合筋,肝气郁滞则疏泄功能失常,气血运行不畅,肝血不能濡养筋脉,则见瘫痪。

【证候分析】肝经循行于两胁肋,肝郁可见两胁疼痛;胆汁来源于肝,为肝之余气所化生,胆汁的疏泄有赖于肝脏调节,因此肝气郁滞,可见口苦纳呆;脉弦细为肝郁的表现。

【治法方剂】疏肝养血。方选甘麦大枣汤合逍遥散加减。

(三)鉴别诊断

1.肺胃津伤瘫痪与肝肾阴虚瘫痪的鉴别

(1)肺胃津伤　瘫痪,伴有外感热邪,热伤津液表现。

(2)肝肾阴虚　瘫痪,伴有阴虚内热表现。

2.湿热浸淫瘫痪与寒湿浸淫瘫痪的鉴别

(1)湿热浸淫　瘫痪,伴有身热不扬,面黄身重,舌苔黄腻等湿热内郁表现。

(2)寒湿浸淫　瘫痪,伴有颜面浮肿色晦暗,形寒肢冷,胖大舌有齿痕等阳虚寒湿内郁表现。

3.脾胃气虚瘫痪与肾阳虚衰瘫痪的鉴别

(1)脾胃气虚　渐见下肢痿软,伴有气短懒言,神疲乏力,食少便溏等脾胃气虚表现。

(2)肾阳虚衰　四肢痿软,伴有形寒肢冷,腰膝酸软,五更泻,阳痿遗精等肾阳亏虚表现。

4.瘀血阻络瘫痪与肝郁血虚瘫痪的鉴别

(1)瘀血阻络　瘫痪,伴有外伤史及肌肤甲错,刺痛,痛有定处等瘀血内阻表现。

(2)肝郁血虚　瘫痪,伴有情志内伤史及两胁疼痛,善太息,口苦,脉弦等肝气郁结表现。

二十四、半身不遂

(一)概念

半身不遂是指左侧或右侧上下肢瘫痪,不能随意运动的症状而言。常常伴有一侧面部口眼歪斜,久则可见患肢枯瘦、麻木不仁的表现,多为中风的后遗症。

(二)常见证候

1.风中经络

【证候表现】突然昏仆,神志不清,肌肤不仁,偏身活动不利,兼见口眼歪斜,舌强言謇,或有恶寒发热,头痛,周身疼痛,肢体拘急,舌苔白腻,脉浮。

【病因病机】多由素体亏虚,腠理疏松,复感风邪引动痰湿之邪,流窜于经络,气血壅滞,机体失养。

【证候分析】风性主动,善行而数变,风邪引动痰湿之邪,流窜于经络,气血壅滞,机体失养而见突然昏仆,半身不遂。机体感触风邪,属于外感病证,故可见恶寒发热;邪阻脉络,气血运行不畅,可见周身疼痛,肢体拘急;舌苔白腻,脉浮,为外感风邪,湿邪内阻表现。

【治法方剂】祛风通络,养血和营。方选大秦艽汤加减。

2.肝阳化风

【证候表现】遇大怒后突见半身不遂,口眼歪斜,舌强不语,步履不正,平素可见头痛耳鸣眩晕,心烦易怒,面红目赤,口苦咽干,舌质红，脉弦数。

【病因病机】多由于肝肾阴虚，肝阳偏亢，水不涵木，风阳挟痰走窜于经络而致。

【证候分析】足厥阴肝经络舌本，风阳挟痰窜扰络脉，则见舌强不语；阴亏于下，上实下虚，可见行走漂浮，步履不正；肝主疏泄，肝气不舒，郁而化热，可见心烦易怒，面红目赤；舌质红，脉弦数，均为肝火内郁表现。

【治法方剂】涤痰通络，平肝潜阳。方选天麻钩藤饮加减。

3.痰火内闭

【证候表现】突然昏仆，不省人事，半身不遂，口眼歪斜，双手紧握，牙关紧闭，喉中痰鸣，目赤面红，身热躁动，气粗，便秘尿黄，舌红苔黄腻，脉弦滑数。

【病因病机】多由情志所伤，气机郁滞化火，煎液为痰，或外感湿热之邪，蕴成痰火，或外感热邪，灼津为痰，痰火上逆，走窜于经络，导致气血运行不畅。

【证候分析】痰火上扰心神，可见突然昏仆，不省人事；里热炽盛上炎，可见目赤面红，呼吸气粗；热伤津液，可见便秘尿黄；痰火内盛，可见喉中痰鸣；舌红苔黄腻，脉弦滑数，均为痰火内郁的表现。

【治法方剂】清热化痰，开窍通络。方选至宝丹合羚角钩藤汤加减。

4.湿痰内闭

【证候表现】突然昏仆，半身不遂，嗜睡或昏迷，神志不清，颜面浮肿，牙关紧闭，静而不烦，面白唇紫，四肢不温，舌白苔滑腻，脉沉滑或缓。

【病因病机】多由饮食不节，脾失健运，聚湿生痰，有形痰邪闭阻经络，机体失于濡养。

【证候分析】痰邪上扰清窍，可见突然昏仆，嗜睡或昏迷，神志不清；痰湿为有形阴邪，阴盛则伤阳，故可见面白唇紫，四肢不温；痰湿内阻，阳不化津，可见颜面浮肿；舌白苔滑腻，脉沉滑或缓，均为痰湿内阻表现。

【治法方剂】芳香开窍，涤痰熄风。方选苏合香丸合导痰汤加减。

5.阳气虚脱

【证候表现】突然昏仆，半身不遂，神志不清，手撒遗尿，目合口开，呼吸微弱，四肢逆冷，面色苍白，冷汗出，舌痿淡白，脉沉细而微，亦可见醒后半身不遂。

【病因病机】多由于元气衰微而致阴阳离决而致。

【证候分析】阳气极度衰微而欲脱散，失去温煦、固摄、推动之能，故可见手撒遗尿，目合口开，四肢逆冷，面色苍白；舌痿淡白，脉沉细而微，均为阳气亏虚表现。

【治法方剂】益气回阳固脱。方选参附汤加减。

6.阴脱阳浮

【证候表现】突然半身不遂，神志不清，口眼歪斜，亦可见目合口开，手撒遗尿，呼吸微弱，手足厥冷面红颧赤，舌痿而红，脉沉细欲绝，亦可见于醒后半身不遂。

【病因病机】多由阴竭于下而孤阳上越而致。

【证候分析】阴阳互根互用，阴竭阳脱，浮阳外越，可见面红颧赤；虚阳外越，失于固摄、推动之力，可见手撒遗尿，呼气微弱，目合口开；阳失温煦之职，可见手足厥冷；舌痿而红，脉沉细欲绝，均为阴脱阳浮表现。

【治法方剂】壮水制火。方选地黄饮子加减。

7.气虚血瘀

【证候表现】半身不遂，口眼歪斜，言语謇涩，面色苍白，自汗出，偏身枯瘦，肌肤不仁，或手足肿胀，筋脉拘急，上下肢强制屈伸则疼痛，或有半身刺痛，肌肤甲错，舌淡白，或有瘀斑，脉弦细或涩结。

【病因病机】多由气虚血行不畅，机体失于濡养而致。

【证候分析】血为气之母，气为血之帅，气虚血行不畅，机体失于濡养，可见半身不遂，口眼歪斜，言语謇涩；气虚失于固摄，可见自汗出；气血亏虚，面失荣养可见面色苍白；血瘀于体内，肌肤失养，见肌肤甲错；瘀血阻络，可见手足肿胀；舌淡白，有瘀斑，脉弦细或涩结，均为气血亏虚、血瘀的表现。

【治法方剂】补气活血化瘀。方选补阳还五汤加减。

8.肝肾亏虚

【证候表现】面色苍白，腰酸腿软，耳鸣健忘，言语不利，齿摇发脱，神情呆滞，如癫如痴，半身不遂，舌淡白，脉沉细弱。

【病因病机】多由于素体亏虚或久病失治，肝肾亏虚，筋脉失于濡养，而见半身不遂。

【证候分析】肝藏血，主疏泄，在体合筋；肾藏精，在体合骨；筋脉失于濡养，而见半身不遂；肝血不足，面失所养，可见面色苍白；腰为肾之府，肾精不足，可见腰膝酸软，言语不利，齿摇发脱；清窍失养，见耳鸣健忘，舌淡白，脉沉细弱均为气血亏虚表现。

【治法方剂】滋补肝肾。方选地黄饮子加减。

（三）鉴别诊断

1.风中经络半身不遂与肝阳化风半身不遂的鉴别

（1）风中经络　半身不遂，伴有恶寒发热，周身疼痛，苔白腻，脉浮等风邪外感表现。

（2）肝阳化风　半身不遂，伴有头痛眩晕，面红目赤，烦躁易怒等肝阳偏亢、气血上逆的表现。

2.痰火内闭半身不遂与湿痰内闭半身不遂的鉴别

（1）痰火内闭　突然昏仆，半身不遂，伴有喉中痰鸣，目赤面红，身热躁动，舌红苔黄腻，脉弦滑数等痰火内郁表现。

(2)湿痰内闭　突然昏仆,半身不遂,伴有颜面浮肿,四肢不温,舌白苔滑腻等湿痰内郁表现。

3.阳气虚脱半身不遂与阴脱阳浮半身不遂的鉴别

(1)阳气虚脱　突然昏仆,半身不遂,伴有四肢逆冷,汗出,脉沉细而微等阳气虚脱表现。

(2)阴脱阳浮　半身不遂,伴有手足逆冷,面红颧赤,脉沉细欲绝等阴脱阳浮表现。

4.气虚血瘀半身不遂与肝肾亏虚半身不遂的鉴别

(1)气虚血瘀　半身不遂,伴有自汗出,半身刺痛,肌肤甲错,舌有瘀斑等气虚血瘀表现。

(2)肝肾亏虚　半身不遂,伴有面色苍白,腰酸腿软,齿摇发脱等肝肾亏虚表现。

二十五、角弓反张

(一)概念

角弓反张是指项背强急,腰背反折,身体后仰如弓状的症状。

(二)常见证候

1.外感寒湿

【证候表现】角弓反张,四肢抽搐,口噤不语,发热恶寒,周身疼痛,胸脘痞满,口淡不渴,舌淡苔薄白,脉浮紧。

【病因病机】多由外感寒湿之邪,寒湿阻滞经络,气血运行不畅所致。

【证候分析】寒湿属于有形阴邪,寒性收引,湿性重浊、凝滞,阻滞经络，可见角弓反张，口噤不语，筋脉拘急。本证为外感病证，故可见发热恶寒；湿阻，气血运行不畅，见周身疼痛；湿邪困脾，脾失健运，可见胸脘痞满；湿邪内阻，可见口淡不渴，舌淡苔薄白；脉浮紧为外感寒邪表现。

【治法方剂】解肌发汗，祛湿通络。方选葛根汤加减。

2.阳明热炽

【证候表现】角弓反张，手足拘急，面红目赤，高热，不恶寒反恶热，汗大出，口渴喜冷饮，神昏谵语，腹胀满，大便秘结，舌红苔黄燥，脉弦数有力。

【病因病机】多由于外邪入里化热，热盛伤津，筋脉失于濡养所致。病位在气分。

【证候分析】外邪入里化热，热盛伤津，筋脉失于濡养致角弓反张，手足拘急；热炽于里，可见高热，不恶寒反恶热，面红目赤；热盛迫津外出，可见大汗出；热伤津液，可见口渴喜冷饮；热结于肠腑，可见大便秘结，不通；热扰神明，可见神昏谵语；舌红苔黄燥，脉弦数有力，均为里热炽盛的表现。

【治法方剂】清热生津。方选白虎汤加减。

3.热扰营血

【证候表现】角弓反张，四肢抽搐，身热夜甚，口干但不渴饮，心悸不寐，或见斑疹隐隐，舌质红绛，脉细数。

【病因病机】多由外感温热之邪，内传营血，或热邪由卫直传入营分，里热亢盛，导致肝风内动。病位在营血。

【证候分析】外感温热，内传营血，或热邪由卫直传入营分，导致里热亢盛，导致肝风内动，出现角弓反张，口噤不语，四肢抽搐。邪热蒸腾津液，可见口干但不渴饮；热扰神明，可见心悸不寐，甚则谵语；热伤血络，可见斑疹隐隐；舌质红绛，脉细数，均为邪热入营，营阴耗伤表现。

【治法方剂】清热凉血，平肝熄风。方选犀角地黄汤合羚角钩藤汤加减。

4.金创风毒(可见于西医的破伤风)

【证候表现】角弓反张，口噤不开，恶寒发热，面部肌肉痉挛呈苦笑面容，舌红苔黄，脉弦数。

【病因病机】多由于外伤后，皮肤破损，伤口不洁，风毒之邪趁机侵犯经脉而致。属于外感表证。

【证候分析】风毒之邪侵犯经脉导致角弓反张，口噤不开，呈苦笑面容。外感风邪，可见恶寒发热；舌红苔黄，脉弦数，均为内有郁热的表现。

【治法方剂】祛风定痉。方选玉真散加减。

5.虚风内动

【证候表现】角弓反张，手足抽搐，头晕目眩，神疲乏力，气短懒言，面色无华，心悸不安，自汗或盗汗出，舌质淡，脉弦细。

【病因病机】多由于久病正虚，或汗、吐、下后导致机体气血亏虚，筋脉失养。属于里虚证。

【证候分析】久病正虚，或汗、吐、下后导致机体气血亏虚，筋脉失养，而见角弓反张，手足抽搐。气虚可见神疲乏力，气短懒言，自汗出；血虚，面失所容，可见面色苍白；心失所养，可见心悸不安；阴血不足，阴不制阳，可见盗汗出；舌质淡，脉弦细，均为里虚表现。

【治法方剂】补气养血定痉。方选八珍汤加减。

(三)鉴别诊断

1.阳明热炽角弓反张与热扰营血角弓反张的鉴别

(1)阳明热炽　角弓反张，伴有阳明四大证表现。

(2)热扰营血　角弓反张，伴有身热夜甚，口渴但不喜饮，斑疹隐隐等热入营血表现。

2.金创风毒角弓反张与虚风内动角弓反张的鉴别

(1)金创风毒　均有外伤史,角弓反张,伴有外感表证,以及苦笑面容等特殊表现。

(2)虚风内动　角弓反张,伴有气血亏虚的表现,如神疲乏力,面色苍白等。

二十六、半身麻木

(一)概念

半身麻木是指麻木仅见于半侧肢体。

(二)常见证候

1.中气虚弱

【证候表现】半身麻木,肢体痿软无力,心慌气短,畏风、自汗出,舌淡,苔薄白,脉弱。

【病因病机】多由于素体虚弱、饮食不节、劳力过度或过用攻伐药物,导致中气受损,元气不充,机体失于濡养。

【证候分析】素体虚弱、饮食不节、劳力过度或过用攻伐药物,中气受损,元气不充,机体失于濡养,而见半身麻木。心气不足,心失所养可见心慌气短;卫气固外,当卫气亏虚,卫外不固,腠理开阖失司,津液外泄,可见畏风、自汗出;舌淡、苔薄白、脉弱,均为气虚的表现。

【治法方剂】补气柔筋。方选神效黄芪汤加减。

2.营血亏损

【证候表现】半身不遂,伴有头晕目眩,面色无华,心悸失眠,舌淡嫩，苔薄略干，脉细弱。

【病因病机】多由于失血过多，或房劳、多产耗伤营血，热病或过服辛燥之品伤及津液、阴血，导致营血亏虚，机体筋脉失于濡养。

【证候分析】耗伤营血，伤及津液、阴血，营血亏虚，机体筋脉失于濡养而见半身麻木、活动不利。营血亏虚，清窍失于濡养可见头晕目眩；面失荣润，可见面色苍白、无华；血不养心，见心悸失眠；苔薄略干，脉细弱均为阴血亏虚的表现。

【治法方剂】养血柔筋。方选滑氏补肝散。

3.风寒外袭

【证候表现】半身麻木，伴有头晕恶寒无汗，头身疼痛，舌苔薄白而润，脉浮紧。

【病因病机】多由风寒由皮毛而入络脉，络脉闭阻，筋脉失养可见半身麻木。

【证候分析】风寒外袭肌表，卫阳被遏，失于温养，可见恶寒；寒性收引，导致筋脉运行不畅，腠理闭塞，可见无汗出，头身疼痛；舌苔薄白而润，脉浮紧均为外感风寒之邪的表现。

【治法方剂】辛温解表，舒筋活络。方选黄芪桂枝五物汤加蜈蚣、僵虫。

4.肝风内动

【证候表现】半身麻木，伴有不同程度的震颤，并有头晕目眩，烦躁易怒，失眠多梦，舌质暗红，苔少或薄黄而干，脉弦而有力。

【病因病机】多由于素体肝阳亢盛，阳亢生风，风窜经络，筋脉失于濡养。

【证候分析】肝主疏泄，当肝阳亢盛时，可见情志失常，暴躁易怒；肝在体合筋，阳亢阴亏，肝风内动，可见不同程度的震颤；肝火扰心，可见失眠多梦；舌质暗，苔少或薄黄而干，脉弦有力，均为肝火亢盛的表现。

【治法方剂】平肝熄风，柔筋活络。方选天麻钩藤饮加减。

5.痰湿阻络

【证候表现】半身麻木，伴有身体沉重，头重如裹，胸闷脘痞，舌淡，苔滑润或白腻，脉弦滑。

【病因病机】多由于脾虚失于运化，津液内积成痰湿，痰伏经络，筋脉失养。

【证候分析】脾虚失于运化，津液内积成痰湿，痰伏经络，筋脉失养，可见半身麻木。湿性重浊黏滞，上蒙清窍可见头重如裹；湿邪困脾，可见胸闷脘痞；舌淡，苔滑润或白腻，脉弦滑，均为痰湿内蕴的表现。

【治法方剂】益气健脾，化痰通络。方选半夏白术天麻汤加减。

（三）鉴别诊断

1.中气虚弱半身麻木与营血亏损半身麻木的鉴别

（1）中气虚弱　半身麻木，伴有畏风，自汗出，气短等气虚表现。

（2）营血亏损　半身麻木，伴有面色无华，心悸失眠等血虚的表现。

2.风寒外袭、肝风内动半身麻木与痰湿阻络半身麻木的鉴别

（1）风寒外袭　半身麻木，伴有恶寒无汗，头身疼痛等外感风寒表实证表现。

（2）肝风内动　半身麻木，伴有震颤，烦躁易怒，头晕目眩等肝阳上亢，肝风内动表现。

（3）痰湿阻络　半身麻木，伴有头重如裹，胸闷脘痞，苔滑润，脉弦滑等痰湿内阻表现。

二十七、浮肿（水肿）

（一）概念

浮肿是指通身水肿，按之凹陷者。

（二）常见证候

1.风寒袭肺

【证候表现】眼睑先肿，起病急，继而全身皆肿，畏风恶寒，或伴发热，肢节酸痛，小便不利，舌苔薄白，脉浮紧。

【病因病机】由于外感风寒之邪，导致肺气郁闭失于宣发肃降，不能通调水道，水湿停于体内。

【证候分析】外感风寒导致肺气郁闭，失于宣发肃降，水道不能通调，津液代谢失常，水湿停于体内，而见水肿，小便不利。风寒之邪在表，可见恶寒重发热轻；风寒之邪客于肌表，太阳经气不舒，可见肢节酸痛；舌苔薄白，脉浮紧，均为风寒袭表的表现。

【治法方剂】解表散寒，宣肺利水。方选越婢加术汤加减。

2.风热犯肺

【证候表现】突然眼睑及面部浮肿，伴有发热恶风，咽喉肿痛，小便短赤，舌质红，脉浮滑数。

【病因病机】风热上受，肺气郁闭失于肃降，通调水道不利。

【证候分析】肺为水之上源，风热上受，肺气郁闭失于肃降，水道通调不利，水湿内停，发为水肿。风热犯表可见发热重恶寒轻，咽喉肿痛；热伤津液，可见小便短赤；舌质红，脉浮滑数，均为外感热邪，水湿内停表现。

【治法方剂】辛凉宣肺，利水消肿。方选麻黄连翘赤小豆汤加减。

3.水湿困脾

【证候表现】肢体浮肿，起病缓，病程长，浮肿多由四肢而起，身体下部明显，伴有身体困重，胸闷脘痞，口淡，小便清短，舌苔白腻，脉沉缓或沉迟。

【病因病机】多由于素体脾虚，或涉水淋雨，久居潮湿之地，湿邪内停困脾，脾失运化。

【证候分析】素体脾虚，涉水淋雨，居潮湿之地，脾为湿困，脾失运化，湿邪内停可见肢体浮肿。湿邪内停困脾，脾胃运化失常，可见胸闷脘痞；舌苔白腻，脉沉缓或沉迟均为湿邪内停的表现。

【治法方剂】健脾化湿，通阳利水。方选五皮饮合胃苓汤。

4.脾阳虚

【证候表现】水肿以腰以下为著，按之凹陷不起，伴有神疲乏力，四肢不温，纳少便溏，小便量少，色清，舌质淡，苔薄白而滑，脉沉缓。

【病因病机】多由于素体脾虚，或者水肿久病失治而致脾阳亏虚，运化失职，湿邪内郁。

【证候分析】素体脾虚，或水肿久病失治而致脾阳亏虚，运化失职，湿邪内郁而见水肿，小便量少。脾胃为后天之本，气血生化之源，脾阳亏虚，气血不足可见神疲乏力；阳虚则寒，可见四肢不温；脾胃运化水谷失职，可见纳少便溏；舌质淡，苔薄白而滑，脉沉缓均为阳虚水泛表现。

【治法方剂】温运脾阳，以利水湿。方选实脾饮加减。

5.肾阳虚

【证候表现】全身浮肿，多由腰足开始，以腰以下肿为甚，腰膝酸软沉重无力，阴囊湿冷，畏寒肢冷，小便量少色清，舌淡胖，苔薄白，脉沉细或沉迟无力。

【病因病机】多由于素体阳虚或者久病失治伤阳，肾阳不足，水道不通。

【证候分析】肾主水，肾阳不足，水道不通，可见全身浮肿，以下身为重。腰为肾之府，肾阳亏虚，可见腰膝酸软无力，畏寒肢冷，阴囊湿冷；舌淡胖，苔薄白，脉沉细或沉迟无力均为阳虚水泛的表现。

【治法方剂】温肾助阳，利水消肿。方选济生肾气丸合真武汤。

6.气血两虚

【证候表现】渐见面部、四肢浮肿，面色㿠白或萎黄，口唇淡白，头晕心悸，神疲乏力，舌淡苔少，脉虚细无力。

【病因病机】多由于脾胃气虚，或者久病后气血两亏，脏腑失养导致。

【证候分析】脾胃气虚，气血生化无源，久病后气血两亏，脏腑失养，导致水液代谢失常而见水肿。气虚可见神疲乏力，气短懒言；血虚可见面色㿠白，口唇淡白；清窍失养，可见头晕；心失所养，可见心悸失眠；舌淡苔少，脉虚细无力，均为气血不足的表现。

【治法方剂】益气补血，利水消肿。方选归脾汤加减。

（三）鉴别诊断

1.风寒袭肺浮肿与风热犯肺浮肿的鉴别

（1）风寒袭肺　浮肿，伴有恶寒发热，肢节酸痛等外感风寒表实证表现。

（2）风热犯肺　浮肿，伴有发热重恶寒轻，咽喉肿痛等外感风热证的表现。

2.水湿困脾、脾阳虚浮肿与肾阳虚浮肿的鉴别

（1）水湿困脾　浮肿多由四肢而起，伴有身体困重，胸闷脘痞，舌苔白腻等湿邪内困表现。

（2）脾阳虚　浮肿以腰以下为主，伴有神疲乏力，纳少便溏，四肢不温等脾阳虚表现。

(3)肾阳虚　全身浮肿以腰以下为主,伴有腰膝酸软,阴囊湿冷,畏寒肢冷等肾阳虚表现。

二十八、肥胖

(一)概念

肥胖是指体形发胖,超乎常人,常伴有头晕乏力,少气懒言等症状。

(二)常见证候

1.痰湿内蕴

【证候表现】形体胖大,喜食甘美肥腻之品,平素痰多,胸闷脘痞,身体困重,女子带下量多,男子阴囊潮湿,舌体胖,舌苔厚,脉弦滑有力。

【病因病机】多由于素体脾虚,或者饮食不调,湿着内蕴,流注机体。

【证候分析】素体脾虚,或饮食不调,脾胃运化失常,湿浊内蕴,流注机体,而见肥胖。痰湿困脾,可见胸闷脘痞;湿性重浊、黏滞,可见身体困重;湿性趋下行,可见女子带下量多,男子阴囊潮湿;舌体胖,舌苔厚,脉弦滑均为湿邪内郁表现。

【治法方剂】化痰祛湿。方选温胆汤加减。

2.气虚

【证候表现】形体胖大,神疲乏力,气短懒言,常自汗出,动则尤甚,怕冷,面浮肿,食少纳呆,舌淡苔白,脉细弱。

【病因病机】多由于劳倦过度伤气,或者饮食失节,脾气受损,生化乏源,运化失职。

【证候分析】脾胃为后天之本,气血生化之源,脾气亏虚可见神疲乏力,气短懒言,自汗出;脾运化水湿失职,可见面浮肿;脾运化饮食失职,可见食少纳呆;舌淡苔白,脉细弱均为气虚表现。

【治法方剂】补气健脾。方选香砂六君子汤加减。

(三)鉴别诊断

痰湿内蕴肥胖与气虚肥胖的鉴别

(1)痰湿内蕴　属于实证。形体胖大,伴有胸闷脘痞,身体困重,痰多,舌胖苔腻等湿浊内停表现。

(2)气虚　属于虚证。形体胖大,伴有气短懒言,恶风自汗出等气虚表现。

二十九、消瘦

(一)概念

消瘦是指体重过轻,肌肉瘦削,甚则骨瘦如柴而言。

(二)常见证候

1.脾胃气虚

【证候表现】形体消瘦,食少纳呆,腹胀便溏,倦怠乏力,气短懒言,面色萎黄,舌淡苔白,脉虚弱。

【病因病机】多由于素体脾胃亏虚,或者饮食不节,或忧思过度伤及脾胃,脾胃运化失常,气血生化无源,机体失养。

【证候分析】脾胃运化失常,可见食少纳呆,腹胀便溏;气虚可见倦怠乏力,气短懒言;血虚面色失荣,可见面色萎黄;舌淡苔白,脉虚弱为气虚表现。

【治法方剂】补气健脾。方选四君子汤加减。

2.气血虚弱

【证候表现】形体消瘦，面色萎黄无华，倦怠乏力，少气懒言，头晕目眩，心悸少寐，舌淡苔薄，脉细弱。

【病因病机】多由于素体脾胃亏虚，或劳倦内伤，或者久病失治，机体失于濡养。

【证候分析】脾胃亏虚，气血生化不足，血虚面色失荣，可见面色萎黄无华；心失所养，可见心悸少寐；气虚可见倦怠乏力，少气懒言；清窍失养，可见头晕目眩；舌淡苔薄，脉细弱，均为气血亏虚的表现。

【治法方剂】补气养血。方选八珍汤加减。

3.肺阴不足

【证候表现】形体消瘦，干咳少痰，痰中带血，或见咯血，口燥咽干，五心烦热，午后颧红，盗汗，舌质红少津，脉细数。

【病因病机】由于久咳伤肺失治，或者燥热伤肺等原因损伤肺阴，肺阴耗损，机体失养。

【证候分析】肺主气，司呼气，肺主宣发肃降，肺阴亏虚，清肃之令不行，伤及肺络，可见干咳少痰，痰中带血；阴虚则内热，热伤津液，可见口燥咽干，五心烦热，午后颧红，盗汗出；舌质红少津，脉细数，均为阴虚火旺的表现。

【治法方剂】滋阴清肺，降火止咳。方选百合固金汤加减。

4.胃火炽盛

【证候表现】形体消瘦，多食易饥，心烦口臭，口渴喜冷饮，小便短赤，大便秘结，舌苔黄燥，脉弦数有力。

【病因病机】多由于过食辛热肥甘之品，或者热邪入里灼伤津液，机体失养。

【证候分析】胃主受纳、腐熟水谷，胃火炽盛，则可见消谷善饥；胃火扰心，可见心烦失眠；热伤津液，可见小便短赤，大便秘结；舌苔黄燥，脉弦数有力，均为实火内郁的表现。

【治法方剂】清胃泻火。方选玉女煎加减。

5.肝火亢盛

【证候表现】形体消瘦，烦躁不安，急躁易怒，头晕目眩，胸胁灼痛，口苦咽干，小便短赤，大便秘结，舌红苔黄，脉弦数。

【病因病机】多由于素体阴盛，或久怒化火，营阴暗耗，机体失养。

【证候分析】肝主疏泄，肝火亢盛，可见烦躁不安，急躁易怒；肝阴不足，肝阳上亢，扰及清窍，可见头晕目眩；肝开窍于目，足厥阴肝经循胸胁，故肝火旺可见头晕目眩，胸胁灼痛；肝胆互为表里，胆汁为肝之余气，肝火扰胆，胆汁外溢，可见口苦；肝火伤津，见咽干，小便短赤，大便秘结；舌红苔黄，脉弦数，均为肝火亢盛的表现。

【治法方剂】疏肝清热。方选龙胆泻肝汤加减。

6.虫积

【证候表现】形体消瘦，面色萎黄，脐腹疼痛，脘腹嘈杂，脐腹疼痛，时作时止，不欲饮食，或嗜食异物，大便溏泄，舌淡苔白，脉弱无力。

【病因病机】多由于饮食不洁，虫积腹中，脾胃不和，运化失司。

【证候分析】饮食不洁，虫积腹中，脾胃不和，气血生化无源，机体失养，而见形体消瘦。脾失健运，可见面色萎黄，大便溏泄；虫积则胃中不和，运化失司，可见脐腹疼痛，时作时止，嗜食异物；舌淡苔白，脉弱无力，为气虚的表现。

【治法方剂】安蛔驱虫。方选化虫丸加减。

（三）鉴别诊断

1.脾胃气虚消瘦与气血虚弱消瘦的鉴别

（1）脾胃气虚　形体消瘦，伴有食少纳呆，腹胀便溏等脾胃亏虚的表现。

(2)气血虚弱　形体消瘦，伴有面色无华，倦怠乏力，心悸少寐等气血亏虚表现。

2.肺阴不足、胃火炽盛消瘦与肝火亢盛消瘦的鉴别

(1)肺阴不足　形体消瘦，伴有干咳少痰，痰中带血，五心烦热等肺阴亏虚，火旺的表现。

(2)胃火炽盛　形体消瘦，伴有多食易饥，口渴喜冷饮，心烦口臭等胃火炽盛表现。

(3)肝火亢盛　形体消瘦，伴有烦躁易怒，头晕目眩等肝火亢盛表现。

三十、疲乏

(一)概念

疲乏是指精神不振，肢体倦怠无力的证候表现。

(二)常见证候

1.暑热伤气

【证候表现】肢体倦怠乏力，精神不振，气短懒言，身热汗出，心烦口渴，食少便溏，面垢苔浊，脉虚数。

【病因病机】本证多发于盛夏暑热之时，暑为阳邪，其性发散易耗气伤津。

【证候分析】耗气伤津，见肢体倦怠乏力。气虚可见精神不振，气短懒言；气虚不固，可见身热汗出；热邪内扰心神，可见心烦；热伤津液，可见口渴；暑邪伤及脾胃，脾胃运化失职，可见食少便溏；面垢苔浊，脉虚数，均为湿热内停的表现。

【治法方剂】清暑益气，养阴生津。方选清暑益气汤加减。

2.脾虚湿困

【证候表现】肢体倦怠乏力,四肢困重,胸脘痞闷,食少纳呆,口苦舌干,大便溏薄,舌苔厚腻,脉濡。

【病因病机】多由于劳倦内伤，或者饮食不节等原因以致脾失健运,水湿内停,清阳不升,气血生化乏源。

【证候分析】劳倦内伤,或饮食不节等导致脾失健运,水湿内停,则清阳不升,气血生化乏源,而见疲乏无力。脾胃为气血生化之源,脾虚则气血不足,可见肢体倦怠乏力;湿性重浊黏腻,可见四肢困重;湿邪困脾,脾失健运,可见胸脘痞闷,食少纳呆,大便溏薄;舌苔厚腻,脉濡均为湿邪内郁表现。

【治法方剂】健脾化湿。方选参苓白术散合平胃散加减。

3.气血两虚

【证候表现】肢体倦怠,气短懒言,面色苍白无华,头晕失眠,心悸自汗出,手足麻木,唇舌爪甲色淡,脉沉细无力。

【病因病机】多由于先天不足,病后失养,或久病失治等原因所致气血不足,机体失于濡养。

【证候分析】气虚,可见气短懒言;气不固摄,可见自汗出;血虚面失荣润,可见面色苍白无华;心失所养,见心悸失眠;气血亏虚经脉失养,见手足麻木,唇舌爪甲色淡;脉沉细无力,均为气血亏虚的表现。

【治法方剂】补气养血。方选十全大补汤加减。

(三)鉴别诊断

暑热伤气、脾虚湿困疲乏与气血两虚疲乏的鉴别

(1)暑热伤气　虚实夹杂,多发生于夏季,疲乏伴有暑热表现及气实证候。

(2)脾虚湿困　虚实夹杂,常发生于夏秋季节,疲乏伴有湿阻表现,又见脾实证候。

(3)气血两虚　属虚证，疲乏，伴有气血亏虚的表现。

三十一、白痦

(一)概念

白痦是指皮肤表面突起的白色晶莹疱疹，形如水泡，破后有清晰浆液流出，多见于颈项及胸腹部，四肢较少见。

(二)常见证候

1.湿热郁阻

【证候表现】身热不扬，热势缠绵，汗出不解，面色晦黯，或带有面垢，胸闷脘痞，食少纳呆，口腻不渴，胸腹部可见白痦，晶莹饱满，颗粒分明，破后有清水流出，色微黄，舌苔黄腻，脉濡数。

【病因病机】多由于湿热内阻，湿因热留，热困湿中，身热持续不退，汗出不解，因而可酿发白痦。

【证候分析】湿性重浊，可见肢体困重，面色晦黯，或带有面垢；湿性黏滞，可见热势缠绵，汗出不解，口腻；湿邪内郁不解，可见胸腹部白痦出现；本证为实证，故津液未伤，可见白痦晶莹饱满，颗粒分明，破后流清水；舌苔黄腻，脉濡数，均为湿热内郁表现。

【治法方剂】清热化湿。方选甘露消毒丹合三仁汤加减。

2.津气两伤

【证候表现】身热久稽不退，口舌干燥喜饮，神疲乏力，气短懒言，心悸不安，甚者可见意识模糊，呼吸急促，鼻翼扇动，手足蠕动，白痦枯白无华，颗粒不清，空壳无浆，舌红少津，舌苔黄，脉细数无力。

【病因病机】多因身热伤津耗气，邪毒内陷，津液枯竭。

【证候分析】热能伤津耗气，正不胜邪，邪毒内陷，津液枯竭，可见白痦枯白无华，空壳无浆。津液已伤，可见口舌干燥；元气亏虚，可见气短懒言；正虚邪毒内陷，可见意识模糊，呼吸急促；经络失养，可见手足蠕动；舌红少津，苔黄，脉细数无力，均为气阴两虚的表现。

【治法方剂】益气养阴，扶正祛邪。方选生脉散合清营汤加减。

（三）鉴别诊断

湿热郁阻白痦与津气两伤白痦的鉴别

（1）湿热郁阻　为实证，顺证，白痦晶莹，浆满，伴有湿热内郁表现。

（2）津气两伤　为虚证，逆证。白痦枯白无华，无浆，伴有气阴两伤及邪毒内陷表现。

三十二、红疹

（一）概念

红疹是指肌肤表面出现红色小疹。

（二）常见证候

1.热入营血

【证候表现】躯干或四肢出现红色或者暗紫色瘀点，压之不褪色，抚之不碍手，疹点间可见正常皮肤，多伴有高热不退，身热夜甚，烦躁不寐，谵语，口不甚渴或不渴，舌质红绛，苔黄，脉细数。

【病因病机】感受温热之邪，由气分入营，或温热邪直中营分，热伤血络。

【证候分析】温热之邪由气分入营，或者热邪直中营分，热伤血络，可见红疹出现。邪热入营，灼伤营阴，可见身热夜甚；营行于脉中，内通于心，热耗营阴，内扰心神，可见烦躁不寐，谵语；邪热蒸腾津液上承于口，可见口不甚渴或不渴；舌质红绛，苔黄，脉细数均为热入营血的表现。

【治法方剂】清热养阴，凉血解毒。方选清营汤加减。

2.风热挟湿

【证候表现】起病较急，皮疹呈红色或淡红色粒状丘疹，形态大小不一，密集处可融合成片，瘙痒或奇痒。兼见身热，烦躁不安，小便短赤，舌质红绛，舌苔黄腻，脉浮数。

【病因病机】为风热之邪挟湿郁阻肌表，复感寒湿之邪，暑热为寒湿所遏，热郁湿伏，滞于腠理。

【证候分析】风为百病之长，善行而数变，因此起病较急；湿邪内郁，可见胸闷脘痞；热邪内扰心神，可见烦躁不安；热邪内郁，可见身热，小便短赤；舌质红绛，舌苔黄腻，脉浮数，均为风热挟湿的表现。

【治法方剂】疏风清热，利湿。方选消风散加减。

3.风寒郁闭

【证候表现】发病突然，疹色淡红，遇冷风则加重，皮肤瘙痒，此起彼伏，形态大小不一，兼有恶寒发热，头身疼痛，脉浮紧等症状。

【病因病机】多由于汗出当风，或者浴后感受风寒之邪，郁于营卫与气血相搏，外透肌肤而发疹。

【证候分析】风寒外袭，故遇冷风则加重；风寒束表，属于表证，可见恶寒发热，头身疼痛，脉浮紧等表现。

【治法方剂】祛风散寒，解表透疹。方选荆防败毒散加减。

4.血虚不荣

【证候表现】疹色淡红或者苍白，疹形小如米粒，大如豆粒，参差不一，反复发作，时隐时现，晚间尤甚，长久不愈。头晕心烦，面色少华，舌质淡，脉细弱。

【病因病机】多由于营卫不足，卫表不固，风邪乘虚而入，内闭营卫而发疹。

【证候分析】血虚则不能抗邪外出,见红疹时隐时现,反复发作,经年不愈;血虚,面部失荣,心失所养,可见头晕心烦,面色少华;舌质淡,脉细弱均为血虚的表现。

【治法方剂】养血祛风。方选当归饮子加减。

(三)鉴别诊断

1.热入营血红疹与风热挟湿红疹的鉴别

(1)热入营血　红疹,伴有高热,烦躁谵语,舌质红绛等热入营血表现。

(2)风热挟湿　红疹,伴有胸闷脘痞,口黏不渴,烦躁不安,脉浮数等风热挟湿的表现。

2.风寒郁闭红疹与血虚不荣红疹的鉴别

(1)风寒郁闭　出疹,伴有恶寒发热,头身疼痛,脉浮紧等风寒外束表现。

(2)血虚不荣　出疹色淡红或苍白,伴有头晕心烦,面色少华等血虚表现。

三十三、发斑

(一)概念

发斑是指肌肤表面出现片状瘀斑,不高出皮面,抚之不碍手,压之不褪色。

(二)常见证候

1.热入营血

【证候表现】多见于急性热病过程中，斑色鲜红或紫赤，身热不退,夜间尤甚,心烦不寐,甚则神昏谵语,抽搐痉挛,小便短赤,大便秘结,舌质红绛,脉数。

【病因病机】多见于温热病高热过程中,热毒内入营血,伤及血络,迫血妄行,而见肌肤出现斑点,或见吐血、便血。

【证候分析】热入营血,耗伤阴津,可见身热不退,夜间尤甚;热入营血,营阴内通于心,热扰心神,可见心烦不寐,甚则神昏谵语;舌质红绛,脉数均为热邪内郁的表现。

【治法方剂】清营凉血,消斑。方选犀角地黄汤加减。

2.阴虚火旺

【证候表现】斑色鲜红,时发时止,心烦不寐,咽干口燥,五心烦热,或午后潮热,盗汗,头晕耳鸣,或有鼻及牙龈出血,舌光红少苔,脉细数。

【病因病机】多由于久病耗伤阴津,或者热病伤阴,阴虚火旺,热伤血络,迫血妄行,而见肌肤出斑。

【证候分析】阴津亏损,机体失于濡养,可见咽干口燥;阴虚血旺,见五心烦热,或盗汗;阴虚阳亢,上扰清窍,可见头晕耳鸣;热扰心神,可见心烦不寐;阴虚热盛动血,可见鼻及牙龈出血;舌光红少苔,脉细数,均为阴虚火旺的表现。

【治法方剂】滋阴清热,凉血消斑。方选知柏地黄丸加减。

3.脾不统血

【证候表现】红斑反复发作,斑色淡红,面色萎黄,神疲倦怠,食少纳呆,腹胀便溏,月经过多,色浅淡,舌质淡胖,脉细数无力。

【病因病机】多由于素体脾虚,或者饮食失节伤及脾胃,或久病失养,脾虚失于统血,可见机体发斑。

【证候分析】脾为后天之本,气血生化之源,脾主运化,主统血,脾胃亏虚,可见神疲倦怠,食少纳呆,腹胀便溏;舌质淡胖,脉细数无力,均为气血亏虚表现。

【治法方剂】健脾益气，统血消斑。方选归脾汤加减。

4.阳气亏虚

【证候表现】斑色浅淡，多见于胸腹部，心悸怔忡，倦怠乏力，畏冷，四肢不温，口淡不渴，可见自汗出，小便清长，面色白，舌淡胖，舌边有齿痕，脉虚弱无力。

【病因病机】多由于病程日久，或久居寒凉之处，阳气耗损，失于固摄。

【证候分析】病程日久，久居寒凉之处，阳气耗损，失于固摄，可见机体出现红斑，自汗。机体阳虚，失于温煦，可见畏冷，四肢不温；阳气虚不化津，可见口淡不渴，小便清长；气虚推动无力，心失所养，可见心悸怔忡；舌淡胖，舌边有齿痕，脉虚弱无力，均为阳气亏虚的表现。

【治法方剂】益气温阳。方选右归丸加减。

5.气滞血瘀

【证候表现】多见于癥瘕积聚患者，斑色紫青，面色晦黯或者苍黄，腹部膨隆，脉络暴露，可见呕血，便血或齿龈出血，舌色紫暗，脉弦或迟涩。

【病因病机】常见于癥瘕积聚患者，多由于情志郁结，寒温失调，或者酒食不节，导致脏腑功能失和，气滞血瘀成斑。

【证候分析】情志郁结易发癥瘕积聚，寒温失调，或酒食不节，导致脏腑功能失和，气滞血瘀而成斑。气滞血瘀，可见腹部膨隆，脉络暴露；舌色紫暗，脉弦或迟涩，均为气滞血瘀的表现。

【治法方剂】扶正祛邪，行气活血。方选八珍汤加红花、赤芍、鳖甲、丹参等活血化瘀药。

6.风湿热郁

【证候表现】发斑多呈环形，或皮下有结节，反复发作，多见于四肢，斑形大小不一，环形斑中心色浅，四周隆起，周身关节疼痛，或红肿，身重，重者可见胸闷气短，舌苔黄腻，脉濡数。

【病因病机】多由于风寒湿邪侵入人体，留于皮肉经络，久郁化热，热伤血络，血溢脉外。

【证候分析】湿为有形之邪，积于皮下，可见皮下有结节；湿性重浊、黏滞，可见身重，胸闷纳差；湿性趋于下行，可见斑多发于下肢，风邪善行而数变，可见周身关节疼痛；舌苔黄腻，脉濡数，均为风湿热邪内郁表现。

【治法方剂】疏风清热，活血通络。方选蠲痹汤加忍冬藤、防己、木瓜等。

（三）鉴别诊断

1.热入营血发斑与阴虚火旺发斑的鉴别

（1）热入营血　发斑，伴身热不退，夜间尤甚，心烦不寐，甚则神昏谵语等热入营血表现。

（2）阴虚火旺　发斑，伴有咽干口燥，五心烦热，盗汗出等阴虚火旺表现。

2.脾不统血发斑与阳气亏虚发斑的鉴别

（1）脾不统血　发斑，伴有食少纳呆，腹胀便溏等脾虚的表现。

（2）阳气亏虚　发斑，伴有倦怠乏力，畏冷，四肢不温，小便清长等阳气亏虚的表现。

3.气滞血瘀发斑与风湿热郁发斑的鉴别

（1）气滞血瘀　发斑，伴有腹部膨隆，脉络暴露，舌色紫暗等气滞血瘀表现。

（2）风湿热郁　发斑，反复发作，伴有周身关节疼痛，身重，胸闷气短，舌苔黄腻等风湿热内郁表现。

三十四、发黄

（一）概念

发黄是以目黄、尿黄、面黄、身黄为主要症状，尤以目睛黄染为重要特征。多见于西医的肝细胞性黄疸、阻塞性黄疸、溶血性黄疸等疾病。

（二）常见证候

1.湿热

【证候表现】目黄身黄，黄色鲜明，发热口渴，心中懊侬，身倦无力，脘腹痞满，食少纳呆，厌食油腻，小便身黄或短赤，大便干结，舌苔黄腻，脉滑数。

【病因病机】多由于湿热蕴结，熏蒸肝胆，胆汁外溢，浸渍于肌肤而见发黄。

【证候分析】热邪内扰心神，可见心中懊侬；热伤津液，可见口渴，大便秘结；湿邪内郁，脾失健运，可见脘腹痞满，食少纳呆，厌食油腻；肝失疏泄，胆液不循常道，下注膀胱，可见小便色黄；舌苔黄腻，脉滑数，均为湿热内蕴的表现。

【治法方剂】清热利湿，退黄，热重于湿，方选栀子大黄汤加减；湿重于热，方选茵陈四苓汤加减；湿热并重，方选茵陈蒿汤。

2.寒湿

【证候表现】身目发黄，黄色晦暗，痞满食少，神疲倦怠，形寒肢冷，小便不利，大便溏泄，舌苔白腻，脉象濡缓或沉迟。

【病因病机】多由于寒湿所致，湿邪内郁，肝胆疏泄失常，胆汁外溢。

【证候分析】寒湿内郁，机体失于温煦，可见痞满食少，形寒肢冷；

湿邪内郁,清阳不升,机体失养,可见神疲倦怠;寒湿伤阳,气化不利,可见小便不利,大便溏泄;舌苔白腻,脉象濡缓或沉迟,均为寒湿内郁表现。

【治法方剂】温中化湿,健脾和胃。方选茵陈术附汤加减。

3.疫毒

【证候表现】起病急骤,黄疸迅速加深,身目均呈深黄色,壮热烦渴,烦躁不安,或神昏谵语,或呕血,便血,肌肤发斑,或有腹水,舌质红绛,苔黄褐干燥,脉弦数或洪大。

【病因病机】多由于感受时行疫疠之邪,蕴结于中焦,脾胃运化失常,湿热交蒸于肝胆,肝失疏泄,胆汁不循常道,外溢肌肤。

【证候分析】时行疫疠之邪,蕴结中焦,脾胃运化失常,湿热交蒸于肝胆,肝失疏泄,胆汁不循常道,外溢肌肤,可见黄疸迅速出现并加深。胆液下注膀胱,可见小便色黄;疫毒属于阳邪,可见壮热烦渴,烦躁不安;疫毒上扰神明,可见神昏谵语;邪盛动血,可见呕血,便血,肌肤发斑;舌质红绛,苔黄干燥,脉弦数或洪大,均为热邪内郁表现。

【治法方剂】清热解毒,凉血开窍。方选千金犀角散加减。

4.瘀血

【证候表现】身黄,其色晦暗,面色青紫或黧黑,或者胁下有癥块,或者小腹胀痛小便不利,或低热,或大便色黑,舌质紫暗或有瘀斑,脉弦涩或细涩。

【病因病机】多由于肝郁气滞,日久成瘀;或因为湿热黄疸日久不愈,湿邪内郁,气机不利,胆汁疏泄失常。

【证候分析】肝郁气滞,日久成瘀;或湿热黄疸日久不愈,湿邪内郁,气机不利,胆汁疏泄失常而见发黄。瘀血停积于局部,日久不散,可见有癥块;瘀血内积,气血运行不畅,不通则痛,可见小腹胀痛;瘀阻脉络,血液运行不畅,机体不能得到气血的濡养,可见面色青紫或黧黑,口唇、舌体青紫色暗;血不循经,可见大便色黑;脉弦涩或细涩,均为瘀血内阻表现。

【治法方剂】活血化瘀,软坚散结。方选大黄䗪虫丸加减。

5.脾虚血亏

【证候表现】周身发黄而无光泽,神疲乏力,倦怠懒言,心悸失眠,食少纳呆,大便溏泄,舌质淡苔薄,脉濡细。

【病因病机】多由于劳倦内伤,或者久病不愈,导致脾胃虚弱,气血亏虚,肝失所养,疏泄失常,胆汁外溢。

【证候分析】胆汁外溢而见机体发黄。脾虚运化失常,可见食少纳呆,大便溏薄;脾胃气血生化之源,脾胃虚弱,气血生化乏源,可见神疲乏力,倦怠懒言,心悸失眠;舌质淡苔薄,脉濡数,均为气血不足的表现。

【治法方剂】补气养血,健脾退黄。方选小建中汤加减。

(三)鉴别诊断

1.湿热发黄与寒湿发黄的鉴别

(1)湿热发黄　身目发黄,色鲜明,伴有发热口渴,食少纳呆,舌苔黄腻等湿热内郁表现。

(2)寒湿发黄　身目发黄,色晦暗,伴有形寒肢冷,小便不利,痞满食少,舌苔白腻等寒湿内郁表现。

2.疫毒、瘀血发黄与脾虚血亏发黄的鉴别

(1)疫毒发黄　黄疸,伴有起病急骤,壮热烦渴,烦躁不安,或神昏谵语等疫毒内郁表现。

(2)瘀血发黄　黄疸,伴有面色青紫或者黧黑,胁下有癥块,大便色黑,舌质紫暗或有瘀斑等瘀血内阻表现。

(3)脾虚血亏　黄疸,伴神疲乏力,倦怠懒言,食少纳呆,大便溏泄,心悸等脾虚血亏表现。

三十五、发狂

(一)概念

发狂是指神志失常,狂乱不安,妄作妄动,吵闹不宁而言。相当于西医的躁狂型精神病等。

(二)常见证候

1.痰火上扰

【证候表现】起病较急,狂躁易怒,妄作妄动,叫骂不休,打人毁物,头痛失眠,面红目赤,喉间痰鸣,咳吐黄痰,胸闷心烦,小便短赤,大便干结,舌质红,苔黄腻,脉弦滑数。

【病因病机】由于情志刺激,气机郁滞化火,煎液为痰,或外感湿热之邪,蕴成痰火,或外感热邪,灼津为痰,或心胃火盛,炼液为痰,痰火相结,上蒙心窍而见发狂。

【证候分析】热邪内郁,上扰头面,可见头痛失眠,面红目赤;热盛伤津,可见小便短赤,大便干结;舌质红,苔黄腻,脉弦滑数,均为痰火内郁的表现。

【治法方剂】清泄肝火,涤痰醒神。方选程氏生铁落饮。

2.瘀血内阻

【证候表现】精神不宁,时而言语不休,时而沉默寡言,甚则终日骂人,不避亲疏,狂躁不安,少腹胀满坚硬,疼痛拒按,舌质红紫或见瘀斑,脉沉实有力。

【病因病机】多由于邪热入里,血热互结,上扰神明。

【证候分析】瘀血郁结少腹,气血运行不畅,可见少腹胀满坚硬,疼痛拒按,小便自利;舌质红紫或见瘀斑,脉沉实有力,均为瘀血内阻的表现。

【治法方剂】化瘀通窍。方选定狂逐瘀汤加减。

3.阳明热盛

【证候表现】面赤而热,狂躁不安,可见弃衣而走,登高而歌,腹部胀满不得卧,不欲饮食,日晡潮热,小便黄,大便秘结,舌质红,苔燥,脉沉数有力。

【病因病机】可见于邪热内传阳明,或者热邪直中,热盛上扰清窍,可见躁狂不安。

【证候分析】热邪内郁,耗液伤津,可见小便黄赤,大便秘结;舌质红,苔燥,脉沉数有力,均为阳明热炽的表现。

【治法方剂】通腑泄热,安神。方选大承气汤加减。

4.肝胆郁火

【证候表现】心神不安,狂乱不宁,烦躁易怒,言语失常,或登高而歌,或言或笑,惊悸不安,胸胁胀满,舌红苔黄,脉弦数。

【病因病机】多由于七情内伤,肝胆气滞,气郁化火,上扰心神而见发狂。

【证候分析】心神受扰,则心神烦乱,神不内守则言语失常,或登高而歌,或言或笑;心神不安,则或惊或悸;肝胆气滞则见胸胁胀痛;舌红苔黄,脉细数,均为肝胆火郁的表现。

【治法方剂】清疏肝胆,宁心安神。方选龙胆泻肝汤合丹栀逍遥散加减。

(三)鉴别诊断

1.痰火上扰发狂与瘀血内阻发狂的鉴别

(1)痰火上扰　发狂,伴有头痛失眠,喉间痰鸣,咳吐黄痰,胸闷心烦等痰火内郁表现。

(2)瘀血内阻　发狂,伴有少腹胀满坚硬,疼痛拒按,痛有定处,舌质红紫或见瘀斑等瘀血内阻表现。

2.阳明热盛发狂与肝胆郁火发狂的鉴别

(1)阳明热盛　发狂,伴有腹部胀满不得卧,日晡潮热,大便秘结等阳明热盛表现。

(2)肝胆郁火　发狂,伴有惊悸不安,胸胁胀满,急躁易怒等肝胆郁火表现。

三十六、癫

(一)概念

癫是以精神抑郁,表情淡漠,沉默不语,或者喃喃自语,喜静而少动为特征的临床常见多发的精神病。

(二)常见证候

1.痰气郁结

【证候表现】表现为精神抑郁,表情淡漠,或哭笑无常,语无伦次,或喃喃自语,沉默不语,兼有心烦易怒,失眠少梦,不思饮食,身重体倦,舌苔薄腻,脉多弦滑。

【病因病机】多由于思虑太过,或因为惊恐,气血逆乱,津气郁结,结而成痰,痰扰心窍。

【证候分析】由于思虑太过,所求不得,或因为惊恐,气血逆乱,津气郁结,结而成痰,痰扰心窍而见精神抑郁,表情淡漠。痰浊中阻,脾失健运,可见不思饮食;湿性重浊,可见身重体倦;舌苔薄腻,脉弦滑均为痰气内郁表现。

【治法方剂】理气解郁,涤痰开窍。方选顺气导痰汤加减。

2.心脾两虚

【证候表现】表现为神思恍惚,反应迟钝,心悸易惊,善悲欲哭,倦怠乏力,气短懒言,食少纳呆,腹胀便溏,舌质淡,脉细弱。

【病因病机】多因久病失治,耗伤心脾,气血生化不足,心失所养。

【证候分析】久病失治,耗伤心脾,脾伤则气血生化不足,心失所养而见神思恍惚,反应迟钝。心气亏虚,可见心悸易惊;脾气亏虚,可见倦怠乏力,气短懒言;脾虚失于健运,可见食少纳呆,腹胀便溏;舌质淡,脉细弱,均为气血亏虚的表现。

【治法方剂】补气健脾,养心安神。方选养心汤加减。

(三)鉴别诊断

痰气郁滞发癫与心脾两虚发癫的鉴别

(1)痰气郁滞　精神抑郁,或喃喃自语,伴有不思饮食,心烦易怒,身重体倦等痰气内郁的表现。

(2)心脾两虚　神思恍惚,伴有心悸易惊,倦怠乏力,气短懒言,腹胀便溏等心脾两虚的表现。

三十七、痫

(一)概念

痫俗称“羊癫风”,大发作时以突然昏倒,不省人事,手足抽搐,两目上视,口吐白沫,喉中怪叫,醒后疲倦无力、一切如常,时发时止,发无定时;小发作时表现瞬间神志模糊,可见目睛直视,或者一时性失神,或者口角牵动等动作。相当于西医的“癫痫”。

(二)常见证候

1.痰火扰神

【证候表现】突然昏仆,四肢抽搐,口吐白沫,口中怪叫,气粗息高，情志抑郁，胸闷不舒，急躁易怒，胸胁胀痛，心烦失眠，口苦咽干，小便短赤，大便秘结。发无定时，醒后如常人，多于情绪激动时发作。舌质红，苔黄腻，脉弦滑数有力。

【病因病机】多由于突受惊吓，或嗜酒及肥甘厚味，痰热内生；惊恐则气乱，郁怒则肝失条达，气郁化火灼津成痰；或恼怒，痰随火升，上扰清窍而致。

【证候分析】清窍被扰，发作时突然昏倒，口吐涎沫，喉中怪叫。痰邪内阻，气机疏泄失常，可见情志抑郁，胸闷不舒，急躁易怒；热扰心神，见心烦失眠；热伤津液，见口苦咽干，小便短赤，大便秘结；舌质红，苔黄腻，脉弦滑数有力，均为痰火内郁的表现。

【治法方剂】清肝泻火，化痰宁神。方选当归龙荟丸。

2.风痰闭阻

【证候表现】发作前多有短时间的头晕，胸闷，随即猝然昏仆，不省人事，手足抽搐强直，两目上视，口噤不开，喉中怪叫，口吐白沫，醒后自觉疲惫不堪，有时醒后又发，时发时止，疲劳时发作更频，每于感寒易诱发，体格强壮者脉多滑大，苔白厚腻。

【病因病机】多因脾虚痰盛，阻于脉络，导致气机升降失调，清阳不升，浊阴不降，痰蒙清窍所致。

【证候分析】发作之前可见短暂的头晕，并且多因外感风寒或者饮食失调诱发。痰邪内阻，脾失健运，可见胸闷不舒；风痰内郁，火热不盛，可见口吐白沫或者清涎；湿邪内郁，可见苔白厚腻，脉滑大。

【治法方剂】涤痰熄风镇痫。方选定痫丸。

3.痰瘀

【证候表现】发作时头晕头疼，旋即尖叫后，四肢抽搐，口吐涎沫，口唇青紫，口干但欲漱水不欲咽，多有颅脑外伤病史，每遇阴雨天发作，舌质紫有瘀斑，脉弦或弦涩。

【病因病机】多有颅脑外伤,或小儿分娩时伤及头颅,或孕时孕母受外伤,或情志抑郁不畅等导致瘀血内生,瘀血挟痰,上扰神明而致。

【证候分析】瘀阻于上,脑络闭阻,虚风即生,则见发作前多有头疼;若瘀血挟痰上扰清窍,则见发痫;瘀血内阻,脉络不畅,可见舌质紫有瘀斑,脉弦或弦涩。

【治法方剂】活血化瘀,涤痰开窍。方选黄芪赤风汤合龙马自来丹。

4.血虚

【证候表现】痫厥频发,发作前多有头晕心悸,手足抽动,发作时突然昏倒不省人事,口噤目闭,口吐白沫,抽搐时间长短不定,醒后如常,常伴有心悸怔忡,两目干涩等症状,或在月经期前后发作频繁,唇甲淡白,脉细滑。舌质淡或舌尖红,苔薄白而少。

【病因病机】多由于血虚风动,清窍失于濡养,而见痫证频繁发作。

【证候分析】心血亏虚,可见头晕心悸;肝血亏虚,可见两目干涩,脉弦;血虚口唇及爪甲失养,可见唇甲淡白。舌质淡或舌尖红,苔薄白,均为血虚的表现。

【治法方剂】养血柔肝,佐化风痰。方选六君子汤合温胆汤。

5.肾虚

【证候表现】反复发作数年不愈,突然昏仆,神志不清,面色苍白,四肢抽搐,口吐白沫,二便自遗,冷汗出,继则鼾声起而昏睡,移时渐渐苏醒,平素腰膝酸软,足跟疼,或者遗精阳痿早泄,或白带多,或者智力减退,脉沉细滑,舌质淡,苔薄少。

【病因病机】多由于痫症久病不已,肾气大伤,肾藏精,肾脏亏虚,机体精气亏虚,清窍失养而见发痫。

【证候分析】肾开窍于二阴,司膀胱之开合,肾气亏虚,开阖失司,可见发作时二便自遗;腰为肾之府,肾虚可见腰膝酸软;肾藏精,主生殖,肾气亏虚,可见遗精、阳痿、早泄,或者白带增多,或智力减退等表现;脉沉,舌质淡,苔薄少,均为真气亏虚的表现。

【治法方剂】滋补肝肾。方选大补元煎。

(三)鉴别诊断

1.痰火扰神、风痰闭阻痫证与痰瘀痫证的鉴别

(1)痰火扰神　常伴有气粗息高,急躁易怒,口吐黏涎,小便短赤,大便秘结,舌质红,苔黄腻,脉弦滑数有力等湿热内阻表现。

(2)风痰闭阻　发作前常见短暂头晕,多因外感风寒或者饮食失调诱发,可见口吐白沫或清涎,舌苔白厚腻,脉滑大等风痰闭阻表现。

(3)痰瘀痫　多有外伤史,伴有舌质紫有瘀斑,脉弦或弦涩等瘀血内阻特征。

2.血虚痫与肾虚痫的鉴别

(1)血虚痫　发作前多有头晕心悸,伴有心悸怔忡,两目干涩,唇甲淡白等血虚的表现。

(2)肾虚痫　反复发作经久不愈,发作伴有腰膝酸软,足跟疼,或者阳痿,早泄,遗精,白带增多等肾虚表现。

三十八、善惊

(一)概念

善惊是指遇事容易惊吓,或经常无故自觉惊慌,心中惊悸不安的症状而言。

(二)常见证候

1.心胆气虚

【证候表现】气短乏力,言语低微,胆怯怕事,心慌易惊,少眠多梦，舌质淡，苔薄，脉弱。

【病因病机】多由于遇事大惊，或听闻声响，或者见可怕怪相，或思虑过度，导致胆气受损，心神不宁，触事易惊，发作时坐卧不安，心慌怕事。

【证候分析】心为君主之官，神明出焉；胆为中正之官，决断出焉。故心气虚，可见心慌易惊，少寐多梦；胆气亏虚，可见胆怯怕事；气虚见气短乏力，言语低微；舌质淡，苔薄，脉弱，均为气虚的表现。

【治法方剂】镇惊定志，养心安神。方选安神定志丸加减。

2.阴血不足

【证候表现】虚烦失眠，遇事易惊，潮热盗汗，手足心热，面色无华，舌红少苔，脉细。

【病因病机】多由于热病后期，耗伤阴液，或久病失养肝肾亏虚，或思虑太过，暗耗心阴，心失所养。

【证候分析】热病耗伤阴液，久病失养肝肾亏虚，思虑太过，暗耗心阴，导致阴血不足，心失所养，而见虚烦失眠。阴亏及心，虚热内扰，可见遇事易惊；阴血不足，虚热内生，可见手足心热，潮热盗汗；面失濡养，可见面色无华；舌红少苔，脉细，均为阴虚表现。

【治法方剂】滋阴清热，养心安神。方选黄连阿胶汤。

3.痰火扰心

【证候表现】心烦时时发作，受惊易发作，性多急躁，头晕头痛，喉中痰鸣，胸闷不舒，口干口苦，大便秘结，小便短赤，舌质红苔黄腻，脉滑数。

【病因病机】多由于情志刺激，气郁化火，炼液为痰，痰火上扰，心神不安。

【证候分析】情志刺激，气郁化火，炼液为痰，痰火上扰，心神不安，而见遇事易惊，心烦时时发作。痰邪内郁，可见喉中痰鸣，胸闷不舒;热伤津液,可见口干口苦,大便秘结,小便短赤;舌质红苔黄腻,脉滑数,均为痰热内扰表现。

【治法方剂】清热化痰,宁心安神。方选黄连温胆汤。

4.心火旺盛

【证候表现】心烦失眠,面赤口渴,烦躁易怒,口舌生疮,大便秘结,小便短赤,舌尖红绛,苔黄,脉数。

【病因病机】多由于情志抑郁,郁久化火,或者火热之邪内侵,或过食辛辣之品,久蕴化火,热扰心神。

【证候分析】心主神明,心火亢盛,可见烦躁易怒;心开窍于舌,心火盛,可见口舌生疮;热伤津液,见大便秘结,小便短赤;舌尖红绛,苔黄,脉数,均为热邪内郁表现。

【治法方剂】清心泻火,安神定志。方选导赤散加减。

5.肝郁血虚

【证候表现】遇事易惊,烦躁易怒,胸胁胀满,胸闷不舒,面色无华,爪甲苍白,舌质淡苔薄,脉细弱。

【病因病机】多由于肝郁不舒,化火灼津,肝血受损及心,肝不藏魂,心不主神,神魂散乱。

【证候分析】肝郁不舒,化火灼津,肝血受损及心,导致肝不藏魂,心不主神,神魂散乱,遇事易惊。肝经循胁肋,肝气不舒,可见胸胁胀满,胸闷不舒;血虚可见面色无华,爪甲苍白;舌质淡苔薄,脉细弱,均为血虚表现。

【治法方剂】疏肝理气,养血安神。方选丹栀逍遥散加减。

(三)鉴别诊断

1.心胆气虚善惊与阴血不足善惊的鉴别

(1)心胆气虚　心慌易惊,伴有气短乏力,胆怯怕事,心悸失眠等心胆气虚表现。

(2)阴血不足　遇事易惊，伴有潮热盗汗，手足心热，面色无华等阴虚火旺表现。

2.痰火扰心、心火旺盛善惊与肝郁血虚善惊的鉴别

(1)痰火扰心　心烦，伴有喉中痰鸣，胸闷不舒，口苦咽干，舌红苔黄腻等痰热内郁表现。

(2)心火旺盛　心烦失眠，伴有面赤口渴，口舌生疮，舌尖红绛等心火旺盛表现。

(3)肝郁血虚　遇事易惊，伴有胸胁胀满，胸闷不舒，面色无华等肝郁血虚表现。

三十九、善喜

(一)概念

善喜是指遇见高兴之事，或非高兴之事，经常无故喜笑不休的症状而言。

(二)常见证候

1.心火炽盛

【证候表现】时时发笑，甚或狂言乱语，心烦躁动，口渴喜饮，口舌生疮，面赤舌红，脉数。

【病因病机】多由于情志抑郁，郁久化火，或热邪内侵，或过食辛辣之品，久蕴化热，上扰于心，心在志为喜，在声为笑，若心火亢盛，神无所舍，则喜笑异常。

【证候分析】多由于情志抑郁，郁久化火，或热邪内侵，或过食辛辣之品，久蕴化热，上扰于心，心在志为喜，在声为笑，若心火亢盛，神无所舍，则喜笑异常。心为神之舍，其志为喜，故心火盛可见时时发笑，心烦躁动甚或狂言乱语；心开窍于舌，其华在面，心火亢盛，可见面赤舌红，口舌生疮；热盛伤津，可见口渴喜冷饮；脉数为阳热内盛的表现。

【治法方剂】清心泻火。方选泻心汤加减。

2.水火不济

【证候表现】喜笑，失眠多梦，五心烦热，腰膝酸软，遗精耳鸣，舌红少苔，脉细数。

【病因病机】多由于肾水亏虚，水不上济，心火亢盛，扰动心神。

【证候分析】因肾水亏虚，肾水不能上济心，导致心火亢盛，扰动心神，而见喜笑不休。肾水亏虚，阴虚则火旺，而见五心烦热；虚热扰心，可见失眠多梦；肾主藏精，腰为肾之府，肾阴亏虚，热扰精室，可见腰膝酸软，遗精耳鸣；舌红少苔，脉细数，均为虚火内盛表现。

【治法方剂】壮水益肾，滋阴降火。方选六味地黄汤加减。

3.痰火扰心

【证候表现】狂笑不休，烦躁不安，心悸健忘，胸闷口苦，喉中痰鸣，舌苔黄腻，脉滑数。

【病因病机】多由于情志不遂，肝气不舒，脾失健运，湿邪内聚，聚湿生痰，痰郁化火上扰心窍，蒙蔽心神，失其所主。

【证候分析】情志不遂，肝气不舒，致脾失健运，湿邪内聚，聚湿生痰，痰郁化火上扰心窍，蒙蔽心神，失其所主，可见喜笑不休。痰郁胸中，气机升降失司，可见胸闷不舒，喉中痰鸣；痰热扰心，可见烦躁不安，心悸健忘；舌苔黄腻，脉滑数，均为痰热内盛的表现。

【治法方剂】涤痰开窍，清热安神。方选黄连温胆汤加减。

4.肝郁火旺

【证候表现】喜怒无常，时常无故笑不休，急躁易怒，失眠多梦，胸胁胀满，舌红，脉弦数。

【病因病机】情志不遂,郁而伤肝,则疏泄失司,气机郁久化热,热扰心神,可见喜怒无常,喜笑不休。

【证候分析】肝主疏泄,恶抑郁,情志不遂,郁而伤肝,则疏泄失司,气机郁久化热,热扰心神,可见喜怒无常,喜笑不休。肝经循胁肋,肝气郁结,可见胸胁胀满;肝主疏泄,气机不利,可见急躁易怒;肝开窍于目,肝气郁而化火,可见目红赤;脉弦数均为肝郁化火的表现。

【治法方剂】理气疏肝,清热泻火。方选龙胆泻肝汤加减。

(三)鉴别诊断

1.心火炽盛喜笑与水火不济喜笑的鉴别

(1)心火炽盛　属于实证,时时发笑,伴有口舌生疮,脉数等心火炽盛表现。

(2)水火不济　属于虚证,喜笑,伴有腰膝酸软,遗精耳鸣,舌红少苔,脉细数等肾阴虚火旺表现。

2.痰火扰心喜笑与肝郁火旺喜笑的鉴别

(1)痰火扰心　狂笑不休,伴有喉中痰鸣,口苦胸闷,舌苔黄腻等痰火内郁表现。

(2)肝郁火旺　喜怒无常,伴有急躁易怒,胸胁胀满,脉弦数等肝火旺盛表现。

四十、善悲

(一)概念

善悲是指未遇悲哀之事,而经常悲伤欲哭,不能自制的症状而言。

(二)常见证候

1.心肺气虚

【证候表现】心慌气短,咳嗽声低,动则汗出,善悲欲哭,舌淡苔薄,脉弱。

【病因病机】过度劳累,耗伤真气,或者后天生化不足导致心肺气虚。

【证候分析】多由于过度劳累,耗伤真气,或者后天生化不足导致心肺气虚,心藏神,在志主喜,心气不足可见善悲欲哭;肺主气,司呼吸,肺气亏虚,可见咳嗽声低;肺主宣散卫气,肺气亏虚,卫气不宣失于固摄,腠理开阖失司,可见动则汗出;舌淡苔薄,脉弱,均为气虚的表现。

【治法方剂】补益肺气,养心。方选四君子汤、补中益气汤加减。

2.脏躁

【证候表现】精神失常,悲忧喜哭,心烦不得眠,大便秘结,可见突然汗出等表现,舌红少津,脉细。

【病因病机】情志抑郁,思虑过度,心脾受损,脾失健运,生化乏源,心失所养。

【证候分析】多由于情志抑郁,思虑过度,心脾受损,脾失健运,生化乏源,心失所养,可见精神失常,悲忧喜哭;阴血生化不足,肠道失于濡润,可见大便秘结;阴虚火旺,虚火扰心,可见心烦不得眠;舌红少津,脉细均为阴虚火旺表现。

【治法方剂】甘润缓急,养心安神。方选甘麦大枣汤加减。

(三)鉴别诊断

心肺气虚善悲与脏躁善悲的鉴别

(1)心肺气虚　善悲兼见气短懒言,咳嗽声低,动则汗出,心慌不安等气虚表现。

(2)脏躁　善悲兼见精神恍惚,虚烦不寐,潮热盗汗等表现。

四十一、善恐

(一)概念

善恐是指未遇恐惧之事而产生恐惧之感,神志不安症状而言。

(二)常见证候

1.肾精不足

【证候表现】心慌善恐,精神不振,腰膝酸软,遗精盗汗,失眠多梦,舌质红苔少,脉细数。

【病因病机】久病失治,或者房劳过度,导致精气耗伤。

【证候分析】恐为肾志,久病失治,或者房劳过度,导致精气耗伤,在志表现为善恐。腰为肾之府,肾精亏虚可见腰膝酸软;肾藏精,肾精亏虚,封藏功能失职,可见遗精盗汗;阴精亏损,虚火上扰,可见失眠多梦;舌苔少,舌质红,脉细数均为阴虚火旺表现。

【治法方剂】补肾益精,安神定志。方选六味地黄丸加减。

2.气血虚弱

【证候表现】触事易恐,心悸不安,身倦乏力,气短懒言,自汗,面色无华,舌淡苔薄,脉细弱。

【病因病机】先天不足,或者素体脾胃亏虚,后天气血生化乏源,或者久病失治,气血耗伤,心神失养。

【证候分析】气虚,则见身倦乏力,气短懒言,自汗;血虚失荣,可见面色无华;心失所养,可见心悸不安;舌淡苔薄,脉细弱均为气血亏虚的表现。

【治法方剂】补血养心，益气安神。方选归脾汤加减。

3.肝胆不足

【证候表现】善恐易惊，遇事优柔寡断，两胁不舒，舌苔薄质淡，脉弱。

【病因病机】素体虚弱，精不化气，肝胆不足，胆失决断。

【证候分析】肝藏血，肝为魂之舍，若素体虚弱，精不化气，肝胆不足则肝不藏魂，胆失决断，遇事善恐易惊。肝经循胁肋，肝主疏泄，肝胆不足，疏泄失常，可见两胁不舒；胆为中正之官，主决断，胆气亏虚，可见遇事优柔寡断，善惊；舌淡，脉弱均为虚证的表现。

【治法方剂】补益肝胆，宁心安神。方选补胆防风汤加减。

（三）鉴别诊断

肾精不足、气血不足善恐与肝胆不足善恐的鉴别

（1）肾精不足　善恐，伴有腰膝酸软，遗精盗汗等肾精不足表现。

（2）气血不足　易恐，伴有身倦乏力，气短懒言，面色无华等气血不足表现。

（3）肝胆不足　善恐，伴有两胁不适，平素胆小，遇事优柔等肝胆不足表现。

四十二、善怒

（一）概念

善怒是指性情急躁，易发怒，不能自制的症状而言。

（二）常见证候

1.肝郁气滞

【证候表现】急躁易怒，情志不舒，胸胁胀痛或窜痛，善太息，脉弦有力。

【病因病机】多由于情志不遂，或突受精神刺激，或病邪内侵，阻遏肝经，导致肝失条达，疏泄失常。

【证候分析】肝失条达，疏泄失常，而见急躁易怒，情志不舒。肝经循胁肋，肝气不舒，可见胸胁或小腹胀满窜痛，情志抑郁寡欢，善太息，脉弦有力，为肝气郁滞表现。

【治法方剂】疏肝理气，安神定志。方选柴胡疏肝散加减。

2.肝胆火旺

【证候表现】烦躁易怒，夜寐多梦，胸胁满闷，口苦，渴喜冷饮，舌红，脉弦数有力。

【病因病机】肝郁化火，或饮酒过度，嗜食辛辣，郁久化火，引动肝胆火旺，导致肝失疏泄，胆火上逆。

【证候分析】郁久化火，肝胆火旺，肝失疏泄，胆火上逆则善怒。肝经循胁肋，肝胆火旺，可见胸胁满闷；肝开窍于目，肝火旺，可见目赤干涩；胆经循行耳中，肝热移胆，胆热循经上冲，故见耳鸣如潮；热邪上迫胆汁上溢，可见口苦；热伤津液，可见渴喜冷饮；舌红，脉弦数有力，均为肝胆火旺表现。

【治法方剂】清肝泻火，利胆安神，清泻肝胆。方选龙胆泻肝汤加减。

3.脾虚肝乘

【证候表现】心烦易怒，身倦乏力，食少便溏，腹胀痛，两胁胀满，脉弦无力。

【病因病机】恼怒伤肝，肝旺克脾，脾失健运。

【证候分析】脾属土，肝属木，脾土赖肝木疏泄方能维持正常运化，但肝旺又易克脾，导致脾失健运，若脾虚更易招致肝木相乘，而见心烦易怒。脾虚则运化失职，可见身倦乏力，食少便溏，腹胀痛；肝旺，可见两胁胀满;脉弦无力,为脾虚肝乘表现。

【治法方剂】扶土抑木。方选香砂六君子汤、痛泻药方加减。

4.肝肾阴虚

【证候表现】烦躁易怒,少寐多梦,腰膝酸软,五心烦热,潮热盗汗,胸胁不舒,舌红苔少,脉细数。

【病因病机】素体肾阴不足,水不涵木,阴不潜阳则肝阳上亢,而见烦躁易怒。

【证候分析】肝肾同源,若素体肾阴不足,水不涵木,阴不潜阳则肝阳上亢,而见烦躁易怒。腰为肾之府,肾精亏虚,可见腰膝酸软;肝循胁肋,肝精不足,失于濡养,可见胸胁不舒;阴虚则阳亢,可见五心烦热,潮热盗汗;舌红少苔,脉细数,均为阴虚火旺的表现。

【治法方剂】滋补肝肾,清热安神。方选杞菊地黄丸加减。

(三)鉴别诊断

1.肝郁气滞善怒与肝胆火旺善怒的鉴别

(1)肝郁气滞　急躁易怒,伴有两胁胀满,善太息等气机不利表现。

(2)肝胆火旺　烦躁易怒,伴有目赤目眩,耳鸣如潮或口苦面赤等肝胆火旺表现。

2.脾虚肝乘善怒与肝肾阴虚善怒的鉴别

(1)脾虚肝乘　心烦易怒,伴有食欲不振,大便溏泄,腹胀乏力,两胁胀满等脾虚肝乘表现。

(2)肝肾阴虚　烦躁易怒,伴有腰膝酸软,潮热盗汗,五心烦热,脉细数等肝肾阴虚火旺表现。

四十三、善忧思

(一)概念

善忧思是指未遇忧愁之事,但经常反复思虑绵绵,忧郁不解,闷闷不乐而言。

(二)常见证候

1.心脾气结

【证候表现】终日忧思,情怀不舒,胃脘胀闷不舒,不欲饮食,失眠少寐,舌质暗苔白,脉弦。

【病因病机】多由于思虑过度,或精神刺激,或疑难欲解,忧思气结,导致气滞不畅。

【证候分析】忧思则气机疏泄不利,脾失健运,可见胃脘胀闷不舒,不欲饮食;过度思虑,暗耗心血,可见失眠少寐;气结则血行不畅,可见舌质暗,脉弦。

【治法方剂】补益心脾。方选归脾汤加减。

2.肺气不足

【证候表现】忧虑少言,精神不振,胸闷气短,舌淡苔薄,脉弱。

【病因病机】多由于素体虚弱,或后天生化不足,或悲伤过度,悲则气消,致肺气不足。肺主气,如果肺气不足,宣肃无能,气机郁滞。

【证候分析】素体虚弱,后天生化不足,悲伤过度,悲则气消,致肺气不足,肺主气,如果肺气不足,宣肃无能,气机郁滞可见善忧思。肺主气,司呼吸,肺气亏虚,可见胸闷气短;舌淡苔薄,脉弱,均为气虚的表现。

【治法方剂】补益肺气。方选补肺汤加减。

(三)鉴别诊断

心脾气结善忧思与肺气不足善忧思的鉴别

(1)心脾气结　善忧思,伴有胃脘胀闷不舒,不欲饮食,失眠少寐等心脾气结表现。

(2)肺气不足　善忧思,伴有气短懒言,神疲乏力等肺气不足表现。

四十四、神昏

(一)概念

神昏是指神识昏乱,不省人事,甚者对外界刺激毫无反应。

(二)常见证候

1.热陷心包

【证候表现】神昏谵语,高热烦躁,目赤唇焦,舌强语謇,发疹发斑,四肢厥冷,溲赤便结,舌质红绛,脉洪数。

【病因病机】温热之邪燔灼营血,内传心包。

【证候分析】心主神志,温热之邪燔灼营血,内传心包,可见神昏谵语。热扰心神,可见高热烦躁;热伤津液,可见目赤唇焦,溲赤便结;舌为心之苗,热入血分,火热炽盛,热伤津液,聚生痰浊,痰火阻于心窍,可见舌强语謇;邪热闭遏于内,阳气不能外达,可见四肢厥冷;热入血分,热盛动血,可见发疹发斑;舌质红绛,脉洪数,均为热邪炽盛的表现。

【治法方剂】清心安神,凉血解毒。方选犀角地黄汤送服安宫牛黄丸或至宝丹。

2.腑热熏蒸

【证候表现】神识不清,妄语谵言,高热或日晡潮热,面红目赤,胸部痞满，腹胀满，按之坚硬，大便不通或者热结旁流，小便黄赤，舌质红，苔黄厚而燥，或焦黑起刺，脉沉伏有力或洪大。

【病因病机】热邪入里已深，与燥屎相结，燥热之气挟浊气上冲，熏蒸于上，扰及神明。

【证候分析】多热邪入里，与燥屎相结而成阳明腑实证，燥热之气挟浊气上冲，熏蒸于上，扰及神明，可见神识不清，妄语谵言。大肠属于阳明经，其经气旺于日晡，故可见日晡潮热；肺与大肠相表里，大肠干燥不通，可见胸部痞满不舒；热盛伤津，燥屎内结，可见腹胀满，按之坚硬；若燥屎内结而邪热又迫津下泄，所下稀水恶臭不堪，即“热结旁流”；热伤津液，可见小便黄赤；舌质红，苔黄厚而燥，或焦黑起刺，脉沉浮有力均为热邪内郁表现。

【治法方剂】泄热通便，苦寒夺下。方选大承气汤加减。

3.**热毒攻心**

【证候表现】壮热神昏谵语，头面红肿，咽肿喉烂，便血，斑疹出，色黑，可见疮疡或丹毒漫延，流注四窜，舌质绛或起芒刺，脉滑数或沉细而数。

【病因病机】火毒时疫之邪，内陷深入营血，传入心包，神机受扰。

【证候分析】由于火毒时疫之邪，内陷深入营血，传入心包，神机受扰，可见神昏谵语。热毒炽盛，上扰于头面，可见头面红肿，咽肿喉烂；热盛动血，可见便血，斑疹出；热毒炽盛，正不胜邪，邪毒内陷，可见疮疡或丹毒漫延，流注四窜；舌质绛或起芒刺，脉滑数，均为里热炽盛表现。

【治法方剂】开窍醒神，清热解毒。方选犀角地黄汤或清瘟败毒饮，送服安宫牛黄丸。

4.**暑邪上冒**

【证候表现】猝然昏仆，肢厥身热，面色潮红，或见面垢，气粗如喘，冷汗不止，小便短赤，脉虚数而大。

【病因病机】见于夏月炎暑，暑邪内袭，耗伤气津，津气暴脱，神明失养。

【证候分析】暑邪内袭，耗伤气津，津气暴脱，神明失养而见猝然昏仆。暑为阳邪，其性炎热，可见面色潮红；暑多挟湿，湿性重浊，可见面垢；暑性升散，最易耗气伤津，可见气粗如喘，冷汗不止；小便短赤，脉数均为热邪内扰的表现。

【治法方剂】辛凉开窍，清解暑热。方选新香薷饮，送服紫雪丹或安宫牛黄丸。

5.湿热蒙蔽

【证候表现】渐致意识昏沉，时明时昧，或昏迷不醒，身热不扬，汗出不解，口苦黏腻，渴不多饮，胸闷脘痞，四肢困重，面目发黄，下痢赤白脓血，色黄而秽臭，肛门灼热，小便短赤，舌红苔黄腻，脉濡细或滑数。

【病因病机】多由于感受湿热之邪，或过食辛热肥甘，湿热之邪郁阻气分，上扰痰蒙清窍。

【证候分析】感受湿热之邪，或过食辛热肥甘，酝酿成湿热，湿热之邪郁阻气分不解，上扰痰蒙清窍而见神昏。湿遏热伏，郁蒸于内，可见身热不扬，汗出不解，渴不欲多饮；湿性重浊黏腻，可见口苦黏腻，四肢困重；湿热蕴结中焦，升降失司，可见脘腹痞闷，纳呆呕恶；湿热蕴结，熏蒸肝胆，胆汁不循常道，外溢肌肤，可见身目发黄；湿热之邪，犯及肠道，壅阻气机，可见腹痛大便不爽；湿热熏灼肠道，脉络受损，可见下痢赤白脓血；舌红苔黄腻，脉濡细或滑数均为湿热内郁表现。

【治法方剂】涤痰开窍，清热化湿。方选菖蒲郁金汤送服苏合香丸。

6.风痰内闭

【证候表现】突然神昏，不省人事，口眼歪斜，口角流涎，喉中痰鸣，半身不遂，舌苔白腻，脉弦滑。

【病因病机】多由于素体痰盛，复感风邪，或者肝阳偏亢而内生风，风阳挟痰，内扰心窍。

【证候分析】心窍被扰，则见突然神昏。痰为有形之邪，痰邪阻络，可见口眼歪斜，口角流涎，半身不遂；风痰内郁，可见喉中痰鸣；舌苔白腻，脉弦滑，均为痰邪内阻的表现。

【治法方剂】豁痰开窍，平肝熄风。方选涤痰汤和天麻钩藤饮加减。

7.热盛动风

【证候表现】高热抽搐，神识昏迷，身热肢厥，颈项强直，角弓反张，面红目赤，口渴喜冷饮，小便短赤，大便秘结，舌质红，脉弦数。

【病因病机】多由于感受热邪，或者感寒邪郁久化热，热邪太甚，燔灼肝经，扰及神明。

【证候分析】热甚，燔灼肝经，扰及神明，而见高热抽搐，神识昏迷。热邪燔灼经络失养，可见颈项强直，角弓反张；热盛，可见面红目赤；热伤津液，可见口渴喜冷饮，小便短赤，大便秘结；舌质红，脉弦数均为热盛的表现。

【治法方剂】醒脑开窍，清热熄风。方选羚角钩藤汤送服紫雪丹。

8.阴虚风动

【证候表现】时有头晕眼花，肢体麻木或震颤，进而突然昏倒，言语謇涩，半身不遂，口眼歪斜，舌红少苔，脉弦细数。

【病因病机】肝肾阴虚，虚阳妄动，上冲巅顶，扰乱神识。

【证候分析】神识被扰，阴不敛阳，阳亢动风，而见肢体麻木或震颤，突然昏倒，言语謇涩，半身不遂，口眼歪斜，舌红少苔，脉弦细数均为阴虚风动的表现。

【治法方剂】育阴潜阳，平肝熄风。方选大定风珠汤或天麻钩藤饮。

9.瘀血乘心

【证候表现】神识不清，谵言妄语，狂躁不安，舌蹇短缩，身体灼热，少腹硬满，面唇爪甲青紫，大便色黑易解，小溲尚清，舌质紫暗，脉沉涩。

【病因病机】多为热入营血，血热互结，瘀塞于心，或产时感受邪毒，邪血相搏，瘀血不解，血瘀气逆，扰乱神明，或瘀血阻窍，神机失用。

【证候分析】瘀热阻窍，神机失用，则见谵言妄语，身体灼热，热入血室，则常常寒热如疟，经血紫黑有块。舌质紫暗，脉沉涩为瘀血的表现。

【治法方剂】通瘀开窍，酌情选用犀地清络饮、血府逐瘀汤；产后瘀血冲心，可用桃仁承气汤加减。

10.阴竭阳脱

【证候表现】昏糊不醒，汗多肢温，呼吸短促，逐渐转为面色苍白，气短息微，汗出黏冷，四肢厥逆，二便自遗，舌淡苔白，脉微欲绝，或虚细无根。

【病因病机】多由失血过多，气随血脱；或泻下频频，脾气衰败；或大汗之后，津气内竭。

【证候分析】失血过多，导致气随血脱；泻下频频，脾气衰败竭绝；或大汗之后，津气内竭导致气短息微，汗出黏冷，四肢厥逆，二便自遗，舌淡苔白，脉微欲绝，或虚细无根。

【治法方剂】回阳固脱，益气敛阴；随证选用参附汤、四逆汤、生脉散。

11.内闭外脱

【证候表现】神志昏乱，身热蒸手，呼吸气粗，鼾声大作，目闭口开，撒手遗尿，汗出面白，四肢厥冷，舌红或淡红，脉沉伏或虚数无力。

【病因病机】因邪气之盛,内蒙清窍,正气耗散,神不守舍。

【证候分析】邪气盛,内蒙清窍致神志昏乱,同时正气耗散,神不守舍致目闭口开,撒手遗尿,汗出面白,四肢厥冷。舌红或淡红,脉沉伏或虚数无力与此证候相一致。

【治法方剂】脱闭兼施,若闭证为主则开闭为先,并兼扶正;若脱证为主则急当固脱,并要注意驱邪。

(三)鉴别诊断

1.热陷心包神昏与腑热熏蒸神昏的鉴别

(1)热陷心包　神昏谵语,多昼轻夜重,伴有发疹发斑,舌强语謇,四肢厥冷等表现。

(2)腑热熏蒸　神昏,谵言妄语,多发于午后,或者午后加重,伴有痞、满、燥、实、结的表现。

2.热毒攻心神昏与暑邪上冒神昏的鉴别

(1)热毒攻心　神昏程度较深,并见毒壅上焦,毒燔气血,流注四肢,余毒伤阴等表现。

(2)暑邪上冒　仅见于夏月炎暑,神昏,伴有身热面垢,气粗如喘,冷汗不止等表现。

3.湿热蒙蔽神昏与风痰内闭神昏的鉴别

(1)湿热蒙蔽　时明时昧,或昏迷不醒身热不扬,汗出不解口苦黏腻,渴不多饮,胸闷等湿热证。

(2)风痰内闭　肢体震颤,抽搐或半身不遂等风气内动症状。

4.热盛动风神昏与阴虚风动神昏的鉴别

(1)热盛动风　实热证。有明显高热,惊厥,角弓反张,面红目赤等症。

(2)阴虚风动　本虚标实证。以口眼歪斜,半身不遂,语言謇涩等气血逆乱,经络阻滞的症状为主。

5.阴竭阳脱神昏与内闭外脱神昏的鉴别

(1)阴竭阳脱神昏　虚证,多为津气内竭,见脱证。

(2)内闭外脱神昏　虚实夹杂证,多为邪气之盛,多为脱闭并见。

四十五、谵语

(一)概念

谵语是指以神志不清、胡言乱语为特征的一种症状。多见于实证,常由高热引起。

(二)常见证候

1.热炽阳明

【证候表现】神志不清,谵言妄语,高热面赤,口渴汗出,气粗如喘,小便短赤,舌红苔黄,脉洪大。

【病因病机】太阳之邪不解,邪热由表传里,阳明气分热盛,弥漫全身。

【证候分析】热盛扰神,故见神志不清,谵言妄语,热邪逼迫津液故见汗出,热邪耗津液故见口渴。小便短赤、舌红苔黄、脉洪大是热邪炽盛的表现。

【治法方剂】生津清热。方选白虎汤加减。

2.阳明腑实

【证候表现】日晡潮热,谵语烦躁,胸闷喘满,腹满坚硬,绕脐疼痛,大便秘结,舌苔黄厚而干,或灰黑干燥,脉沉实有力。

【病因病机】胃肠燥热成实,燥热挟浊气上攻,燥屎阻滞,腑气不通。

【证候分析】阳明经气于午后 3~4 时旺盛，此时称为日晡，因燥结于内，出现腹满坚硬，大便秘结。舌苔黄厚而干，或灰黑干燥，脉沉实有力为阳明热盛的表现。

【治法方剂】荡涤燥结。方用大承气汤。

3.热毒熏蒸

【证候表现】壮热谵语，烦躁不安，面赤口渴，疔疮痈肿，流注四窜，或下痢脓血，或绞肠痛绝，舌质红绛，苔黄褐干燥，脉滑数。

【病因病机】感受火毒时疫之邪或火热之邪蕴结成毒。

【证候分析】热毒蕴结体内，热扰心神，伤津耗气，故见壮热谵语，烦躁不安，面赤口渴；热毒内蕴见疔疮痈肿，流注四窜，下痢脓血。舌质红绛，苔黄褐干燥，脉滑数为热毒熏蒸所致。

【治法方剂】清热解毒，凉血救阴。方用清瘟败毒饮。

4.湿热蒙蔽

【证候表现】身热不扬，或高热，午后加重，时有谵语，脘腹胀满，呕恶，身目发黄，其色鲜明，或下痢赤白，小便黄赤，舌红，苔黄腻，脉濡数。

【病因病机】湿热外袭，郁而不达或脾虚不运，湿浊内生。

【证候分析】湿郁化热，湿热蕴结，蒙蔽心窍，故见谵语，脘腹胀满，呕恶，身目发黄，湿邪阻滞可致下痢赤白；小便黄赤，舌红，苔黄腻，脉濡数为湿热蒙蔽之象。

【治法方剂】清化湿热。方用菖蒲郁金汤。

5.热入心营

【证候表现】身热夜甚，谵言妄语，烦躁不安，斑疹隐现，舌质红绛，脉细数。

【病因病机】邪热侵入营分。

【证候分析】热扰心神故见谵言妄语，烦躁不安；热入营血见斑疹隐现;脉细数为热邪入里之象。

【治法方剂】清营泄热。方用清营汤。

6.热在血分

【证候表现】高热昏谵,夜晚增剧,躁扰不宁,吐衄发斑;或潮热颧红,暮热早凉,或手足蠕动,四肢抽搐,或肢体干瘦,唇萎舌缩,齿燥积垢,目陷睛迷,舌光干绛,脉象细数,或微,或弱。

【病因病机】邪热侵入营分后进一步发展而来。

【证候分析】热如血分,耗血动血,见吐衄发斑,阴血亏虚见潮热颧红,暮热早凉,手足蠕动,四肢抽搐,肢体干瘦,唇萎舌缩,齿燥积垢,目陷睛迷;舌光干绛,脉象细数,或微或弱为热耗营血之象。

【治法方剂】清热凉血。方用犀角地黄汤。

7.痰火上扰

【证候表现】面赤烦热,谵言妄动,气急呕恶,痰涎壅塞,咳吐黄痰,痰黏稠厚,小溲短赤,大便秘结,苔黄腻,脉滑数。

【病因病机】素体痰盛,痰郁化热,或外感时邪,热盛于里,煎熬津液而成痰浊,痰热交争,上扰神明。

【证候分析】痰火上扰,火热之邪侵袭,见面赤烦热,谵言妄动;痰阻脏腑,故见痰涎壅塞;小溲短赤,大便秘结,苔黄腻,脉滑数为痰火上扰之象。

【治法方剂】清化热痰。方用清气化痰丸。

8.瘀血冲心

【证候表现】神志不清,谵言妄语,皮肤发斑,面色紫暗,吐血衄血,身体灼热,少腹硬满,疼痛拒按,小便自利,大便色黑,舌质紫暗,有瘀点,脉沉数或沉涩。

【病因病机】邪热入血,灼血凝涩,或产时感受疫毒,邪血相搏,机窍不运。

【证候分析】瘀血冲心阻碍心神，见神志不清，谵言妄语；瘀血凝涩见皮肤发斑，面色紫暗，少腹硬满，疼痛拒按。小便自利，大便色黑，舌质紫暗，瘀点，脉沉数或沉涩为瘀血阻滞之象。

【治法方剂】活血逐瘀。方用桃核承气汤。

9.阴盛格阳

【证候表现】畏寒蜷卧，气冷息微，谵语烦躁，精神萎靡，四肢厥冷，腹痛喜温，小便清长，下利清谷，身热反欲得衣被，面颧嫩红，口渴不欲饮，或喜热饮，舌质暗淡，苔灰黑而润滑，脉微细，或疾数，但按之无力。

【病因病机】阴寒内盛。

【证候分析】阴寒内盛，迫阳于外，见畏寒踡卧，气冷息微，面颧嫩红等真寒假热之证，阴盛于内，故虽口渴但不欲饮或喜热饮；舌质暗淡，苔灰黑润滑，脉微细为阴寒格拒之象。

【治法方剂】破阴回阳。方用通脉四逆汤。

10.阴竭阳脱

【证候表现】昏沉谵语，身热面赤，汗出肢温，气息微促，渴喜凉饮，脉细数无力继之出现气短息微，面色苍白，大汗淋漓，唇舌淡润，脉微欲绝。

【病因病机】阴液耗损，元阳脱绝。

【证候分析】阴气衰竭见汗出肢温，渴喜凉饮，舌红而干，脉数无力；阳气衰竭见面色苍白，大汗淋漓，气短息微，四肢厥冷，脉微欲绝等。

【治法方剂】回阳救逆。方用参附汤。

(三)鉴别诊断

1.热炽阳明谵语与阳明腑实谵语的鉴别

(1)热炽阳明谵语　发热、口渴、大汗、脉洪大。

(2)阳明腑实谵语　腹满，便秘。

2.热毒熏蒸谵语与湿热蒙蔽谵语的鉴别

(1)热毒熏蒸谵语　壮热烦躁。

(2)湿热蒙蔽谵语　兼有湿象。

3.热入心营谵语与热在血分谵语的鉴别

(1)热入心营谵语　热扰心营之象。

(2)热在血分谵语　除热扰心营之象外有吐血、衄血。

4.痰火上扰谵语与瘀血冲心谵语的鉴别

(1)痰火上扰谵语　由痰火引起。有火热之象。

(2)瘀血冲心谵语　由瘀血引起。有瘀血之象。

5.阴盛格阳谵语与阴竭阳脱谵语的鉴别

(1)阴盛格阳谵语　为真寒假热之证。

(2)阴竭阳脱谵语　为阴阳俱亡之证。

四十六、郑声

(一)概念

郑声是以神志昏沉,语言重复,语声低沉,不相接续为特征的一种症状。

(二)常见证候

1.亡阴

【证候表现】重语喃喃,神识不清,眼眶深陷,皮肤干瘪,汗出微黏,呼吸气促,渴喜冷饮,四肢温暖,唇舌干红,脉虚数大。

【病因病机】多因大吐大泻,汗出过多,产后失血或外伤出血,或邪热久稽,以致阴精耗竭,心神散乱。

【证候分析】阴液干涸，见皮肤干瘪，阳气蒸腾津液而阴液决绝，见汗出微黏；阴竭阳气尤在故见渴喜冷饮，四肢温暖，唇舌干红，脉虚数大为亡阴之象。

【治法方剂】救阴敛阳。方用生脉散加味。

2.亡阳

【证候表现】喃喃自语，言语重复，断断续续，精神萎靡，呼之不应，面色苍白，四肢厥逆，气短息微，汗出黏冷，口不渴，喜热饮，唇舌淡白，甚则青紫，脉微欲绝或浮数而空。

【病因病机】多由亡阴发展而来或久病不愈，元气衰竭，或寒气大泄，元阳爆脱，或心气耗散，真阳欲绝所致。

【证候分析】面色苍白，四肢厥逆，气短息微，汗出黏冷皆为亡阳之象，阳气决绝可见唇舌淡白，甚则青紫，脉微欲绝或浮数而空。

【治法方剂】回阳救逆。方用参附汤或参附龙牡救逆汤。

(三)鉴别诊断

亡阴郑声与亡阳郑声的鉴别

(1)亡阴郑声　肌肤热，手足温，汗出微黏，渴喜冷饮，唇舌干红，脉虚大而数。

(2)亡阳郑声　大汗淋漓，四肢厥逆，面色苍白，气短息微，口不渴或渴喜热饮，唇舌淡白或青紫，脉微欲绝。

四十七、语言错乱

(一)概念

语言错乱是指神志恍惚，语言前后颠倒错乱，或言后又自知讲错，不能自主的一种症状。

(二)常见证候

1.心脾两亏

【证候表现】语言错乱,面色无华,神倦肢软,食纳不振,心悸健忘,失眠易惊,语声低窃,舌淡脉细。

【病因病机】思虑过度,耗伤心脾。

【证候分析】长期思虑过度,所愿不遂,心主神,脾主思,久思过度,心阴暗耗,脾气受损而致气血两亏,神明错用而见语言错乱。

【治法方剂】调理心脾,补气养血。方用归脾汤加减。

2.肝郁气结

【证候表现】语言错乱,情绪抑郁,言语不多,胸胁胀闷,善太息,时或易怒,舌苔薄,脉细弦。

【病因病机】情绪刺激,气机郁滞。

【证候分析】常因精神创伤,情绪刺激,使肝气失于疏泄,郁结不解,肝在志为怒,在病为语,肝郁则语言错乱。

【治法方剂】疏肝解郁理气。方用柴胡舒肝丸加减。

3.瘀血扰心

【证候表现】语言错乱往往随行经而呈周期性发作,或伴痛经、月经失调,或见于产后恶露淋漓不尽,舌质瘀滞或有瘀点,脉涩。

【病因病机】瘀血内结,心神被扰。

【证候分析】瘀血内结影响血运,心主血,主神明,瘀血则心神不宁,语言错乱,多发生于女子。

【治法方剂】活血行瘀。方用桃红四物汤、桂枝茯苓丸加减。

4.痰湿内阻

【证候表现】语言错乱或喃喃自语,神情呆滞,眩晕呕恶,食欲不振,胸闷腹胀,舌苔白厚腻,舌体胖,脉濡或滑。

【病因病机】素体痰湿偏盛,肝郁脾滞,痰湿内阻清窍。

【证候分析】素体痰湿偏盛，或饮冷积湿成痰，或肝郁脾滞，聚湿酿痰，痰湿内阻清窍，扰乱神明故见语言错乱。

【治法方剂】燥湿化痰辟浊。方用十味温胆汤加减。

(三)鉴别诊断

心脾两亏、肝郁气结、瘀血扰心语言错乱与痰湿内阻语言错乱的鉴别

(1)心脾两亏　病位在心脾，属虚证，临床以气血两亏为主。

(2)肝郁气结　病位在肝，属实证，以情绪抑郁，言语不多，胸胁胀闷，善太息等气机郁滞为主。

(3)瘀血扰心　病位在心，随经期而发作，有舌质瘀滞或有瘀点，脉涩等血瘀表现。

(4)痰湿内阻　素体痰湿盛，以眩晕呕恶，胸闷腹胀，舌苔白厚腻等痰湿为主。

四十八、烦躁

(一)概念

烦躁是指心中烦躁不安，手足躁扰不宁的症状。

(二)常见证候

1.阳明实热

【证候表现】壮热烦躁，汗出气粗，大便不通或热结旁流，腹满硬痛或脐周疼痛，拒按或见谵语，舌苔黄燥，甚或焦黑生芒刺，脉洪大或沉实。

【病因病机】燥热充斥内外，或热与燥屎相搏结，腑气不通。

【证候分析】多因燥热充斥内外，则见壮热烦躁，汗出气粗或谵语;热与燥屎相搏结,腑气不通则见大便不通或热结旁流,腹满硬痛或脐周疼痛,拒按;舌苔黄燥,甚或焦黑生芒刺,脉洪大或沉实为阳明实热。

【治法方剂】清热生津,峻下热结。方用白虎汤、大承气汤。

2.热入营血

【证候表现】身热夜甚,烦躁不寐,甚或发狂、斑疹透露,吐血衄血,或尿血便血,舌质红绛,脉细数。

【病因病机】气分热邪不解入营血。

【证候分析】气分病邪不解,邪热乘虚内陷心营,故有热窜血络、迫血妄行、肝风内动、热盛伤阴等表现。

【治法方剂】透营转气,清热凉血。方用清营汤或犀角地黄汤。

3.表寒郁热

【证候表现】恶寒发热,无汗烦躁,头身疼痛,舌苔薄白微黄,脉浮紧。

【病因病机】外有风寒闭遏,内有阳热不伸。

【证候分析】风寒闭遏于外,内有阳热不伸,故既有发热恶寒、身痛、无汗、脉浮紧的表寒证,又有烦躁、苔白兼黄等郁热内扰之象。

【治法方剂】外解风寒,内清郁热。方用大青龙汤。

4.少阳郁热

【证候表现】胸胁满闷,烦躁谵语,惊惕不安,小便不利,全身困重,不可转侧,苔薄黄、脉弦数。

【病因病机】少阳枢机不利。

【证候分析】证属半表半里,烦躁兼有胸胁满闷、小便不利、惊惕不安、肢体困重、不能转侧。

【治法方剂】和解少阳,清热镇惊。方用小柴胡汤加龙骨牡蛎汤。

5.痰火内扰

【证候表现】发热面赤，气急烦闷，躁扰不宁，痰黄黏稠，大便秘结，小便短赤、舌质红、苔黄腻、脉滑数。

【病因病机】痰留日久，郁而化热。

【证候分析】多因痰留日久，郁而化热，故心中烦热、躁扰不宁、痰黄黏稠、气急喘满、身热面赤。

【治法方剂】清化痰热。方用温胆汤加减。

6.瘀血冲心

【证候表现】心烦躁扰，面唇青紫，眼窝暗黑，心胸刺痛，或少腹硬满疼痛，小便自利，大便色黑易解，舌质紫暗，有瘀点，脉沉涩或结代。

【病因病机】热邪稽留，深入血络，血流不畅。

【证候分析】热邪稽留于血络，血受热灼，血液流行不畅，瘀血阻窍，则见面唇青紫，眼窝暗黑，心胸刺痛，舌质紫暗，有瘀点，脉沉涩或结代；气随血行，血络被扰，血流不畅则少腹硬满疼痛，小便自利，大便色黑易解。

【治法方剂】活血化瘀。方用血府逐瘀汤加减。

7.阴虚火旺

【证候表现】虚烦不寐，躁扰不宁，心悸怔忡，健忘多梦，腰膝酸软，颧红唇赤，手足心热，潮热盗汗，咽干口噪，尿黄便干，舌红少苔，脉细数。

【病因病机】久病伤阴，或七情内伤，或年老体衰，肾阴不足，水亏火浮，上扰心神。

【证候分析】肾阴不足，水亏火浮，上扰心神，则见健忘多梦，腰膝酸软，颧红唇赤，手足心热，潮热盗汗，尿黄便干，舌红少苔；水亏火浮，上扰心神，则虚烦不寐，躁扰不宁，心悸怔忡。

【治法方剂】滋阴降火。方用知柏地黄丸。

（三）鉴别诊断

阳明实热、热入营血、表寒郁热、少阳郁热、痰火内扰烦躁与瘀血冲心烦躁的鉴别

（1）阳明实热　燥热充斥。

（2）热入营血　斑疹、吐血现象。

（3）表寒郁热　外有风寒闭遏，内有阳热不伸。

（4）少阳郁热　邪在半表半里。

（5）痰火内扰　心中烦热，躁扰不宁。

（6）瘀血冲心　面色晦黯，口唇色青，腹部结块，皮肤青紫。

（7）阴虚火旺　健忘多梦，腰膝酸软，颧红唇赤，手足心热，潮热盗汗，尿黄便干，舌红少苔。

四十九、嗜睡

（一）概念

嗜睡是指不论昼夜，时时欲睡，呼之即醒，醒后欲寐的症状。

（二）常见证候

1.湿困脾阳

【证候表现】困倦欲睡，头重如裹，四肢困重，食纳减少，中脘满闷，口黏不渴，大便不实，足跗浮肿，舌苔白腻，脉濡缓。

【病因病机】冒雨涉水，坐卧湿地，或过食生冷。

【证候分析】因冒雨涉水，坐卧湿地，或过食生冷或内湿素盛，湿困脾阳所致。

【治法方剂】温中化湿。方用胃苓汤加减。

2.心脾两虚

【证候表现】倦怠多寐，面色无华，纳呆泄泻，心悸气短，妇女月经不调，色淡量多，舌质淡嫩，苔白，脉细弱。

【病因病机】病后失调，思虑过度，或饮食不节，或失血。

【证候分析】多因病后失调，思虑过度，或饮食不节，或失血，以致心血耗伤，脾气不足。

【治法方剂】补益心脾。方用归脾汤。

3.肾阳虚衰

【证候表现】疲惫欲卧，精神萎靡，食少浮肿，腰部冷痛，胫膝发凉，畏寒蜷缩，唇甲青紫，舌质紫暗，苔白润，脉微细。

【病因病机】病邪直犯少阴，或失治误治，阳气屡经克伐。

【证候分析】由病邪直犯少阴，或失治、误治，阳气屡经克伐，以致阳虚阴盛，昏沉欲睡。

【治法方剂】温补元阳。方用右归丸、肾气丸。

4.肾精不足

【证候表现】倦怠善眠，耳鸣耳聋，善忘，思维迟钝，精神呆滞，任事精力不支，舌质淡，脉细弱。

【病因病机】劳伤过度，久病迁延不愈。

【证候分析】劳伤过度或久病迁延不愈，年高体衰，致肾精亏损不足，髓海空虚，头昏欲睡。

【治法方剂】填精补髓。方用左归丸、河车大造丸。

（三）鉴别诊断

湿困脾阳、心脾两虚、肾阳虚衰嗜睡与肾精不足嗜睡的鉴别

（1）湿困脾阳　本虚标实之证。

（2）心脾两虚　纯虚之证。

（3）肾阳虚衰　肾阳不足。

（4）肾精不足　阴经不足，髓海空虚。

五十、痴呆

(一)概念

痴呆是指神情呆滞,智能低下而言,是智能活动发生严重障碍的表现。

(二)常见证候

1.痰湿阻窍

【证候表现】精神抑郁,表情呆顿,默默无言,或喃喃独语,闭户独居,不欲见人,脘腹胀满,口多痰涎,舌苔白腻,脉沉滑。

【病因病机】水湿内蕴,湿聚成痰,上蒙清窍。

【证候分析】水湿内蕴,湿聚成痰,上蒙清窍则精神抑郁,或喃喃独语,闭户独居,不欲见人,神情呆顿;湿聚成痰,湿痰内扰,则脘腹胀满,口多痰涎,舌苔白腻,脉沉滑。

【治法方剂】化痰除湿通窍。方用转呆丹或指迷汤。

2.气郁血虚

【证候表现】呆滞如愚,精神恍惚,频频叹气,悲伤欲哭,胸闷急躁,虚烦不眠,舌质淡,脉弦细。

【病因病机】胸怀不畅,或大惊卒恐,气血逆乱,以致心失所养。

【证候分析】胸怀不畅,肝郁克脾;大惊卒恐,导致气血逆乱,以致心失所养,则精神恍惚,痴呆不语;脏燥则悲伤欲哭,胸闷急躁,虚烦不眠。

【治法方剂】疏肝解郁补血。方用逍遥散合甘麦大枣汤加减。

3.肝肾亏虚

【证候表现】目光晦暗,言语迟钝,四肢麻木,举动不灵,头晕目眩,耳鸣耳聋,手足心热,颧红盗汗,舌红无苔,脉细数。

【病因病机】邪气久稽,或热毒深入下焦,或年高体衰,肝肾不足,神失所养。

【证候分析】邪气久稽，或热毒深入下焦，劫伤肝肾之阴，或年高体衰，肝肾不足，神失所养，则默默寡言，呆顿如痴。

【治法方剂】滋补肝肾。方用珍珠母丸加减。

4.髓海不足

【证候表现】智能低下，呆滞愚笨，发育迟缓，骨软痿弱，囟门迟闭，步履艰难，发稀齿少，倦怠喜卧，舌质淡，脉细弱。

【病因病机】多因先天不足，禀赋薄弱，或近亲配偶，脑髓发育不良。

【证候分析】肾为先天之本，先天不足，禀赋薄弱；近亲配偶，易致遗传缺陷及脑髓发育不良，而成痴呆。

【治法方剂】益髓填精。方用左归饮或河车大造丸。

（三）鉴别诊断

痰湿阻窍、气郁血虚、肝肾亏虚痴呆与髓海不足痴呆的鉴别

（1）痰湿阻窍　本虚标实证。

（2）气郁血虚　虚实夹杂证。

（3）肝肾亏虚　有关节屈伸不利，四肢麻木，形体消瘦，面色憔悴，肌肤甲错等。

（4）髓海不足　多见于小儿，随着年龄增长逐渐表现出智障。

五十一、健忘

（一）概念

健忘是记忆力衰退的一种表现，对往事容易忘记，严重者，言谈不知首尾，事过转瞬即忘。

（二）常见证候

1.肾精亏虚

【证候表现】恍惚健忘，精神呆滞，毛发早白，枯脆易脱，齿浮动摇，骨软痿弱，步履艰难，舌淡苔白，脉虚。

【病因病机】先天肾精亏虚或后天劳累伤身。

【证候分析】肾主藏精，主骨生髓通于脑。肾精不足，脑海空虚，以健忘及精神呆滞、齿摇发脱、须发早白，骨软痿弱为主要表现。

【治法方剂】填精补髓。方用河车大造丸。

2.心肾不交

【证候表现】常常善忘，虚烦不眠，心悸怔忡，头晕耳鸣，腰酸腿软，多梦遗精，潮热盗汗，夜间尿多，舌红苔少，脉细数。

【病因病机】房劳不节伤及肾阴。

【证候分析】多因遗精、滑泄、久病、房劳不节，伤及肾阴，肾阴亏耗不能上乘于心，水不济火，则心阳独亢；或心火内炽，下劫肾阴，肾虚志伤则健忘。

【治法方剂】滋阴降火，养心安神。偏于心者方用补心丹，偏于肾者方用六味地黄丸，火炽水亏方用黄连阿胶汤。

3.心脾两虚

【证候表现】面色皖白，健忘怔忡，多梦少寐，气短神怯，食少倦怠，腹胀便溏，妇女月经不调，苔白质淡，脉细弱。

【病因病机】劳神伤血或思虑过度。

【证候分析】心藏神，脾主思，思虑过度劳伤心脾，脾虚无以化生精微，血虚难复，心无所主；心血虚少，脾失充养，心火不足则不能温脾以运化，从而形成心脾两虚。

【治法方剂】补益心脾。方用归脾汤。

4.痰浊扰心

【证候表现】健忘嗜卧，神志恍惚，头晕目眩，心悸失眠，胸闷不舒，喉中痰鸣，辘辘有声，苔白腻，脉弦滑。

【病因病机】情志不舒，肝气郁结，导致胸闷不舒；脾不健运，水湿不化，瘀浊内生，痰气上逆扰乱神明。

【证候分析】情志不舒，肝气郁结，导致胸闷不舒；脾不健运，水湿不化，瘀浊内生，痰气上逆扰乱神明则健忘。

【治法方剂】化痰宁心。方用导痰汤或茯苓汤。

5.瘀血攻心

【证候表现】突然健忘，舌强语謇，但欲漱水而不欲咽，腹满而痛，疼痛拒按，面唇爪甲青紫，小便清长，大便色黑，脉结代。

【病因病机】多由瘀血停留，脉络阻滞，气血不行，心失所养，神识受扰。

【证候分析】瘀血停留，脉络阻滞，气血不行，心失所养，神识受扰使之健忘。瘀血阻滞见面唇青紫，但欲漱水而不欲咽。

【治法方剂】活血化瘀，攻逐瘀血。方用血府逐瘀汤或抵挡汤。

(三)鉴别诊断

肾精亏虚、心肾不交、心脾两虚、痰浊扰心健忘与瘀血攻心健忘的鉴别

(1)肾精亏虚　肾实证为主。

(2)心肾不交　肾实证伴见心火上炎症状。

(3)心脾两虚　除心气虚之外还有脾失健运的表现。

(4)痰浊扰心　为一时之病，并有痰浊上扰、气机阻滞、痰涎壅塞甚至痰迷心窍表现。

(5)瘀血攻心　突然而得，持久难愈，且伴有瘀血的其他见证。

五十二、多梦

(一)概念

多梦是指睡眠中出现梦幻纷纭的症状，多有惊可怖之事，昼来则头昏神疲。

（二）常见证候

1.心脾两虚

【证候表现】失眠多梦，面色皖白，心悸怔忡，遇事善忘，食纳减少，腹胀便溏，少气懒言，倦怠无力，舌质淡，脉濡细。

【病因病机】脾失健运，气血亏虚，心神失养。

【证候分析】脾胃为后天之本，气血生化之源。脾失健运，生化无源，气血亏虚，心神失养，故失眠多梦，并见纳呆便溏，脘腹胀满，身倦乏力，气短懒言。

【治法方剂】健脾养心。方用归脾汤加减。

2.心肾不交

【证候表现】烦躁不眠，寐则多梦，烦热心悸，腰酸膝软，潮热盗汗，舌红无苔，脉细数。

【病因病机】劳伤心肾，水亏火旺，神不得宁。

【证候分析】多由劳伤心肾，以致心火不能下交于肾水，肾水不能上济于心，水亏火旺，神不得宁，故多梦。腰酸膝软，潮热盗汗为肾虚之征。

【治法方剂】滋阴降火，交通心肾。方用黄连阿胶汤。

3.心胆气虚

【证候表现】恶梦惊恐，时易惊醒，精神恍惚，情绪不宁，触事善惊，心悸怔忡，舌淡，脉细弱。

【病因病机】平素体弱，心虚胆怯，或暴受惊骇，损及心胆。

【证候分析】心主神明，心虚胆怯，易受惊骇，情绪紧张，损及心胆，神情不安而多梦。

【治法方剂】益气镇静，宁心定志。方用安神定志丸或酸枣仁汤加减。

4.痰火内扰

【证候表现】梦扰纷纭，头晕心悸，急躁易怒，痰多胸闷，舌质红，苔黄腻,脉滑数。

【病因病机】属于实证,常因忧思恼怒引起,气郁化火,灼液成痰,痰火扰乱心神。

【证候分析】忧思恼怒,肝失疏泄,气郁化火,灼炼津液,凝聚成痰,痰火扰乱心神,故杂梦纷纭,兼见急躁易怒,胸闷痰多,舌红,苔黄腻,脉滑数等症。

【治法方剂】清化痰热,和中安神。黄连温胆汤加减。

(三)鉴别诊断

心肾不交多梦与心胆气虚多梦的鉴别

(1)心肾不交　以心肾阴虚、心火独亢为主要表现。

(2)心胆气虚　恶梦善恐、惊悸胆怯为主要表现。

五十三、不寐

(一)概念

不寐是指经常性的睡眠减少而言,或不易入睡,或寐而易醒,醒后不能再度入睡,甚或彻夜不眠,均属不寐。

(二)常见证候

1.心阴亏损

【证候表现】不易入睡,心悸而烦,多梦健忘,潮热盗汗,手足心热,口燥咽干,舌红少津,脉细数。

【病因病机】心阴不足,心阳偏旺,阴不恋阳。

【证候分析】心阴不足,心阳偏旺,易致心神不宁;阴不恋阳,则潮热盗汗,手足心热,口燥咽干,舌红少津,脉细数;心阳偏旺,阳不入阴,故不易入睡。

【治法方剂】滋心阴,养心神。方用天王补心丹加减。

2.心肾不交

【证候表现】难以入睡，甚则彻夜不眠，头晕耳鸣，潮热盗汗，五心烦热，健忘多梦，腰膝酸软，遗精，舌红少苔，脉细数。

【病因病机】劳倦内伤，肾阴匮乏，心火独亢，心肾不交。

【证候分析】因劳倦内伤，肾阴匮乏于下，不能上济于心，心火独亢于上，不能下交于肾，心肾水火不能相济而致。

【治法方剂】滋肾水，降心火，交通心肾。方用黄连阿胶汤合交泰丸。

3.心脾两虚

【证候表现】失眠，多梦易醒，面色少华，身体倦怠，气短懒言，心悸健忘，食少便溏，舌淡苔薄，脉细而弱。

【病因病机】心脾气血不足，思虑劳倦，心脾虚弱，血不养心，心神不安。

【证候分析】心脾气血不足。由于思虑劳倦，伤及心脾，脾气虚弱，气血生化之源不足，血不养心，以致心神不安而成不寐。

【治法方剂】健脾益气，养心安神。方用归脾汤、八珍汤加减。

4.胆气虚怯

【证候表现】恐惧不能独自睡眠，寐而易惊醒，如人将捕之，头晕目眩，善太息，或呕苦汁，舌质胖淡，脉细弱而缓。

【病因病机】常由猝然惊恐，气陷胆伤。

【证候分析】猝然惊恐，恐则气下，气陷胆伤，以致决断无权，故恐惧而不能入睡。

【治法方剂】温胆益气宁神。方用肝胆两益汤、无忧汤。

5.肝经郁热

【证候表现】睡卧不宁，多梦易醒，烦躁易怒，胸胁胀满，善太息，口苦目赤，小便短赤，舌红苔黄，脉弦数。

【病因病机】恼怒伤肝，郁久化火；或酒食不节，温热蕴积化火，火热上炎，扰乱神明。

【证候分析】恼怒伤肝，肝失其条达疏泄之职，郁久化火；或酒食不节，温热聚于肝胆，蕴积化火，火热上炎，扰乱神明，心神不安，故出现烦躁易怒，胸胁胀满，睡卧不宁，多梦易醒。

【治法方剂】清热泻火安神。方用龙胆泻肝汤、清胆竹茹汤加龙齿、珍珠母、磁石之属。

6.痰热扰心

【证候表现】睡卧不宁，多梦易醒，心烦不安，胸闷多痰，恶心欲呕，口苦而黏，舌红苔黄腻，脉滑数。

【病因病机】脾运不健或嗜食肥甘，或热邪侵袭入里，痰热扰动心神。

【证候分析】脾运不健或嗜食肥甘，聚湿酿痰，痰蕴化火而为热；或热邪侵袭入里，灼津烁液，烁结烁液为痰，痰热扰动心神，见睡卧不宁，多梦易醒，心烦不安，胸闷多痰，恶心欲呕，口苦而黏。

【治法方剂】清热化痰安神。方用黄连温胆汤、导痰汤。

7.心火亢盛

【证候表现】失眠多梦，胸中烦热，心悸怔忡，面赤口苦，口舌生疮，小便短赤疼痛，舌尖红，脉数有力。

【病因病机】烦劳伤心，心火独盛，心神不守。

【证候分析】烦劳伤心，心火独盛，火扰心神，心神不守，故失眠多梦及胸中烦热，心悸怔忡，火热上炎则面赤口苦，口舌生疮；心移热于小肠，则小便短赤，疼痛滞涩。

【治法方剂】清心安神。方用导赤散送服朱砂安神丸。

8.余热扰膈

【证候表现】坐卧不安，难于入睡，虚烦不宁，胸膈窒闷，嘈杂似饥，舌质红，苔薄黄，脉细数。

【病因病机】热病后期，余热未清，热扰心神。

【证候分析】热病后期，余热未清，心神被热所扰，故坐卧不安，失眠而心烦、胸闷、嘈杂似饥。

【治法方剂】清热除烦。方用竹叶石膏汤、栀子豉汤。

(三)鉴别诊断

1.心阴亏损不寐与心肾不交不寐的鉴别

(1)心阴亏损　心阴不足为主。

(2)心肾不交　除心阴不足外，不寐之证多较严重，甚至辗转反侧，彻夜不眠，兼见头晕耳鸣、腰膝酸软、遗精等肾虚之证。

2.心脾两虚不寐与胆气虚怯不寐的鉴别

(1)心脾两虚　心脾气血不足。

(2)胆气虚怯　胆气虚。

3.肝经郁热不寐与痰热扰心不寐的鉴别

(1)肝经郁热　肝胆气郁化火。

(2)痰热扰心　痰热蕴积扰心。

4.心火亢盛不寐与余热扰膈不寐的鉴别

(1)心火亢盛　以心火独亢为主要表现。

(2)余热扰膈　病后余热未清。

五十四、善太息

(一)概念

太息，又称“叹息”，善太息是指患者自觉胸中憋闷，每以长声嘘气为舒的一种症状。

(二)常见证候

1.肝郁

【证候表现】胸闷不舒，长嘘叹气，胁肋胀满，神情漠然，纳少，口苦，眩晕，苔白，脉弦。

【病因病机】情致所伤,所遇不遂,或强烈精神刺激,导致肝气郁滞。

【证候分析】肝气郁结,失其条达之性,故见胸闷抑郁,叹气则舒。肝经循形于两侧,肝气郁结见胁肋胀满,胀满则纳少,口苦、目眩为少阳经脉特点。

【治法方剂】疏肝理气解郁。方用柴胡疏肝散、逍遥散。

2.气虚

【证候表现】常欲叹息,短气自汗,倦怠乏力,纳少,舌质淡,舌体胖,苔白,脉细。

【病因病机】劳伤过度或久病失养导致气虚。

【证候分析】气虚则气之固摄能力减弱,出现短气,气摄血能力降低,血汗同源,故自汗,少气则倦怠乏力,不欲饮食。

【治法方剂】补中益气。方用保元汤、补中益气汤。

(三)鉴别诊断

肝郁善太息与气虚善太息的鉴别

(1)肝郁　主因情志不遂。

(2)气虚　主因劳伤过度或久病失养。

五十五、晕厥

(一)概念

晕厥是指以突然昏倒,不省人事,四肢厥冷,移时方苏的一种症状;醒后无失语、口眼歪斜、半身不遂等后遗症。

(二)常见证候

1.气虚

【证候表现】突然昏晕,面色㿠白,气息微弱,汗出肢冷,舌质淡,脉沉弱。

【病因病机】元气亏耗,阳气消乏。

【证候分析】元气亏耗使阳气消乏，宗气下陷、脾气不升，则突然昏仆；气虚则气息微弱，气失固摄不能卫外则汗出。

【治法方剂】补气回阳。方用回阳救急汤。

2.血虚

【证候表现】突然昏厥，面色苍白，口唇无华，呼吸缓慢，目陷无光，舌淡，脉细数无力。

【病因病机】大崩、大吐或产后、外伤失血过多。

【证候分析】由大崩、大吐或产后、外伤失血过多，以致气随血脱，神机不运。血属阴，阴血不足，血不上承则面色苍白，唇淡无华。

【治法方剂】益气敛阴，补养气血。方用生脉散或人参养荣汤。

3.血气上逆

【证候表现】突然昏倒，不省人事，牙关紧闭，双手握固，呼吸气粗，面赤唇紫，舌红或紫暗，脉沉弦。

【病因病机】恼怒伤肝，扰乱神明。

【证候分析】恼怒伤肝、气机逆乱，血随气升，并走于上，扰乱神明则出现突然昏倒，不省人事，牙关紧闭。

【治法方剂】疏肝降逆，活血通瘀。方用通瘀煎合逍遥散。

4.阴虚肝旺

【证候表现】头晕目眩，急躁易怒，眩仆不语，面红目赤，四肢颤抖，舌红少苔，脉弦细数。

【病因病机】谋虑太过，或肾阴素亏，肝阴不足，阴不制阳。

【证候分析】谋虑太过，犹豫不决，暗耗肝阴；或肾阴素亏，不能养肝，肝阴不足，阴不制阳，肝阳上亢，发为昏厥。肝旺则眩仆不语，四肢颤抖，急躁易怒。

【治法方剂】育阴潜阳，补益肝肾。方用知柏地黄丸。

5.痰浊上蒙

【证候表现】突然昏仆，不知人事，喉有痰鸣，鼾声如锯，呕吐涎沫，四肢厥冷,苔白腻,脉弦滑。

【病因病机】痰湿素盛,复因恼怒,清窍被蒙。

【证候分析】恼怒气逆,痰壅上扰,清窍被蒙,故突然昏仆,不知人事;痰湿素盛,出现喉中痰鸣,鼾声如锯,四肢厥冷。

【治法方剂】行气豁痰。方用导痰汤。

6.暑邪中人

【证候表现】猝然昏倒,气喘不语,身热肢厥,冷汗不止,面色潮红或苍白,牙关微紧或口开,舌红而干,脉洪数或虚数而大。

【病因病机】暑邪内袭,热郁气逆,闭塞清窍,扰乱神明。

【证候分析】热郁气逆,清窍闭塞,神明扰乱,出现猝然昏倒,牙关紧闭,身热面赤甚则谵妄,若内闭外脱还可见撒手口开,脉虚数大。

【治法方剂】暑邪中人治宜辛凉开窍,方用紫雪丹;内闭外脱治宜脱闭兼治,方用生脉散合白虎汤。

(三)鉴别诊断

1.气虚晕厥与血虚晕厥的鉴别

(1)气虚　以气虚为主,多诱发于烦劳过度或悲恐之时,失于温煦而出现四肢厥冷。

(2)血虚　以血虚为主,面色苍白,唇淡无华。

2.血气上逆晕厥与阴虚肝旺晕厥的鉴别

(1)血气上逆　情志过极,气逆血升,属于实证。

(2)阴虚肝旺　阴虚阳亢,属于本虚标实。

3.痰浊上蒙晕厥与暑邪中人晕厥的鉴别

(1)痰浊上蒙　痰湿表现显著,发病前多有先兆,喉中痰鸣。

(2)暑邪中人　多在炎热酷暑之日或高温作业之时。

五十六、少气

(一)概念

少气又称“气少”,是指呼吸气短,语言无力的一种虚弱不足的症状。

(二)常见证候

1.热伤气阴

【证候表现】多见于外感热病后期,热退后而少气懒言,疲乏、羸瘦,微喘,汗出,口干,溲黄,便干,苔薄少津或无苔,脉细数;或暑季伤暑,少气疲乏,身热汗多,口渴,心烦等。

【病因病机】热邪入于肺胃,伤气耗阴而致。

【证候分析】多为热邪入于肺胃,伤气耗阴而致,出现少气懒言,疲乏,暑上气津,出现口渴,汗出,便干等证。

【治法方剂】清肺胃,益气津。竹叶石膏汤加减。如系暑热为患,治以清暑益气,养阴生津。方选清暑益气汤。

2.脾气虚

【证候表现】少气懒言,饮食少思,倦怠,大便溏薄,面色萎黄或㿠白,舌胖嫩,脉虚或濡。

【病因病机】多因素质亏弱,或久病伤脾等脾气虚弱。

【证候分析】多因素质亏弱,或久病伤脾等脾气虚弱,运化无权,水谷不能化生精微,气无所生故见少气,并有倦怠,大便溏薄,面色萎黄等。

【治法方剂】补益脾气。方选六神散或补中益气汤。

3.心气虚

【证候表现】少气,心悸,自汗,心神恍惚,精神疲乏,少寐或寐后易醒,舌质淡,脉虚弱。

【病因病机】体质虚弱或久病或思虑伤神，劳心过度等。

【证候分析】体质虚弱，久病或思虑伤神，劳心过度，导致心气虚弱，出现少气，见心悸，汗出，烦躁，失眠等症状。

【治法方剂】治以补益心气，宁心安神。方选安神定志丸或炙甘草汤。

4.肺气虚

【证候表现】少气、自汗、语音低微，呼吸微弱无力，动则气促，疲乏，面色㿠白，常易犯感冒咳嗽，舌质淡，脉虚软。

【病因病机】久患肺病或久咳伤肺，或由先天不足，后天失调而致。

【证候分析】肺病或久咳伤肺，或先天不足，后天失调，体质羸弱，而致肺气虚弱不足，则语音低微，呼吸微弱无力，动则气促，疲乏，面色㿠白。

【治法方剂】补益肺气。方选补肺汤、补中益气汤合玉屏风散。

（三）鉴别诊断

热伤气阴、脾气虚、心气虚少气与肺气虚少气的鉴别

（1）热伤气阴　常发生于热病或中暑之后。

（2）脾气虚　伴纳呆、腹胀、便溏。

（3）心气虚　伴心悸失眠。

（4）肺气虚　伴咳嗽。

第二章　头项症状

一、头胀

(一)概念

头胀俗称“脑胀”,此症与头重相近。头重如有物裹之,感觉沉重;头胀则自觉发胀。

(二)常见证候

1. 肝火头胀

【证候表现】常起于恼怒,头胀且痛,昏沉闷热,头筋突起,口干口苦,甚则两耳失聪,舌裂苔薄黄,脉象弦或数。

【病因病机】多因恼怒或情志郁结,肝气失于畅达,或恣食辛辣,引动肝火上逆,扰乱清空。苔薄黄,脉象弦或数,均为肝郁化火之象。

【证候分析】肝失条达,肝火上逆,扰乱清空导致头胀,口干苦,甚则清窍闭塞而作暴聋。

【治法方剂】清肝泻火。方用龙胆泻肝汤。

2.湿阻头胀

【证候表现】头胀沉重,如物裹头,胸闷脘满,腹胀泛呕,不欲饮食,肢体困重,舌苔白腻,脉濡或滑。

【病因病机】久居湿地,涉水淋雨,感受湿邪。

【证候分析】感受湿邪，湿阻阳遏，清阳不升，浊阴不降导致头胀。脾司运化而主四肢，湿浊中阻，脾阳为湿所困，故见胸闷纳呆，肢体困重。舌苔白腻，脉濡或滑均为湿浊中阻之象。

【治法方剂】祛湿升清。方用苍术除湿汤或清震汤。

（三）鉴别诊断

肝火头胀与湿阻头胀的鉴别

（1）肝火头胀　多见肝郁化火之象。

（2）湿阻头胀　多见湿浊内阻之征。

二、头冷

（一）概念

头冷又称“脑冷”，即自觉脑户寒冷，喜戴帽或以毛巾裹头，不胜风寒。

（二）常见证候

1.厥阴中寒

【证候表现】头部寒冷，巅顶头痛，欲裹衣被，面色青晦，四肢厥冷，呕恶清涎痰沫，舌苔白，脉沉紧。

【病因病机】外感寒邪，直中厥阴，或伤寒由表入里，传入厥阴。

【证候分析】厥阴之脉会于巅顶，寒邪循经脉入巅顶，故见头冷，巅顶头痛；寒浊干胃，呕吐清涎；寒盛阳郁则面色青灰。

【治法方剂】散寒降逆合胃。方选当归四逆汤、吴茱萸汤。

2.督脉虚寒

【证候表现】额顶寒冷，可连脊背，得温则减，时轻时重，经久不愈,肢冷畏寒,腰酸肢软,面色苍白无华,舌质淡,苔白,脉沉细或迟。

【病因病机】劳伤过度, 久病失养或寒湿侵淫所致, 日久精血亏耗,督脉失于滋养,虚寒内生。

【证候分析】督脉循脊背达于巅顶,劳伤过度,久病失养或寒湿侵淫致督脉失于滋养,虚寒内生,故见头冷可连脊背,腰酸肢软。舌质淡,苔白,脉沉细或迟亦为虚寒之象。

【治法方剂】温阳补虚。方选鹿茸丸。

(三)鉴别诊断

厥阴中寒头冷与督脉虚寒头冷的鉴别

(1)厥阴中寒　属实寒证。起病急,症状重,病程短,且伴吐沫、面青等症。

(2)督脉虚寒　属虚寒证。起病缓,时轻时重,病程长,常兼神疲肢冷,腰膝酸软等。

三、头热

(一)概念

头热,即头部自觉发热。

(二)常见证候

1.肝火上炎

【证候表现】头热面红,心烦易怒,夜寐不安,胁痛口苦,舌红苔薄,脉弦有力。

【病因病机】多因平素情绪抑郁或恼怒, 肝失条达, 郁而化火所致。

【证候分析】抑郁恼怒,肝气失于条达,郁而化火,火性上炎故头热面红，肝火旺则心火盛，心神被扰，神不守舍，故夜寐不安，口苦；肝气郁则胁痛。

【治法方剂】平肝泻火。方用龙胆泻肝汤加减。

2.肾阴不足

【证候表现】头热耳鸣，伴有眩晕，腰膝酸软，五心烦热；若阴损及阳，阴阳两虚，可见烘热面赤，汗出，四肢不温，舌红少苔，脉细数。

【病因病机】多由素体阴虚，或房事不节，耗伤肾阴，肾阴亏损，阴虚火旺。

【证候分析】肾阴亏损，阴虚火旺，故见头热，肾亏于下，水不涵木，肝阳上亢，故眩晕耳鸣，腰为肾府，肾亏则腰府空虚故腰酸。舌红少苔，脉细数是肾阴不足之象。

【治法方剂】育阴潜阳。方选杞菊地黄丸加减。

3.阴盛格阳

【证候表现】头热颧红，咽痛而烦，下利清谷，四肢厥冷，舌淡苔白，脉沉细欲绝。

【病因病机】多为外感热病后期，邪克少阴，阴寒内盛，阴盛格阳，虚阳浮越。

【证候分析】少阴阴寒内盛，阴盛格阳，虚阳浮越，故头热颧红，咽痛而烦。阴盛阳衰，故下利清谷，四肢厥冷，脉沉细欲绝。

【治法方剂】回阳救逆。方选白通加猪胆汁汤。

（三）鉴别诊断

肝火上炎、肾阴不足头热与阴盛格阳头热的鉴别

（1）肝火上炎　头热随情绪波动而发，且性急易怒。

（2）肾阴不足　属上盛下虚，上盛则头热眩晕，下虚则腰膝酸软。

（3）阴盛格阳　为真寒假热，阳气衰惫，则里真寒，故下利清谷，四肢厥冷，脉微欲绝，虚阳浮越于上则外假热，故头热颧红。

四、头晕

(一)概念

头晕是指视物昏花旋转，如坐舟车之状，严重者张目即觉天旋地转,不能站立,胸中上泛呕恶,甚或扑倒。

(二)常见证候

1.风火上扰

【证候表现】头晕胀痛,烦躁易怒,怒则晕痛加重,面赤耳鸣,少寐多梦,口干口苦,舌红苔黄,脉象弦数。

【病因病机】平素阳盛火旺,肝阳上亢,或常有恼怒,气郁化火,耗伤肝阴,以致风阳内动,风火上扰。

【证候分析】肝失条达,肝阳偏亢,循经上扰清窍,故头晕胀痛。肝火偏亢,扰乱心神,则心烦易怒。肝郁化火,肝阳上亢,故面赤耳鸣,口干口苦。舌红苔黄,脉象弦数为肝阳盛之象。

【治法方剂】清火熄风,平肝潜阳。方用天麻钩藤饮。

2.阴虚阳亢

【证候表现】头晕,目涩,心烦失眠,多梦,或有盗汗,手足心热口干,舌红少苔或无苔,脉细数或细弦。

【病因病机】平素肾阴不足,或热病久病伤阴,阴津不足,水不涵木,以致肝阳上亢。

【证候分析】阴液不足,目失濡润,故头晕而目干涩。肾阴不足,心肾不交则心烦失眠,寐中多梦,阴虚生内热,故手足心热,夜寐盗汗。

【治法方剂】养阴平肝定眩。方选菊花芍药汤或杞菊地黄丸。

3.心脾血虚

【证候表现】头晕眼花,劳心太过则加重,心悸神疲,气短乏力,失眠,纳少,面色不华,唇舌色淡,脉象细弱。

【病因病机】劳心太过,思虑无穷,皆伤心脾,耗损气血,或大病失血之后,令气血不足。

【证候分析】气血不足,虚火上逆,故头晕眼花。血不足则心神失养,故心悸。血虚易导致气虚,则神疲乏力。面色不华,唇舌色淡,脉象细弱均为血虚之象。

【治法方剂】补气血,益心脾。方选归脾汤。

4.中气不足

【证候表现】头晕,喜卧,站立加重,劳力太过可致发病,倦怠懒言,少气无力,自汗,纳减便溏,舌淡脉细。

【病因病机】过度劳力,元气受伤,或脾胃虚弱,中气不足,气虚清阳不升。

【证候分析】中气不足,气虚清阳不升,则头晕耳鸣,喜卧,倦怠懒言,少气无力,脾虚则受纳运化失常,故纳减便溏。舌淡脉细为中气不足之象。

【治法方剂】治以补中益气。方选补中益气汤。

5.肾精不足

【证候表现】头晕耳鸣,精神萎靡,记忆减退,目花,腰膝酸软,遗精阳痿,舌瘦淡红,脉象沉细,尺部细弱。

【病因病机】先天不足或年老体弱,或房劳过度,肾精亏耗。

【证候分析】脑为髓之海,肾精亏耗则髓海不足,故见头晕。头晕经久难愈可见精神萎靡,记忆减退,目花。腰为肾之府,肾虚则腰膝酸软。精关不固,则遗精阳痿。

【治法方剂】补肾填精。方选左归丸。

6.痰浊中阻

【证候表现】头晕头重，胸膈满闷，恶心呕吐，不思饮食，肢体沉重，或有嗜睡，舌苔白腻，脉象濡滑，或弦滑。

【病因病机】饮食不节，损伤脾胃，脾失健运，湿聚生痰，痰湿中阻，清阳不升，浊阴不降。

【证候分析】痰湿蒙蔽清阳，故头晕嗜睡，头重。痰湿停聚胃脘，气机不利，则胸膈满闷，恶心呕吐，不思饮食。身重，苔腻，脉滑皆痰湿之象。

【治法方剂】清热化痰。方选温胆汤加黄连、黄芩。

（三）鉴别诊断

1.风火上扰头晕与阴虚阳亢头晕的鉴别

（1）风火上扰　偏实证。

（2）阴虚阳亢　偏虚证。

2.心脾血虚头晕与中气不足头晕的鉴别

（1）心脾血虚　以血虚证状为主。

（2）中气不足　以气虚证状为主。

五、头重

（一）概念

头重是头部沉重的一种自觉症状，俗称“头沉”。

（二）常见证候

1.风湿上蒙

【证候表现】头沉而痛，如有物裹，阴雨转甚，鼻塞恶风，身重酸困，胸闷脘满，舌苔薄腻，脉浮缓或濡。

【病因病机】感受湿邪。

【证候分析】湿性黏滞，风挟湿邪上蒙，清窍为之阻滞，则头部沉重昏痛，邪在肌表，肺气不宣则鼻塞不畅，卫气被遏，则恶风而身重酸困。因其病在表，则病程短暂，邪滞胸脘则满闷。

【治法方剂】祛风胜湿。方用羌活胜湿汤；若湿邪重，恶心呕吐，加厚朴、苍术、半夏。

2.湿热上蒸

【证候表现】头部沉重，兼有胀痛，午时加剧，面赤身热，心烦胸闷，不欲饮食，小便深黄，舌苔黄腻，脉滑数或濡数。

【病因病机】感受湿邪化热或感受暑湿或脾胃不健。

【证候分析】湿邪内聚，郁而化热，湿热上蒸，清窍被遏，则头部沉重胀痛而面赤。湿浊中阻，脾为湿困，故胸闷不欲饮食。舌苔黄腻，脉滑数或濡数为湿热之象。

【治法方剂】清热化湿，方选清空膏；若热盛于湿，应清热为主，兼化湿，方用石膏白芷汤。

3.痰湿阻滞

【证候表现】头重头晕，耳鸣嗜睡，晨起较甚，胸脘痞闷，恶心吐涎，精神不爽，舌苔白腻，脉象濡滑。

【病因病机】长期饮食不节，过食厚味损伤脾胃，脾失健运，水湿不化，聚而生痰。

【证候分析】脾失健运，痰湿上泛阻遏清阳，则头部沉重，嗜睡，头晕耳鸣，恶心吐涎。痰湿内阻，则痞满郁闷。舌苔白腻，脉象濡滑为湿浊内停之征。

【治法方剂】燥湿化痰。方选二陈平胃汤、半夏白术天麻汤。

4.中气不足

【证候表现】头部沉重，悠悠忽忽，病程较长，或有空痛而晕，面色不华，神疲乏力，纳减便溏，舌淡有齿痕，脉缓无力。

【病因病机】过于劳倦，伤耗元气，或平素体弱，中气虚衰，清阳不升。

【证候分析】中气虚衰，清阳不升，则觉头部沉重，悠悠忽忽，空痛头晕，脾胃气虚则神疲乏力，纳减便溏，气血虚弱故面色不华。

【治法方剂】补中益气。方选补中益气汤。

（三）鉴别诊断

1.风湿上蒙头重与湿热上蒸头重的鉴别

（1）风湿上蒙　感受风湿之邪，病在表，头沉痛如裹，阴雨转甚，鼻塞恶风，身重酸困，胸闷脘满，舌苔薄腻，脉浮缓或濡。

（2）湿热上蒸　感受湿邪化热或感受暑湿或脾胃不健，以头沉重胀痛，午时加剧，面赤身热，心烦胸闷，舌苔黄腻等湿热为主。

2.痰湿阻滞头重与中气不足头重的鉴别

（1）痰湿阻滞　痰湿之邪为患，属实。见胸脘痞闷，呕恶吐涎。

（2）中气不足　中气不足，属虚。头空痛而晕，神疲乏力。

六、头痛

（一）概念

头痛在古代有“真头痛”“脑痛”之称，是指头痛之重危症。

（二）常见证候

1.外感风寒

【证候表现】疼痛有时连及项背，或有紧束感，遇风寒则痛剧，喜戴帽，畏寒发热，骨节酸痛，口不渴，舌苔薄白，脉浮紧。

【病因病机】风寒之邪所致，于吹风受寒之后发病。

【证候分析】太阳主表，其经脉上循巅顶，下行项背，风寒外袭，循经脉上犯，阻遏清阳之气而头痛，且痛连项背；寒主收引，故痛有紧束之感。寒为阴邪，得温痛减，故喜戴帽。

【治法方剂】疏风散寒。方选川芎茶调散。

2.外感风热

【证候表现】头胀而痛，遇热加重，发热恶风，面目赤红，咽喉肿痛，口干渴，舌尖红，苔薄黄，脉浮数。

【病因病机】可由风寒不解郁而化热，或由风挟热邪中于阳络。

【证候分析】热为阳邪，喜升喜散，故令头痛发胀，遇热加重甚则胀痛如裂；热赤于上则面目赤红，风热犯卫则发热恶风。热盛伤津则口干渴。舌尖红，苔薄黄，脉浮数为风热邪盛之象。

【治法方剂】疏风清热，方选防风散；若胀痛剧烈，口鼻生疮，证属内热已炽，则应清热泻火，方用黄连上清丸。

3.外感风湿

【证候表现】头重如裹，昏沉疼痛，阴雨加重，胸闷不畅，脘满纳呆，肢体困重，或有溲少便溏，舌苔白腻，脉濡或滑。

【病因病机】为风邪挟湿上犯，清窍为湿邪所蒙。

【证候分析】风湿外感，上犯巅顶，清窍为湿邪所蒙，故头重如裹，昏沉作痛，阴雨湿重故头痛加剧。湿性黏腻阻于胸中则气滞而胸闷，扰于中焦则脘满而纳呆。脾主四肢，湿困脾阳则肢体困重，湿困于内，分泌清浊之功失调，则尿少便溏。

【治法方剂】祛风胜湿。方选羌活胜湿汤。

4.肝阳上亢

【证候表现】眩晕而痛，偏于两侧，或连巅顶，烦躁易怒，怒则加重，耳鸣失眠，或有胁痛，口干面红，舌红少苔，或苔薄黄，脉弦或细数。

【病因病机】情志不舒，怒气伤肝，肝火上扰或肝阴不足，肝阳上亢。

【证候分析】肝失条达，肝阳上亢，清窍被扰而作眩晕头痛，并且怒则加重，由于肝经循行所致，肝阳头痛连及巅顶或两侧，或有耳鸣胁痛。阳亢火旺耗伤津液则口干面红，热扰心神则烦躁易怒。

【治法方剂】平肝潜阳。方选天麻钩藤饮。头痛目赤口干口苦，当清肝泻火，龙胆泻肝汤主之；若肝病及肾，水亏火旺，则滋养肝肾之阴，杞菊地黄丸主之。

5.中气虚弱

【证候表现】头脑空痛，疲劳则甚，身倦无力，食欲不振，气短便溏，舌苔薄白，脉虚无力。

【病因病机】久病或过劳伤气。

【证候分析】气虚则清阳不升，浊阴不降，因而清窍不利绵绵作痛，身倦无力，气短懒言，劳则加重，中气虚不能充于上则头脑空痛，运化无力则食欲不振而便溏。

【治法方剂】补中益气。方选顺气和中汤。

6.血虚阴亏

【证候表现】隐隐头痛，头晕，心悸少寐，目涩昏花，面色㿠白，唇舌色淡，脉细而弱。

【病因病机】为失血过多或产后失调，以致阴血不足。

【证候分析】血虚不能上荣则头痛隐隐而作晕，面色㿠白，血不养心则心悸少寐，血虚则目涩昏花。

【治法方剂】滋养阴血。方选补肝养荣汤、八珍汤或归脾汤。

7.瘀血阻络

【证候表现】痛处固定,经久不愈,其痛如刺,或曾头部创伤,舌质色紫,脉细涩或沉涩。

【病因病机】多因久痛入络,血滞不行,或有外伤,败血郁结于脉络。

【证候分析】多因久痛入络,或有外伤,败血郁结于脉络,不通则痛,其痛如刺,痛处固定。舌有瘀点,脉细涩或沉涩为瘀血内阻之征。

【治法方剂】活血化瘀通络。方选血府逐瘀汤。

8.痰浊上蒙

【证候表现】头痛头昏,眩晕,胸闷脘痞,呕恶痰涎,纳呆,舌苔白腻,脉弦滑。

【病因病机】平素饮食不节,脾胃运化失调。

【证候分析】脾胃运化失调,痰浊内生,痰浊为阴邪,上蒙清窍则昏沉作痛,阻于胸脘则满闷吐涎。

【治法方剂】化痰降浊。方选半夏白术天麻汤。

(三)鉴别诊断

1.外感风寒、外感风热头痛与外感风湿头痛的鉴别

(1)外感风寒　形寒身冷,有紧束感,得暖则缓,遇寒加重。

(2)外感风热　头胀痛,遇热加重,痛甚如裂。

(3)外感风湿　头重如裹,昏沉疼痛,阴雨痛增。

2.中气虚弱头痛与血虚阴亏头痛的鉴别

(1)中气虚弱　少气症状明显。

(2)血虚阴亏　面色㿠白,唇舌色淡等失血症状明显。

3.瘀血阻络头痛与痰浊上蒙头痛的鉴别

(1)瘀血阻络　头痛如针刺,痛处固定,舌有瘀点。

(2)痰浊上蒙　胸脘痞闷,呕吐痰涎。

七、偏头痛

(一)概念

偏头痛是指偏于一侧局部的头痛。

(二)常见证候

1.肝阳偏头痛

【证候表现】胀痛眩晕,目涩耳鸣,心烦易怒,夜寐不安,或有胁痛,口苦面赤,舌红少苔,脉弦或细数。

【病因病机】因情志不遂,肝郁化火,或肝肾阴虚,肝阳上亢,上扰清窍。

【证候分析】肝失条达,肝阳独亢,上扰清窍,则头痛眩晕,肝火偏亢,扰乱心神,则心烦寐差,急躁易怒。肝郁化火,故胁肋胀痛,口苦面赤。

【治法方剂】养阴平肝,滋阴潜阳。方用滋阴潜阳方。

2.瘀血偏头痛

【证候表现】病程较长,刺痛有定处,健忘,心悸,妇女月经失调,舌质紫暗,或有紫斑,脉弦或沉涩。

【病因病机】多由气郁导致血瘀,或病程较长,久病入络,瘀阻脉络,邪阻清窍,瘀血阻络。

【证候分析】瘀血内停,脉络不畅,故头痛经久不愈,痛有定处,痛如锥刺。舌质紫暗,或有紫斑,脉弦或沉涩为瘀血内阻之象。

【治法方剂】活血通络。方用通窍活血汤加减。

3.寒饮偏头痛

【证候表现】昏沉而痛,胸脘满闷,呕恶吐涎,或胃痛喜温,四肢逆冷,食欲不振,舌苔白腻,脉象弦滑。

【病因病机】由于脾阳素虚,运化无力,水湿聚集而为痰饮。痰饮停聚,阻遏清阳而致头痛。

【证候分析】寒饮阻塞经络,清阳不得而升,则头部昏沉而痛;痰饮阻于胸脘,则胸脘满闷,胃痛喜暖,食欲不振,恶心吐涎;脾主四肢,脾阳不振不能温达四末,故四肢逆冷。

【治法方剂】温中降逆。方用吴茱萸汤加减。

(三)鉴别诊断

瘀血偏头痛与寒饮偏头痛的鉴别

(1)瘀血偏头痛　痛有定处,痛如锥刺,舌质紫暗。

(2)寒饮偏头痛　头痛昏沉,呕恶吐涎,四肢逆冷。

八、头皮麻木

(一)概念

头皮麻木是指头部皮肤不知痛痒,麻木不仁的一种症状。

(二)常见证候

1.血虚不荣

【证候表现】以麻为主,面色无华,头晕心悸,唇舌爪甲无华,舌淡苔薄,脉细无力。

【病因病机】因失血过多,或脾虚生化不足,或久病气血亏损,血不上荣。

【证候分析】血气亏损,而致皮肤失于濡养,故见头皮麻木之症。血虚心神失养,故头晕心悸,面色无华,唇舌爪甲无华,舌淡苔薄,亦为血虚之证。

【治法方剂】养血祛风。方用四物汤配合鸡血藤、地龙、羌活等。

2.痰湿阻络

【证候表现】以木为主,眩晕,肢体倦怠,胸脘满闷,呕恶吐涎,舌苔厚腻,脉弦滑。

【病因病机】劳倦伤脾,脾失健运,水湿内停,聚而生痰,痰湿阻于经络,影响气血运行。

【证候分析】痰湿阻于经络,影响气血运行,故见头皮麻木;头为诸阳之会,痰湿阻遏,清阳不升,故眩晕。湿浊中阻,脾阳为湿所困,故肢体倦怠,胸脘满闷。痰浊上逆,则呕恶吐涎。舌苔厚腻,脉弦滑为痰湿内停之征。

【治法方剂】化痰祛湿通络。方用消痰饮。

(三)鉴别诊断

血虚头皮麻木与痰湿阻络头皮麻木的鉴别

(1)血虚头皮麻木　以麻为主,兼见面色无华,头晕心悸,唇舌爪甲无华,舌淡等血虚证。

(2)痰湿阻络头皮麻木　以木为主,常伴有眩晕,肢体倦怠,胸脘满闷,呕恶吐涎,舌苔厚腻等湿浊内阻之症。

九、头倾

(一)概念

头倾是指头倾斜低垂,无力抬举的症状。

(二)常见证候

1.中气虚衰

【证候表现】头倾无力抬举,面色萎黄,形体瘦弱,肢怠神疲,气短懒言,食欲不振,大便溏薄,舌淡胖有齿痕,脉细无力。

【病因病机】由于饮食劳倦,或久病、大病损伤中气,中气虚损,清阳不升。

【证候分析】中气虚清阳不能上达,故头倾垂无力抬起。中气虚,气血来源不足,故面色萎黄,气短懒言,体倦神疲,脾阳不振,运化失常,故食欲不振,大便溏薄。舌淡胖有齿痕,脉细无力,皆为中气虚损之证。

【治法方剂】补中益气,升举清阳。方用补中益气汤。

2.髓海不足

【证候表现】头倾不能上抬,耳鸣耳聋,腰膝酸软难以久立,或步行不稳,遗精阳痿,舌淡少苔,脉沉微。

【病因病机】多由纵欲伤肾或年老肾精衰惫所致。

【证候分析】肾亏则髓海不充,故头倾耳聋,腰酸腿软,不能久立,步行不稳。舌淡苔少,脉象沉微,皆为肾精衰惫之征。

【治法方剂】补肾益精。方用左归丸、河车大造丸。

(三)鉴别诊断

中气虚衰头倾与髓海不足头倾的鉴别

(1)中气虚衰头倾　面色萎黄,气短懒言,体倦神疲,食欲不振,大便溏薄,舌淡胖有齿痕,脉细无力。

(2)髓海不足头倾　腰酸腿软,不能久立,步行不稳,舌淡苔少,脉象沉微。

十、头摇

（一）概念

头摇是指头部不自觉地摇动或摇摆不能自制的症状。

（二）常见证候

1.风阳上扰

【证候表现】头部摇动，不能自制，眩晕，肢体震颤，面目红赤，口苦咽干，舌红苔黄，脉象弦数。

【病因病机】由于情志失调，或恼怒、久郁，使肝郁化火，或素体肝阳亢盛，肝阳上扰。

【证候分析】肝为风木之脏，风性动摇，风阳上扰故头摇不能自制。眩晕，肢体震颤，面目红赤，口苦咽干，舌红苔黄，为肝阳上亢之征。

【治法方剂】平肝熄风。方用羚角钩藤汤加地龙、全蝎等。

2.虚风内动

【证候表现】常发生于热病后期，头摇不由自知，烦热盗汗，失眠，神疲乏力，舌红少苔，脉象细数。

【病因病机】常发生于热病后期，邪热久稽，肝肾之阴亏耗，虚风内动；或因素体阴虚，水不涵木，虚风上扰。

【证候分析】虚风上扰而致头摇。肝肾之阴亏耗，虚风内动，水不涵木，五心烦热，失眠盗汗，舌红少苔等为阴亏之征。

【治法方剂】柔肝熄风。方用大定风珠。

（三）鉴别诊断

风阳上扰头摇与虚风内动头摇的鉴别

(1)风阳上扰头摇　属实证，头摇较剧，且伴眩晕，肢体震颤，面目红赤,口苦咽干等肝阳上亢之征。

(2)虚风内动头摇　属虚证,头摇较缓,兼有五心烦热,不寐盗汗,舌红少苔等阴亏之征。

十一、脑鸣

(一)概念

脑鸣是指自觉头脑中有音声鸣响的症状。

(二)常见证候

1.髓海空虚

【证候表现】脑鸣,腰酸腿软,遗精头痛,目眩耳鸣,舌淡少苔,脉沉细弱。

【病因病机】体质素虚,年老肾衰,或纵欲伤精,久病肾亏,皆令肾精亏损,不能生髓。

【证候分析】肾精亏损,不能生髓,则脑髓空虚而作鸣。肾虚阴精不能上输于脑,则头晕目眩耳鸣;腰为肾之府,肾主骨,肾虚则腰酸腿软;肾主藏精,肾虚则精关不固而遗泄;舌质淡红无苔乃肾精不足之象,脉沉细弱乃肾气虚衰之征。

【治法方剂】滋补肾精。方用左归丸、河车大造丸。

2.心脾两虚

【证候表现】脑鸣眩晕,少寐多梦,气短乏力,心悸健忘,食少纳呆,或便溏浮肿,舌淡苔薄白,脉濡细。

【病因病机】劳倦过度或久病亏损,气血两虚,不能上荣清窍。

【证候分析】气血两虚,不能上荣清窍,故脑鸣眩晕;血不养心故少寐多梦,心悸健忘;中气不足,则气短乏力,食少纳呆,便溏;舌淡苔薄白，脉象濡细，皆气血不足之征。

【治法方剂】补益心脾。方用归脾汤。

3.湿热上壅

【证候表现】脑鸣头痛，头痛如裹，眩晕，呕恶纳呆，或头生肿物，舌红苔黄腻，脉滑数。

【病因病机】过食肥甘厚味，日久湿热蕴积，上壅头部。

【证候分析】湿热蕴积，上壅头部，瘀滞经络，酿成肿物，出现脑鸣。湿浊中阻，脾阳为湿所困，故纳呆呕恶。舌红苔黄腻，脉滑数为湿热之征。

【治法方剂】清热化湿。方用内疏黄连汤。

4.肝气郁滞

【证候表现】脑鸣每遇恼怒为甚，两胁胀痛，心烦急躁，胸闷不舒，时作太息，口苦咽干，舌尖红，苔薄白或薄黄，脉弦。

【病因病机】常起于盛怒之后，肝气郁滞，升降失调，清窍不利。

【证候分析】肝气郁结，升降失调，清窍不利，故作脑鸣。肝郁化火，肝阳上亢，故胁痛，口苦。肝火偏亢，扰乱心神，故心烦急躁。苔薄白或薄黄，脉弦为肝气郁结之征。

【治法方剂】疏肝解郁。方用丹栀逍遥散加减。

（三）鉴别诊断

1.心脾两虚脑鸣与髓海空虚脑鸣的鉴别

（1）心脾两虚　虚证，兼见少寐多梦，心悸健忘，气短乏力，食少纳呆，便溏等征象。

（2）髓海空虚　虚证，兼见腰酸、腿软、遗精。

2.湿热上壅脑鸣与肝气郁滞脑鸣的鉴别

（1）湿热上壅　脑鸣常有头痛逐渐加剧，固定不移，眩晕，呕恶，或头生肿物，苔黄腻等症。

(2)肝气郁滞　脑鸣多随情绪激怒而加剧，且伴胁胀、胸闷等肝郁之症。

十二、须发早白

(一)概念

须发早白是指青少年或中年时期须发过早变白的症状。

(二)常见证候

1.肝肾亏损

【证候表现】须发由花白渐至全部白发，有的稀疏脱落，或见头昏眼花，耳鸣重听，腰膝酸软，夜尿频多，舌质暗红，脉沉细弱。

【病因病机】先天禀赋不足，肝肾素虚，或因房事不节，纵欲无度，肝肾精血损伤，须发不荣。

【证候分析】肝肾精血亏虚，须发不荣，故过早变白。肾虚髓不上荣，脑海空虚，故头晕耳鸣。腰为肾之府，肾虚故腰膝酸软，肾虚下元不固，则夜尿频多。

【治法方剂】滋肾补肝，益精血。方选七宝美髯丹加西红花。

2.营血虚弱

【证候表现】头发多呈花白，头皮有较多白屑脱落，或见身体消瘦，心悸心烦，失眠多梦，记力减退，舌质红，脉细数。

【病因病机】多由思虑过度，劳伤心血，血虚生热，虚热熏着，须发失养。

【证候分析】血虚生热，虚热熏着，须发失养，故变为白色。血不足则心神失养，故心悸，失眠多梦，记力减退，

【治法方剂】滋阴补血。方用四物汤合二至丸加西红花。

3.肝郁气滞

【证候表现】短时间内须发突然大量变白，情志抑郁，胸胁满闷，善太息，心烦易怒，不思饮食，舌质红，脉弦数。

【病因病机】多由忧愁思虑过度，或强烈的精神创伤，肝气失其疏泄之职，气郁化火，耗伤营血，发失所养。

【证候分析】肝郁化火，耗伤营血，发失所养，故短时间内须发大量变白，甚则满头皆白。肝气郁结，肝阳上亢，故情志抑郁，胸胁满闷，心烦易怒。肝气犯胃，则不思饮食。

【治法方剂】疏肝解郁，清热凉血。方用丹栀逍遥散加生地黄、何首乌、黑芝麻。

（三）鉴别诊断

肝肾亏损须发早白与营血虚弱须发早白的鉴别

（1）肝肾亏损　虚证，兼见头昏眼花，耳鸣重听，腰膝酸软，夜尿频多，舌质暗红，脉沉细弱等症。

（2）营血虚弱　虚证，兼见身体消瘦，心悸心烦，失眠多梦，记力减退，舌质红，脉细数等症。

十三、面色红

（一）概念

面色红是指患者面部之颜色红于正常人而言。

（二）常见证候

1.外感风热

【证候表现】面色红，发热重而恶寒轻，口渴，汗出，咽喉红肿疼痛,舌边尖红,舌苔薄白,脉浮数。

【病因病机】风热袭表,肺卫受阻。

【证候分析】风热袭表,肺卫受阻,所以兼见发热恶寒,汗出,咽喉红肿疼痛等。

【治法方剂】辛凉解表。方用银翘散加减。

2.阳明经热

【证候表现】面色缘缘正赤,高热汗出,不恶寒反恶热,口渴引饮,舌苔黄燥,脉洪大。

【病因病机】外邪入里化热,阳明热邪炽盛。

【证候分析】由于外邪入里化热,阳明热邪炽盛所致,所以出现高热汗出,不恶寒反恶热,口渴引饮。

【治法方剂】清热生津。方用白虎汤加减。

3.热入营血

【证候表现】满面通红,身热夜甚,口干但不甚渴饮,心烦不寐,时有谵语,皮肤斑疹,甚至吐血、衄血、便血、尿血,舌质红绛,脉细数。

【病因病机】热盛动血。

【证候分析】温热之邪传入营血,心神被扰,热盛动血,故见面色红,身热夜甚,皮肤斑疹,舌质红绛,脉细数,甚有出血现象。

【治法方剂】清营凉血。方用清营汤或犀角地黄汤加减化裁。

4.阴虚内热

【证候表现】午后两颧红赤,形体消瘦,口燥咽干,眩晕失眠,潮热盗汗,五心烦热,舌红少苔,脉细数。

【病因病机】虚火上炎。

【证候分析】阴虚不能制阳,虚火上炎之虚热证,故表现为颧红,且在午后阴虚阳盛时出现,伴有潮热盗汗,五心烦热。阴虚津液不能濡润上承,故口燥咽干,舌红少津,脉细数无力均为阴虚内热之征。

【治法方剂】滋阴清热。方用知柏地黄汤。

5.虚阳浮越

【证候表现】面色白,两颧泛红如妆,身热反欲盖衣被,口渴喜热饮,呼吸短促,出冷汗,四肢厥冷,尿清便溏,唇舌色淡,苔白或灰黑而润,脉微欲绝。

【病因病机】一般为罹病日久,正气已衰,阳虚而阴盛,阴盛格阳,虚阳上浮。

【证候分析】阴盛格阳,虚阳上浮所致,所以两颧泛红如妆,并伴呼吸短促,汗出肢冷,脉微欲绝等阳气欲脱之症。

【治法方剂】抑阴回阳,通达内外。方用通脉四逆汤。

(三)鉴别诊断

1.外感风热面色红与阳明经热面色红的鉴别

(1)外感风热　表证,可见发热恶寒,汗出,咽喉红肿疼痛等表热证。

(2)阳明经热　里证,可见高热汗出,不恶寒反恶热,口渴引饮等里热证。

2.热入营血面色红与阳明经热面色红的鉴别

(1)热入营血　发热夜甚,口干不欲饮,皮肤斑疹或出血,舌红绛,少苔或无苔,脉细数。

(2)阳明经热　持续高热或日晡潮热,口渴欲饮,大汗或便秘,舌红苔黄燥,脉洪大或实数有力。

3.阴虚内热面色红与虚阳浮越面色红的鉴别

(1) 阴虚内热　伴有潮热盗汗,五心烦热,舌红少津,脉细数无力等症。

(2) 虚阳浮越　伴呼吸短促,汗出肢冷,脉微欲绝等阳气欲脱之症。

十四、面色白

(一)概念

面色白是指营血不荣于面而致面部缺乏血色而发白。

(二)常见证候

1.血虚

【证候表现】面色淡白，形体消瘦，头晕目眩，心悸失眠，手足麻木，妇女行经量少，唇舌色淡，脉弱。

【病因病机】多因脾胃虚弱，生化不足，或失血过多，造成血虚失荣。

【证候分析】血虚失荣而面色淡白，伴有形体消瘦。血分不足，虚火上逆故头晕目眩，血虚则心神失养，故心悸失眠。血虚手足失于濡养，故手足麻木。妇女行经量少，唇舌色淡，脉弱等为血虚表现。

【治法方剂】补血和血。方用四物汤。

2.阳虚

【证候表现】面白无光，倦怠无力，少气懒言，形寒肢冷，自汗，口淡不渴，尿清便溏，唇舌色淡，脉虚弱，若兼见尿少浮肿则面白而虚浮。

【病因病机】阳气不足，不能鼓舞血运。

【证候分析】由于阳气不足，不能鼓舞血运，故见面白无光，伴有倦怠无力，形寒肢冷，尿清便溏等阳虚内寒的表现。若阳虚水湿不化，则兼见虚浮，甚则尿少浮肿。

【治法方剂】温补阳气，方选右归饮加减；若水湿不化者，治宜温阳利水,方选济生肾气丸加减。

3.阴寒内盛

【证候表现】面色苍白,腹痛剧烈,恶寒喜暖,口淡不渴,肢冷蜷卧,尿清便溏,舌淡苔白而润滑,脉沉迟。

【病因病机】阴寒内盛,经脉凝滞。

【证候分析】阴寒内盛,津液未伤,故恶寒喜暖,口淡不渴,肢冷蜷卧,尿清便溏,舌淡苔白而润滑。寒主收引,经脉凝滞,故而腹痛剧烈,脉沉迟。

【治法方剂】温中散寒。方选附子理中汤化裁。

4.外感风寒

【证候表现】面色白,恶寒重,发热轻,无汗,头身疼痛,舌苔薄白,脉浮紧。

【病因病机】外寒侵袭,卫阳被郁。

【证候分析】是外寒侵袭,卫阳被郁所致,所以兼见恶寒发热,无汗。清阳不展,络脉失和则头身疼痛。舌苔薄白,脉浮紧为表寒征象。

【治法方剂】辛温解表。方选麻黄汤化裁。

5.阳虚暴脱

【证候表现】面色苍白,大汗淋漓,汗清稀而凉,四肢厥冷,口不渴或喜热饮,蜷卧神疲,脉微欲绝。

【病因病机】阳气大虚而暴脱。

【证候分析】为阳气大虚而暴脱所致,所以兼见大汗淋漓,汗清稀而凉,蜷卧神疲,脉微欲绝等症。

【治法方剂】回阳救逆。方选四逆汤或参附汤化裁。

6.真热假寒

【证候表现】面色苍白,四肢厥冷,恶热,烦渴喜冷饮,小便短赤,大便燥结,舌红绛,苔黄燥,脉沉数有力。

【病因病机】阳气郁闭于内，不能布达于体表。

【证候分析】由于内热过盛，阳气郁闭于内，不能布达于体表，故除见面色苍白，四肢厥冷的假象外，尚有不恶寒反恶热，烦渴喜冷饮，小便短赤，大便燥结，舌红绛，苔黄燥，脉沉数有力等里真热的表现。

【治法方剂】清热生津。方选白虎汤化裁。

(三)鉴别诊断

1.血虚面色白与阳虚面色白的鉴别

(1)血虚面色白　伴有形体消瘦，头晕目眩，心悸失眠，手足麻木，妇女行经量少，唇舌色淡，脉弱等表现。

(2)阳虚面色白　伴有倦怠无力，形寒肢冷，尿清便溏等阳虚内寒的表现。若阳虚水湿不化，则兼见虚浮，甚则尿少浮肿。

2.阴寒内盛面色白、外感风寒面色白与阳虚暴脱面色白的鉴别

(1)阴寒内盛　里寒证，兼见腹痛剧烈，恶寒喜暖，口淡不渴，尿清便溏，舌淡苔白而润滑，脉沉迟等症。

(2)外感风寒　表寒证，兼见恶寒发热，无汗，头身疼痛，舌苔薄白，脉浮紧等症。

(3)阳虚暴脱　兼见大汗淋漓，汗清稀而凉，蜷卧神疲，脉微欲绝等症。

3.真热假寒面色白与阴寒内盛面色白的鉴别

(1)真热假寒　除有面色苍白，手足厥冷的假象外，尚有不恶寒反恶热，烦渴喜冷饮，小便短赤，大便燥结，舌红绛，苔黄燥，脉沉数有力等里真热的表现。

(2)阴寒内盛　属里寒证，无里热证的表现。

十五、面色青

(一)概念

面部显露青色者称为面色青。

(二)常见证候

1.寒邪外束

【证候表现】面色青白,恶寒发热,头身疼痛,无汗,舌苔薄白而润,脉浮紧。

【病因病机】外感风寒,卫阳遏阻。

【证候分析】由于外感风寒,卫阳遏阻,所以面色青白同时伴有恶寒发热,无汗,舌苔薄白而润,脉浮紧等表寒证。

【治法方剂】辛温解表。方选麻黄汤化裁。

2.阴寒内结

【证候表现】面色青白,腹痛急暴,得暖痛减,遇冷加重,手足逆冷,口淡不渴,小便清长,大便溏薄,舌苔白,脉沉紧。

【病因病机】阴寒内盛,气血被阻。

【证候分析】由于外寒直中,阳气耗伤,阴寒内盛,气血被阻,所以面色青同时伴有腹部急痛,肢冷口淡,尿清便溏,脉沉紧等里寒证。

【治法方剂】温中散寒。方选良附丸合正气天香散。

3.心肾阳衰

【证候表现】面色青灰,口唇青紫,心悸气短,胸部憋闷,形寒肢冷,尿少身肿,舌质暗紫苔白滑,脉象微弱或结代。

【病因病机】心肾阳衰,血运无力,气虚血瘀,温煦失职,水湿不化。

【证候分析】由于心肾阳衰,血运无力,气虚血瘀,故心悸气短,胸部憋闷,舌质暗紫;温煦失职,形寒肢冷;水湿不化,尿少身肿;舌苔白滑,脉象微弱或结代,为心肾阳衰之象。

【治法方剂】温补心肾。方选真武汤合保元汤化裁。

4.肺肾阳虚

【证候表现】面色青紫,喘促气短,呼多吸少,动则尤甚,语音低怯,肢冷自汗,尿少便溏,舌淡紫苔白滑,脉虚浮无根。

【病因病机】肺肾阳虚,温煦失职,气血不运,肾失摄纳,气不归元。

【证候分析】久病肺虚及肾,肾失摄纳,气不归元,所以面色青紫同时出现喘促气短,呼多吸少,语音低怯。阳气不能温养于外,故肢冷自汗,尿少便溏,脉虚浮无根等为阳虚之象。

【治法方剂】补肾纳气。方选人参胡桃汤合黑锡丹。

5.热动肝风

【证候表现】高热,面色青紫,以眉间、鼻柱、唇周最显著,烦渴,抽搐项强,两目上翻,角弓反张,神志昏迷,舌红苔黄,脉弦数,多见于小儿。

【病因病机】热邪亢盛,燔灼肝经,化火生风。

【证候分析】由于热邪亢盛,燔灼肝经,化火生风,所以面色青紫,同时伴有高热烦渴,四肢抽搐,角弓反张,神志昏迷,舌红苔黄,脉弦数等症。多见于小儿。小儿高热时,面色青紫,以眉间、鼻柱、唇周最显著,为动风之先兆。

【治法方剂】凉肝熄风。方选羚角钩藤汤合安宫牛黄丸治之。

(三)鉴别诊断

寒邪外束面色青与阴寒内结面色青的鉴别

(1)寒邪外束　表寒证,伴有恶寒发热,无汗,舌苔薄白而润,脉浮紧等症。

(2)阴寒内结　里寒证，伴有腹部急痛，肢冷口淡，尿清便溏，脉沉紧等症。

十六、面色黧黑

(一)概念

患者面部均匀地显露晦黑的病色称为面色黧黑。

(二)常见证候

1.肾阳不足

【证候表现】面色黧黑而晦暗，腰膝酸软，耳鸣耳聋，形寒肢冷，尿清便溏，或尿少，腰以下水肿，男子阳痿，妇女宫寒不孕，舌淡胖嫩，苔白，脉沉细无力，两尺尤甚。

【病因病机】由于久病劳损，或房事不节，肾气虚弱，渐至肾阳不足，不能温阳经脉，气血凝滞。

【证候分析】肾阳不足，不能温养经脉，气血凝滞，所以出现腰膝酸软，耳鸣耳聋，形寒肢冷。阳虚水湿不化，则尿少身肿。舌淡胖嫩，苔白，脉沉细无力，两尺尤甚等为阳虚之象。

【治法方剂】温补肾阳，方选右归饮化裁；若肾虚水泛，宜用温肾利水之法，方选真武汤与济生肾气丸化裁。

2.肾精亏耗

【证候表现】面色黧黑，耳轮焦干，腰膝酸软，头晕耳鸣，遗精早泄，发脱齿摇，口燥咽干，脚心热，舌质红，脉细弱。

【病因病机】由于房劳过度，或热病伤及肝肾之阴，肾精亏损，精气不能上荣。

【证候分析】肾精亏损，精气不能上荣于面，所以面色黧黑的同时耳轮焦干。腰为肾之府,肾精不足,则腰膝酸软。肾精亏虚,不能上承,故头晕耳鸣,发脱齿摇,口燥咽干。肾主藏精,肾虚不能藏精,故遗精早泄,舌质红,脉细弱等为肾精匮乏之症。

【治法方剂】补肾益精。方选右归丸加紫河车。

3.瘀血内阻

【证候表现】面色黧黑,肌肤甲错,口干不欲饮,毛发不荣,妇女兼有月经不调,小腹刺痛或有肿块,唇青舌暗,或有瘀癍,脉沉涩或细迟。

【病因病机】由于久病,或外伤等原因使气滞血结,或因寒凝血滞,使血行不畅;或因内出血,血不归经,瘀于脉外。

【证候分析】瘀血内结,脉络阻塞,则见面色黧黑,肌肤甲错,毛发不荣。妇女兼有月经不调,小腹刺痛或有肿块,唇青舌暗,或有瘀斑,脉沉涩或细迟等瘀血内阻的表现。

【治法方剂】活血化瘀。方选大黄蛰虫丸或膈下逐瘀汤等化裁。

(三)鉴别诊断

肾阳不足、肾精亏耗面色青与瘀血内阻面色青的鉴别

(1)肾阳不足　伴见腰膝酸软,耳鸣耳聋,形寒肢冷,尿少身肿,舌淡胖嫩,苔白,脉沉细无力,两尺尤甚等症状。

(2)肾精亏耗　伴见腰膝酸软,头晕耳鸣,遗精早泄,发脱齿摇,口燥咽干等肾精匮乏之症。

(3)瘀血内阻　伴见肌肤甲错,毛发不荣,妇女兼有月经不调,小腹刺痛或有肿块,唇青舌暗,或有瘀斑,脉沉涩或细迟等瘀血内阻的表现。

十七、面色萎黄

（一）概念

面色萎黄是指面部颜色比常人黄而无华。

（二）常见证候

1.脾胃气虚

【证候表现】面色萎黄，食欲不振，纳后腹胀，倦怠乏力，少气懒言，大便溏薄，舌淡苔白，脉缓弱。

【病因病机】脾肾气虚，运化失司，气血化生不足，肌肤失养。

【证候分析】由于脾虚气血化生不足，肌肤失养，所以面色萎黄。脾失健运，则食欲不振，纳后腹胀，大便溏薄。倦怠乏力，少气懒言，舌淡苔白，脉缓弱均为脾胃气虚之象。

【治法方剂】益气健脾。方选四君子汤加味。

2.脾虚湿阻

【证候表现】面色萎黄，面浮肢肿，四肢困重，食少腹胀，倦怠乏力，语声多重浊，尿少便溏，舌质淡胖，或有齿痕，苔滑腻，脉缓无力。

【病因病机】脾虚，水湿停滞。

【证候分析】由于脾虚，水湿停滞，故面色萎黄，面浮肢肿，四肢困重，语声多重浊。湿困中土，脾失健运，故食少腹胀，倦怠乏力，尿少便溏。舌质淡胖，或有齿痕，苔滑腻，脉缓无力为脾虚湿困之象。

【治法方剂】健脾利湿。方选藿朴夏苓汤或胃苓汤化裁。

3.营血不足

【证候表现】面色萎黄，唇舌色淡，头晕目眩，心悸失眠，肢体麻木，妇女经来量少，延期甚或闭经，短气声低，脉细无力。

【病因病机】由于失血过多，或脾胃虚弱，生化不足，或七情过伤，营血暗耗，而致营血不足。

【证候分析】血虚失荣故面色萎黄，伴有头晕目眩。营血不足，心神失养，故心悸失眠，筋脉失于濡养，故肢体麻木。妇女经来量少，脉细无力等为血虚之症。

【治法方剂】益气养血。方选补血汤合四物汤。

（三）鉴别诊断

脾胃气虚面色萎黄与脾虚湿阻面色萎黄的鉴别

（1）脾胃气虚　伴见少气懒言，大便溏薄，舌淡苔白，脉缓弱之症。

（2）脾虚湿阻　伴见面浮肢肿，四肢困重，语声多重浊，尿少便溏，舌质淡胖，或有齿痕，苔滑腻，脉缓无力之症。

十八、面部疼痛

（一）概念

面部疼痛是指部分或整个颜面部肌肤、骨骼及其他组织疼痛的症状。

（二）常见证候

1.风热挟痰阻络

【证候表现】多呈发作性、烧灼性或刀割样疼痛而难忍，有时鼻旁或唇旁有引痛点，偶有触犯，则突然疼痛发作，颜面之中、下部疼痛者较多，亦可为半面上下皆痛，左右均疼痛者少见，痛时面红，出汗，遇热加重，得凉稍舒，并伴有发热、口干、溲赤、舌质红、苔黄燥、脉弦数等症状。痰火阻络则可兼见头晕、胸闷、肢麻、舌红、苔黄腻、脉滑数。

【病因病机】素体脾虚，痰湿内盛，复受风热侵袭，风邪挟痰闭阻经络，脉络不通，不通则痛。

【证候分析】脾虚痰湿内盛，兼风热侵袭，风邪挟痰闭阻经络，不通则痛故面部疼痛。风为阳邪，善行而数变，风邪挟痰，忽聚忽散，因而疼痛乍作乍间。兼见面红目赤，喜冷，舌红苔黄，脉数，或伴有发热微恶风寒等外感风热的症状。

【治法方剂】疏风散热，涤痰活络。方用“面痛Ⅰ号方”。（面痛Ⅰ号方：川芎、菊花、荆芥、半夏、陈皮、蝉衣、赤芍、丹皮、丹参、地龙、当归、甘草）

2.风寒挟痰阻络

【证候表现】亦多呈发作性、抽掣样疼痛，剧烈难忍，痛时面色苍白，遇冷加重，得温则减，舌质淡，苔薄白，脉紧。如为寒痰阻络可兼见面虚浮，首如裹，舌淡胖，苔白厚腻，脉濡滑。

【病因病机】素体脾虚，痰湿内盛，风热侵袭，风邪挟痰闭阻经络，脉络不通，不通则痛。

【证候分析】脾虚痰湿内盛，复受风寒侵袭，风邪挟痰闭阻经络，不通则痛。兼见面不红，喜温，舌淡，苔薄白而润，脉紧或伴有发热及较重之恶寒。

【治法方剂】疏风散寒，涤痰通络，用自拟“面痛Ⅱ号方”。（面痛Ⅱ号方：川芎、白附子、桂枝、半夏、防风、白芷、羌活、细辛、当归、丹参、地龙、甘草）

3.肝郁化火

【证候表现】面部灼热疼痛，多因情志抑郁或忧思恚怒而突发，遇热加重，口苦咽干，心烦易怒，胸闷胁满，常有叹息，手足心热，夜寐不安，尿黄赤，便燥结，舌质红，苔黄燥，脉弦数。

【病因病机】忧思恚怒伤肝，木失条达，郁而化热，肝火上犯，遂致面部疼痛。

【证候分析】肝失条达，肝火上犯，遂致面部疼痛；肝火偏亢，扰乱心神，则心烦易怒，且具明显肝火的症状，如面赤目红，胁痛，口苦咽干，舌质红，苔黄燥，脉弦数等。

【治法方剂】清肝泻火，通经活络，用自拟“面痛Ⅲ号方”。（面痛Ⅲ号方：柴胡、郁金、山栀、青黛、丹参、地龙、当归、赤芍、川芎、陈皮、丹皮、甘草）

4.气虚血瘀

【证候表现】面痛日久，疼痛持续时间长，发作性特点较弱，且痛如锥刺而难忍，痛着不移，面色晦滞，甚则肌肤甲错，有时疼痛伴随抽搐，畏风自汗，少气懒言，语声低微，舌淡白或有瘀血斑点，脉沉细而弱。

【病因病机】常是面痛多年，气血亏损，病邪入血入络，脉络瘀滞。

【证候分析】气血亏损，病邪入血入络，脉络瘀滞，故面痛，且痛如锥刺，甚则肌肤甲错。气虚卫外不固，则畏风自汗。少气懒言，语声低微，舌淡白或有瘀血斑点，脉沉细而弱为气虚血瘀之征。

【治法方剂】补气活血，化瘀通络，用自拟“面痛Ⅳ号方”。（面痛Ⅳ号方：黄芪、川芎、赤芍、当归、天麻、甘草、丹参、鸡血藤、牛膝、红花、茯苓、姜黄）

（三）鉴别诊断

风热挟痰阻络面部疼痛与风寒挟痰阻络面部疼痛的鉴别

（1）风热挟痰阻络　兼见外感风热之象。

（2）风寒挟痰阻络　兼见外感风寒之象。

十九、头面红肿

（一）概念

头面红肿是指头部红赤肿大，甚则连及耳颊。

(二)常见证候

1.瘟热时毒

【证候表现】头面部焮红肿大,咽喉肿痛,初起憎寒发热,继而恶寒罢,热势加剧,甚则神昏谵语,耳聋,口渴饮冷,舌苔黄,脉洪数。

【病因病机】感受瘟毒,上攻头目。

【证候分析】瘟毒之邪上攻头目,而致头面焮红肿大。咽喉为肺胃之门户,毒火熏蒸于肺胃,故见咽喉肿痛。热扰神明则神昏谵语,耳聋。舌苔黄,脉洪数为瘟毒内盛之象。

【治法方剂】伴有热毒充斥肺胃时,宜泻火解毒,方选普济消毒饮;如兼阳明腑实者,加大黄泻下实热。

2.风热上扰

【证候表现】面目红肿,或麻或痒,恶风头痛,咽痛,口微渴,舌苔薄黄,脉浮数。

【病因病机】风热入侵,卫气被郁,风热上扰头面。亦有因偏嗜膏粱厚味,内有积热,复感风邪,风热相搏,上犯头目而成。

【证候分析】风热外侵,卫气被郁,上扰头面,致面目红肿。肺热伤津,则咽痛,口微渴。舌苔薄黄,脉浮数为风热之征。

【治法方剂】疏风清热。方选防风通圣散加减。

3.误食中毒

【证候表现】面肿色赤,口干舌麻,恶心呕吐,大便秘结,或畏寒发热等。

【病因病机】因误食野菜或其他有毒之物,毒气入血上犯头目。

【证候分析】毒气入血上犯头目,故见头面红肿。除此之外,可见毒气入胃之口干舌麻、恶心呕吐的症状。

【治法方剂】初起用淡盐汤催吐,继用生甘草配绿豆汤频服,再服普济消毒饮加减,或用生大黄、番泻叶煎汤泻下排出毒物。

（三）鉴别诊断

瘟热时毒头面红肿与风热上扰头面红肿的鉴别

（1）瘟热时毒　好发于冬春两季，头面部焮红肿大，同时伴有热毒充斥肺胃（咽喉肿痛、壮热、口渴、苔黄）的症状。

（2）风热上扰　一年四季均可发生，头面红肿，但肿势不如瘟热时毒剧烈，局部瘙痒，如虫行皮下，发热而热势不剧，同时有风热郁于卫分（畏风、头痛、脉浮数）的症状。

二十、面浮

（一）概念

面浮是指面部虚浮作肿，但按之应手而起。

（二）常见证候

1.肺气虚弱

【证候表现】面浮色㿠白，气喘息短，语言无力，动则气急，形寒畏风，自汗，久咳不已，舌质淡，苔薄白，脉虚弱无力。

【病因病机】年老肺气虚弱不足，久咳肺气受损，宣降失司，气无所主。

【证候分析】肺气受损，治节失职，宣散肃降之令不行，肺主气，肺虚则气无所主，故面目虚浮作肿，气喘息短，语言无力，动则气急。肺虚卫外不固故形寒畏风，自汗。

【治法方剂】补肺益气，化痰止咳。方选补肺阿胶汤加减。

2.脾阳不足

【证候表现】面浮色萎黄，四肢不温，自觉面部发胀，倦怠乏力，食少腹胀，大便溏薄，肌肉消瘦，舌质淡嫩有齿痕，苔薄白，脉象虚弱。

【病因病机】劳倦过度,饮食失节,或久泻,或其他慢性病,损伤脾阳,脾气虚弱,运化失职,清阳不升发为面浮。

【证候分析】脾气虚弱,运化失职,清阳不升发为面浮。脾阳虚弱,腐熟无力,纳谷不香,故食少腹胀,肌肉消瘦。脾阳虚弱,运化无权,则大便溏薄。

【治法方剂】健脾益气。方选补中益气汤加附子、干姜等。

(三)鉴别诊断

肺气虚弱面浮与脾阳不足面浮的鉴别

(1)肺气虚弱　面色多㿠白无华,兼有肺实证。

(2)脾阳不足　面色多萎黄不泽,兼有脾实证。

二十一、颜面抽搐

(一)概念

颜面抽搐是指眼睑、嘴角及面颊肌肉的抽搐,通常仅出现于一侧。

(二)常见证候

1.肝气抑郁

【证候表现】颜面抽搐,头晕耳鸣,急躁,或伴有哭闹,舌红苔薄白,脉弦缓。

【病因病机】每随情绪波动而诱发,特别是与人发生口角时最易发生,肝气抑郁日久耗伤肝血,肝血不足,血不养筋所致。

【证候分析】肝气抑郁日久耗伤肝血,肝血不足,血不养筋致颜面抽搐,常伴有郁郁寡欢或哭闹,神呆少言。肝失条达,肝阳偏亢,循经上扰清窍,则头晕耳鸣。舌红苔薄白,脉弦缓为肝郁之征。

【治法方剂】疏肝理气。方用逍遥散加味。

2.肝血失荣

【证候表现】颜面抽搐,时发时止,伴有头晕,目昏,舌红少苔,脉弦细无力。

【病因病机】无明显发作诱因,乃肝血不足不能养筋所致。

【证候分析】肝血不足不能养筋,发作时颜面肌肉微微抽动,伴有头晕目眩,舌淡,脉细。

【治法方剂】养血缓急。方用加味芍药甘草汤。

3.风邪阻络

【证候表现】突然颜面抽搐,伴有头痛,鼻塞,恶寒,流泪,舌淡红,苔薄白,脉浮。

【病因病机】风寒外袭,阻于阳明脉络。

【证候分析】风寒外袭,阻于阳明脉络致颜面抽搐。发作时伴有头痛,鼻塞,恶风寒,患侧面部有吹风样感,脉浮等风邪在表之象。

【治法方剂】疏散风寒,佐以解痉。方用菊花茶调散。

4.肝风内动

【证候表现】颜面抽搐,时感头痛头晕,每遇愤事抽搐加剧,舌暗红,苔薄黄偏干,脉弦细有力。

【病因病机】肝气素旺,上窜化风,扰动面部脉络。

【证候分析】肝阳化风,扰动面部脉络而形成本症。因此患者素有头晕头痛,多发于大怒之后,颜面抽搐较剧,头痛加重,脉弦细有力。

【治法方剂】平肝熄风。方用羚角钩藤汤或天麻钩藤饮。

5.风痰阻络

【证候表现】颜面抽搐,患侧面肌发麻,伴有面部虚浮,眩晕,咳痰,口干不欲饮,舌体胖大,苔薄白润,脉弦滑。

【病因病机】病久气虚,风痰久羁阻络,风痰相搏,脉络失约,遂颜面抽搐。

【证候分析】风痰阻络，脉络失约，遂颜面抽搐。多继发于口眼喎斜或风痰眩晕之后，面部虚浮，并有虫蚁游走感。眩晕，咳痰，口干不欲饮，乏力，舌体胖大，脉弦滑，苔润腻为风痰阻络之象。

【治法方剂】祛痰熄风。方用千缗汤合六君子汤加南星。

(三)鉴别诊断

1.肝气抑郁颜面抽搐与肝血失荣颜面抽搐的鉴别

(1) 肝气抑郁　随情绪波动而诱发，常伴有郁郁寡欢或哭闹，神呆少言，头晕耳鸣。

(2) 肝血失荣　患者素有头晕目眩，发作时颜面肌肉微微抽动，脉细，舌淡。

2.风邪阻络颜面抽搐与肝风内动颜面抽搐的鉴别

(1)风邪阻络　发作时伴有头痛，鼻塞，恶风寒，患侧面部有吹风样感，脉浮等。

(2)肝风内动　患者素有头晕头痛，多发于大怒之后，颜面抽搐较剧，头痛加重，脉弦细有力。

二十二、口眼喎斜

(一)概念

口眼喎斜是指口眼喎斜而不能闭合。又称“面瘫”、“吊线风”、“歪咀风”等。

(二)常见证候

1.风邪外袭

【证候表现】突然口眼喎斜，面部感觉异常，并兼有头痛，鼻塞，颈项发紧不舒，颜面肌肉抽动，舌苔薄白，脉浮。

【病因病机】风邪客于面部阳明脉络，气血运行异常，脉络失荣，因而出现口眼㖞斜。

【证候分析】风邪阻滞脉络，气血运行异常，脉络失荣，因而出现口眼㖞斜，颜面肌肉抽动。临证有风寒、风热与风湿之分。三者的共同点是突然发生口眼㖞斜，有明显的外感症状，脉浮，舌苔薄白。不同点为：风寒证患侧面肌有发紧或疼痛，皮肤发厚僵硬；风热证患侧面肌松弛，皮肤有烘热感；风湿证患侧面肌臃肿，眼睑或有浮肿。

【治法方剂】风寒证治宜疏风散寒，方选葛根汤加减；风热证治宜疏风散热，方选柴葛解肌汤；风湿证治宜疏风散湿，方选羌活胜湿汤。

2.肝风内动

【证候表现】口眼㖞斜突然发作，面部潮红，肢体麻木，耳根胀痛，眩晕加剧，头重脚轻，舌暗红，苔黄或少苔乏津，脉弦数有力。

【病因病机】恚怒气逆，肝阳化风，上窜面部，损伤阳明脉络。

【证候分析】肝为刚脏，体阴用阳，肝失条达，肝阳化风，上窜面部，损伤阳明脉络，牵动缺盆与面颊，遂而出现口眼㖞斜，甚至面部肌肉抽动或肉瞤筋惕。肝阳偏亢，循经上扰清窍，则眩晕，头重脚轻。舌暗红，苔黄或少苔乏津，脉弦数有力为肝风内扰之征。

【治法方剂】平肝熄风。方用羚角钩藤汤或天麻钩藤饮。

3.肝气郁结

【证候表现】口眼㖞斜常随精神刺激而出现，伴有太息，胸胁苦满，不欲饮食，悲痛欲哭，苔薄白，脉弦。

【病因病机】与人发生口角，或独自思虑不遂，或耳闻目睹不快之事，致肝气怫郁，阳明脉络不和。

【证候分析】肝气怫郁，阳明脉络不和，出现口眼㖞斜，伴有太息。肝郁化火，肝阳偏亢，则胸胁苦满。肝气犯胃，则不欲饮食。

【治法方剂】疏肝解郁，调和络脉。方选抑肝散。

4.气血双亏

【证候表现】口眼㖞斜，面肌松弛，眼睑无力，少气懒言，舌质淡嫩，舌苔薄白，脉细无力。

【病因病机】此症多见于中风后遗症，或产后及其他疾病后期。气虚不能上奉于面，阴血亦难灌注阳明，面部肌肉失却气血的温养所致。

【证候分析】气虚不能上奉于面，面部肌肉失却气血的温养，出现口眼㖞斜。眼睑无力，少气懒言，舌质淡嫩，舌苔薄白，脉细无力为气虚血虚之征。

【治法方剂】气分偏亏，宜补气活血解痉，方选补阳还五汤送服二虫散；血分偏亏，宜养血祛风，方选大秦艽汤；气血双亏的宜大补气血，方选十全大补汤，或配合针灸治疗。

5.风痰阻络

【证候表现】口眼㖞斜，面肌麻木，语言不清，喉有痰鸣，舌体有僵硬感，舌苔白腻，脉弦滑或弦缓。

【病因病机】素体气虚，伏有痰饮，或气郁扰痰，痰动生风；或偶遇风寒，风袭痰动，风痰互结，流窜经络，上扰面部，阳明络脉壅滞不利。

【证候分析】风痰互结，流窜经络致语言不清，喉有痰鸣，舌体有僵硬感；上扰面部，阳明络脉壅滞不利，即发生口眼㖞斜，面肌麻木。

【治法方剂】化痰祛风，开窍通络。方选青州白丸子，或导痰汤加减。

（三）鉴别诊断

肝风内动口眼㖞斜与风痰阻络口眼㖞斜的鉴别

（1）肝风内动　眩晕，头重脚轻，舌暗红，苔黄或少苔乏津。

（2）风痰阻络　语言不清，喉有痰鸣，舌体有僵硬感，舌苔白腻。

二十三、口噤

(一)概念

口噤是指牙关紧闭,口合不开的症状。

(二)常见证候

1.外感风寒

【证候表现】发热恶寒头痛,口噤不开,无汗或有汗,舌苔白,脉浮紧或浮数。

【病因病机】感受风寒湿邪,侵入三阳经络,引起筋急口噤,属太阳痉病。

【证候分析】风寒湿邪,阻滞经络,致筋急口噤,项背强急。恶寒,头痛,苔白,脉浮为风寒在表之候。

【治法方剂】宣散外邪。方用葛根汤加减。

2.里热壅盛

【证候表现】口噤项强,角弓反张,四肢挛急,发热或壮热,面红目赤,口唇干焦,二便秘涩,舌红苔黄而燥,脉弦数或沉数有力。

【病因病机】风寒入里化热或瘟热入里,壅盛于气分或引动肝风,引起口噤。

【证候分析】邪热壅盛于气分或引动肝风,引起口噤,项强,角弓反张,四肢挛急。风寒入里化热或瘟热入里,故而出现发热或壮热,面红目赤,口唇干焦,二便秘涩,舌红苔黄而燥,脉弦数或沉数有力之里热之象。

【治法方剂】清泻里热。里热盛于阳明气分,或结于胃肠,致腐蚀者,宜清热泻火攻下,用白虎汤或大承气汤加减;热毒燔灼气血或壅盛于咽喉，可清热解毒、凉血泻火，用清瘟败毒饮加减；肝经热盛动风者，多有抽搐反张之症，拟清肝泻火熄风，用龙胆泻肝汤或羚角钩藤汤加减。若神志昏迷者，当清心开窍，用安宫牛黄丸。

3.阴亏血虚

【证候表现】头昏眼花，口噤咬牙，四肢抽搐，或拘挛僵仆，心烦不宁，或有发热，形瘦，舌红无苔，脉沉细而数。

【病因病机】热邪耗伤阴津，或汗下伤阴，邪势已退，而阴血亦虚；或杂病因失血、产后，阴虚血少，筋脉失养，故拘急为噤。

【证候分析】血虚筋脉失养，故拘急为噤，四肢抽搐，或拘挛僵仆。血虚清窍失养则头昏眼花。心神失养则心烦不宁。舌红无苔，脉沉细而数为血虚之征。

【治法方剂】滋阴养血熄风。方用大定风珠加减。

4.寒邪直中

【证候表现】口噤不语，四肢战栗，身形拘谨，手足厥冷，腹痛下利，面色青紫，舌暗苔白，脉沉弦而涩。

【病因病机】由于寒邪入里，损伤脉络所致。

【证候分析】寒邪入里，损伤面部脉络，故口噤不语；阳气不能外达，故四肢战栗，身形拘谨，手足厥冷，腹痛下利。面色青紫，舌暗苔白，脉沉弦而涩为寒邪内扰之征。

【治法方剂】温中散寒。方选四逆汤或大顺散加减。

5.气郁痰壅

【证候表现】口噤牙紧，或兼晕厥，四肢抽搐，或全身僵直，喉中痰壅，呼吸喘促，舌苔薄白或白腻，脉沉弦或弦滑。

【病因病机】多见于杂病，因痰气郁结，闭塞清窍或挟风窜于经络所致。一般多因情绪激动或忧思恼怒而发。

【证候分析】痰气郁结，闭塞清窍，阻于经络致口噤，常伴一时性晕厥。痰气内阻,筋脉失养则抽搐,或僵直。

【治法方剂】理气开窍豁痰。方用木香调气散或导痰汤加减。若神志不清者,先服苏合香丸以开窍醒神。

6.外伤风毒

【证候表现】牙关微紧,口噤项强,四肢抽搐,成苦笑面容,或角弓反张,或兼寒热,苔白腻,脉弦。

【病因病机】多因金疮跌仆,损伤皮肉,或疮疡溃后,为风毒之邪外乘,致阳明络脉拘急而发口噤。

【证候分析】外伤后,风毒之邪内侵,阳明络脉拘急而发口噤,项强,四肢抽搐,成苦笑面容,或角弓反张。苔白腻,脉弦为外伤风毒之象。

【治法方剂】镇痉祛风。方选玉真散合五虎追风散加减。

(三)鉴别诊断

1.外感风寒口噤与里热壅盛口噤的鉴别

(1)外感风寒　具有恶寒、头痛、脉浮、苔白等表寒之证。

(2)里热壅盛　具有壮热,面红目赤,口唇干焦,二便秘涩等里热证。

2.阴亏血虚口噤与里热壅盛口噤的鉴别

(1)阴亏血虚　为虚证。

(2)里热壅盛　具有壮热,面红目赤,口唇干焦,二便秘涩等里实热证。

3.寒邪直中口噤与外感风寒口噤的鉴别

(1)寒邪直中　为里寒证。

(2)外感风寒　具有恶寒、头痛、脉浮、苔白等表寒之证。

二十四、口中生疮

(一)概念

口中生疮简称“口疮”。

(二)常见证候

1.脾胃积热

【证候表现】口、唇、舌及齿龈多处生疮,周围红肿,甚者腮舌俱肿,疼痛,影响进食,口渴饮冷,大便秘结,尿黄赤,或兼身热,舌质红,或有裂纹,苔黄,脉数有力。

【病因病机】饮食失节,嗜食辛辣醇酒,脾胃积热,脾开窍于口,脾胃之热上蒸于口。

【证候分析】脾胃之热上蒸于口,发生口疮,兼有口渴饮冷,大便秘结,尿黄赤,舌红苔黄等脾胃实热之证候。

【治法方剂】清热泻火。方选凉膈散、泻黄散。

2.阴虚火旺

【证候表现】口疮反复发作,每因劳累或夜寐不佳而诱发,创面黄白色,周围淡红,疼痛昼轻夜重,口干,心烦失眠,手足心热,舌红少苔,或有红裂纹,脉沉细数。

【病因病机】因思虑劳倦,心阴暗耗,或热病后期,阴分受伤,阴虚火旺,上炎于口。

【证候分析】阴虚则火旺,上炎于口,发生口疮。兼有心烦失眠,手足心热,舌红少苔等阴虚证候。

【治法方剂】滋阴清火。偏于心阴虚者,方选黄连阿胶鸡子汤;偏于肾阴虚者,方选知柏地黄汤。

3.中气不足

【证候表现】口疮反复发作，时轻时重，创面色淡，疼痛较轻，纳少脘胀，大便不实，肢软神疲，短气懒言，舌质淡，边有齿痕，苔白，脉细弱。

【病因病机】由于劳倦、久病等脾胃中气受损，或口疮日久灼阴耗气，脾胃气虚，中气不足，阴火内生。

【证候分析】脾气不足，阴火内生，发生口疮。脾失健运，则纳少脘胀，大便不实。肢软神疲，短气懒言，舌质淡，边有齿痕，苔白，脉细弱等脾胃亏虚证候。

【治法方剂】健脾益气，宜补中益气汤或黄芪建中汤。如气阴两虚者，可选生脉散加味。

（三）鉴别诊断

1.脾胃积热口中生疮与阴虚火旺口中生疮的鉴别

（1）脾胃积热　口疮严重，多处发生，疮面色红而肿痛。

（2）阴虚火旺　口疮迁延不愈，反复发作，此起彼伏，疮面色淡红，不甚肿，昼轻夜重。

2.中气不足口中生疮与阴虚火旺口中生疮的鉴别

（1）中气不足　疮面色淡，无红肿，轻度疼痛，虽单个或数个发生，却迁延不愈，兼有纳少脘胀，大便不实，肢软神疲，短气懒言，舌质淡，边有齿痕，苔白，脉细弱等脾胃气实证候。

（2）阴虚火旺　其疮面淡红，尚有烦热、舌红少苔等虚火上炎之症。

二十五、口苦

（一）概念

口苦是指自觉口中有苦味。

（二）常见证候

1.邪在少阳

【证候表现】口苦咽干，头晕目眩，寒热往来，胸胁苦满，心烦喜呕，食纳减少，小溲色黄，苔薄白或薄黄，脉浮弦有力。

【病因病机】伤寒太阳病不解，邪传少阳，胆为少阳之府，胆热上蒸，则口苦。

【证候分析】胆为少阳之府，邪传少阳，胆热上蒸，则口苦。常伴寒热往来，胸胁苦满，心烦喜呕，食纳减少。苔薄白或薄黄，脉浮弦有力为邪在少阳之征。

【治法方剂】和解少阳。方用小柴胡汤加减。

2.肝胆郁热

【证候表现】口苦心烦，口干欲饮，太息易怒，头晕头痛，目赤目眩，两胁胀痛，小便黄，大便干，舌边尖红，苔薄黄或黄腻，脉弦数。

【病因病机】情志郁结或五志过极化火，肝胆郁火内蕴，疏泄失职，胆气上溢而口苦。

【证候分析】肝胆郁火，疏泄失职，胆气上溢而口苦，兼有太息易怒。肝火循肝脉上行则头晕头痛，目赤目眩。肝络失和则两胁胀痛，肝火犯胃，胃肠有热，则大便干，舌边尖红，苔薄黄或黄腻，脉弦数等肝火之症。

【治法方剂】清解肝胆郁火，可用龙胆泻肝汤。若痰热内扰者，可用黄连温胆汤。

（三）鉴别诊断

邪在少阳口苦与肝胆郁热口苦的鉴别

（1）邪在少阳　常伴寒热往来，胸胁苦满，心烦喜呕，食纳减少等症状。

（2）肝胆郁热　兼有太息易怒，头晕头痛，目赤目眩，两胁胀痛，小便黄，大便干，舌边尖红，苔薄黄或黄腻，脉弦数等肝火之症。

二十六、口甜

（一）概念

口甜也称“口甘”，指自觉口中有甜味。

（二）常见证候

1.脾胃热蒸

【证候表现】口中发甜，口干欲饮，多食易饥，或唇舌生疮，大便干，溲黄，舌红苔黄而燥，脉数有力。

【病因病机】过食辛辣肥甘之品，滋生内热，发为口甘；或因感受天之湿热，蕴结脾胃，与谷气相搏，上蒸而口甘。

【证候分析】湿热之邪与谷气相搏，上蒸而口甘，口干欲饮。湿热蕴结脾胃则多食易饥，或唇舌生疮，大便干。溲黄舌红苔黄而燥，脉数有力为脾胃热蒸之象。

【治法方剂】清热泻火，轻者用泻黄散，兼有腑实者，可用大黄黄连泻心汤加减。

2.气阴两虚

【证候表现】口甜，不思饮食，口干欲饮不多，神疲乏力，脘腹作胀，大便不调，舌干稍红，苔少，脉细弱。

【病因病机】年老或久病，伤及脾胃，导致气阴两虚，虚热内生，脾津受灼，而口甘。

【证候分析】气阴两虚，虚热内生，脾津受灼，而口甘，不思饮食，口干欲饮不多，神疲乏力。脾失健运则脘腹作胀，大便不调。舌干稍红，苔少，脉细弱为气阴两虚之征。

【治法方剂】益气健脾，和胃养阴。可用补中益气汤去升麻、柴胡加兰香、煨葛根，亦可用七味白术散加山药、石斛、莲子等。

(三)鉴别诊断

脾胃热蒸口甜与气阴两虚口甜的鉴别

(1)脾胃热蒸　口渴引饮，多食易饥，或唇舌生疮，大便干结。

(2)气阴两虚　欲饮不多，且气短乏力，不思饮食，脘腹作胀，大便或溏或干。

二十七、口咸

(一)概念

口咸是指口中自觉有咸味，有时伴有咸味痰涎排出。

(二)常见证候

1.肾阴虚

【证候表现】口咸，或吐少量咸涎，伴咽干口燥，头昏耳鸣，腰膝酸软，五心烦热，夜寐不安，舌红苔薄，脉沉细而数，尺脉无力。

【病因病机】劳伤于肾，或年老体衰，或久病及肾，导致下元虚衰，真阴受损；虚火上炎，煎灼肾阴。

【证候分析】下元虚衰，真阴受损，虚火上炎而致。肾阴不足，腰府失养，则腰膝酸软，可见阴虚火旺之耳鸣口干，五心烦热，舌红，脉沉细而数等症。

【治法方剂】滋阴降火，壮水之主。方用大补阴丸或知柏地黄丸。

2.肾阳虚

【证候表现】口咸，全身倦怠，气短乏力，畏寒肢冷，腰脚痿软无力，夜间尿频，舌淡胖有齿痕，脉沉细无力。

【病因病机】劳伤于肾，或年老体衰，或久病及肾，导致下元虚衰，真阳受损；阳虚不摄，肾液上泛。

【证候分析】下元虚衰，阳虚不摄，肾液上泛而致。畏寒肢冷，气短乏力，夜间尿频，舌淡胖有齿痕，脉沉细无力为肾阳虚之象。

【治法方剂】温补肾阳。方用肾气丸合五味子加减。

（三）鉴别诊断

肾阴虚口咸与肾阳虚口咸的鉴别

（1）肾阴虚口咸　可见耳鸣口干，五心烦热，舌红，脉沉细而数等阴虚火旺之症。

（2）肾阳虚口咸　兼见畏寒肢冷，气短乏力，夜间尿频，舌淡胖有齿痕，脉沉细无力。

二十八、口酸

（一）概念

口酸是指口中自觉有酸味，甚者闻之有酸味。

（二）常见证候

1.肝热

【证候表现】口酸口苦，胸胁满痛，性急易怒，或面赤眩晕，心中懊侬,大便干,小溲黄,舌苔薄黄,舌偏红,脉弦稍数。

【病因病机】肝有实热,或因情志抑郁化火生热,或因邪热蕴于肝胆,酸为木之味,肝热上蒸故作酸。

【证候分析】邪热蕴于肝胆,酸为木之味,肝热上蒸故作酸。肝气郁滞,肝络失和则胸胁满痛,性急易怒。肝火上炎则面赤眩晕。肝气承脾则大便干。舌苔薄黄,舌偏红,脉弦稍数为肝实热之象。

【治法方剂】疏肝清热。方用柴胡清肝饮,或用当归龙荟丸。

2.脾虚木乘

【证候表现】口中觉酸,或吐酸呕苦,或嗳气太息,纳谷不香,食后脘痞腹胀,倦怠乏力,大便溏薄,舌苔白,脉细弦或弦缓。

【病因病机】脾虚在先,肝木乘之于后,病本在脾,属虚实夹杂之症。

【证候分析】脾胃虚弱,肝木乘之则口中发酸。脾失健运则嗳气反酸,并见纳食欠佳,食后脘痞腹胀便溏等。

【治法方剂】健脾和胃,兼以平肝。方用六君子汤合左金丸加减。

3.宿食停滞

【证候表现】口中发酸,或嗳气酸腐,纳呆恶食,脘腹痞闷胀满,大便或结或溏而腐秽,或便下不爽,舌苔厚腻或黄,脉滑有力。

【病因病机】饮食过量,或过食肥甘厚味之品,影响脾胃运化。

【证候分析】脾失运化,故而口中发酸,或嗳气酸腐。食滞中焦,气机不利,则纳呆恶食,脘腹痞闷胀满。升降失常,传导失司则大便或结或溏而腐秽,或便下不爽。

【治法方剂】消食导滞,和胃降气。方选保和丸或木香槟榔丸。

(三)鉴别诊断

1.肝热口酸与脾虚木乘口酸的鉴别

(1)肝热口酸　一派肝实热之象,如胸胁满痛,性急易怒,面赤眩晕，心中懊侬，大便干，小溲黄，舌苔薄黄，舌偏红，脉弦稍数。

（2）脾虚木乘　可见呕吐酸苦，或嗳气反酸，并见纳食欠佳，食后脘痞腹胀便溏等脾胃虚弱之症。

2.宿食停滞口酸与脾虚木乘口酸的鉴别

（1）宿食停滞　有伤食病史。

（2）脾虚木乘　可见呕吐酸苦，或嗳气反酸，并见纳食欠佳，食后脘痞腹胀便溏等脾胃虚弱之症。

二十九、口腻

（一）概念

口腻是指口舌黏腻，滞涩不爽，甚则食不知味。

（二）常见证候

1.寒湿困脾

【证候表现】口中黏腻，口淡不渴，不思饮食，胃脘满闷，倦怠乏力，大便溏薄，小便不利，舌体胖淡，苔白腻水滑，脉濡缓。

【病因病机】脾胃虚寒，湿从寒化，脾阳被困，运化失司。

【证候分析】寒湿内阻，脾阳被困，运化失司，故口腻较轻，口淡乏味而不渴。脾失健运则不思饮食，胃脘满闷。湿浊中阻，致升降失常传导失司，则大便溏薄，舌体胖淡，苔白腻水滑，脉濡缓为湿浊蕴阻之象。

【治法方剂】芳香化浊，健脾燥湿。方用藿香正气散或平胃散。

2.湿热中阻

【证候表现】口中黏腻滞涩，口气秽浊，食不知味，口干不欲饮，脘腹胀满，胃纳减退，大便溏垢，小便黄赤，舌质红，苔黄腻，脉濡数，或弦滑。

【病因病机】脾胃积热，湿热上蒸于口。

【证候分析】脾胃积热,湿热上蒸于口,故口腻滞涩较重,而口气秽浊,口渴而不欲饮。湿浊中阻,气机不利则脘腹胀满,脾失健运则胃纳减退。大便溏垢,小便黄赤,舌质红,苔黄腻,脉濡数,或弦滑为湿热中阻之征。

【治法方剂】清热化湿。方选三仁汤或藿朴夏苓汤。

3.痰热阻滞

【证候表现】口中黏腻,口渴不欲饮,胸膈满闷,心烦不宁,痰黄而黏滞不易咯出,食少纳呆,舌质红,苔黄腻而干,脉滑数。

【病因病机】脾虚不运,聚湿生痰,蕴久化热;或气郁化火,炼津为痰,痰热阻滞。

【证候分析】痰热阻滞,而见口舌黏腻,口渴不欲饮,痰黄而黏滞不易咯出。气机不利则胸膈满闷。痰热内阻,脾失健运则食少纳呆。舌质红,苔黄腻而干,脉滑数为痰热之象。

【治法方剂】清热化痰。方选黄连温胆汤,或清气化痰丸。

(三)鉴别诊断

寒湿困脾口腻与湿热中阻口腻的鉴别

(1)寒湿困脾　口腻较轻,口淡不渴,大便溏薄,舌体胖淡,苔白腻水滑,脉濡缓。

(2)湿热中阻　口腻滞涩较重,而口气秽浊,口渴而不欲饮,食不知味,大便溏垢,小便黄赤,舌质红,苔黄腻,脉濡数,或弦滑。

三十、口臭

(一)概念

口臭是指口中出气臭秽,自觉或为他人所闻而言。

（二）常见证候

1.胃热上蒸

【证候表现】口臭口渴饮冷，口唇红赤，口舌生疮糜烂，或牙龈赤烂肿痛，溲赤便秘，舌红苔黄，脉数有力。

【病因病机】常在温热病或口疮、牙宣等病中出现，或素食辛辣厚味，致生内热，火热上蒸。

【证候分析】火热之邪上蒸，症见口唇红赤，口舌生疮糜烂，或牙龈赤烂肿痛，并见口渴饮冷，溲赤便秘，舌红苔黄等胃有实热之症。

【治法方剂】清胃泄热。方选清胃汤或升麻黄连丸加减；若兼便秘腑实，宜用凉膈散。

2.痰热壅肺

【证候表现】口气腥臭，兼胸痛胸满，咳嗽吐浊，或咳吐脓血，咽干口苦舌燥，不欲饮水，舌苔黄腻，脉滑数。

【病因病机】痰热壅肺，灼伤气血，瘀结成痈，血败为脓。

【证候分析】痰热壅肺，肺气上逆，肺络不和，故症见咳吐浊痰。痰浊瘀热郁蒸成痈则吐脓血，口气腥臭，胸痛胸满，热入血分，耗津伤液则咽干口苦舌燥，不欲饮水。

【治法方剂】清肺化痰。方选千金苇茎汤、泻白散。

3.肠胃食积

【证候表现】口中酸臭，脘腹胀满，嗳气频作，不思饮食，大便或秘或利，矢气臭秽，舌苔厚腻或腐腻，脉弦滑。

【病因病机】由于饮食失节，肠胃失运，宿食停滞。

【证候分析】肠胃失运，宿食停滞，遂成食积。症见口臭如酸腐，或夹有生食物，并兼见脘腹胀满，嗳气频作，不思饮食舌苔厚腻或腐腻等伤食之症。

【治法方剂】消食导滞。方选保和丸、枳实导滞丸。

三十一、口淡无味

(一)概念

口淡无味是指口中味觉减退，自觉口内发淡而无法尝出饮食滋味而言,多伴有纳谷不香,食欲不振等症状。

(二)常见证候

1.脾胃虚弱

【证候表现】口淡,食不知味,不欲饮食,神疲短气乏力,脘痞腹胀,便溏,舌淡苔薄,脉缓弱。

【病因病机】饮食失节,大吐大泻,久病失养等,致使脾胃之气虚惫,运化失职,不欲饮食,口淡无味。

【证候分析】脾胃之气虚惫,运化失职故不欲饮食,口淡无味,神疲短气乏力。气机不畅则脘痞腹胀,脾失健运则便溏。舌淡苔薄,脉缓弱为脾胃虚弱之象。

【治法方剂】健脾和胃。方选香砂六君子汤加焦谷麦芽等。

2.湿阻中焦

【证候表现】口淡黏腻,饮食无味,纳呆,胸脘痞闷,恶心呕吐,便溏,舌苔白腻或黄腻,脉濡。

【病因病机】外湿入侵脾胃,或因饮食所伤,脾运不健,湿浊内生,湿阻中焦。

【证候分析】湿阻中焦,脾运不健故口淡黏腻,饮食无味,纳呆,胸脘痞闷,恶心呕吐,便溏。舌苔白腻或黄腻,脉濡为湿邪内阻之象。

【治法方剂】芳香辟浊,化湿醒脾。方用藿朴夏苓汤,或三仁汤。

（三）鉴别诊断

脾胃虚弱口淡无味与湿阻中焦口淡无味的鉴别

（1）脾胃虚弱　兼见神疲短气乏力，脘痞腹胀，便溏，舌淡苔薄，脉缓弱等脾实证状。

（2）湿阻中焦　兼见口中黏腻，胸脘痞闷，恶心呕吐，舌苔白腻或黄腻，脉濡等湿阻脾胃症状。

三十二、口渴

（一）概念

口渴是指口干欲饮水，与单纯口干、口燥不同。

（二）常见证候

1.热炽阳明

【证候表现】口渴饮冷，高热汗出，面红目赤，烦躁，或腹部胀满疼痛，大便秘结，小便黄赤，舌苔黄燥，甚则焦黑起芒刺，脉数或沉实有力。

【病因病机】热邪入里，阳明气分大热。

【证候分析】热邪内侵，津液被伤，因而大渴饮引。兼见高热汗出，面红目赤，烦躁，或腹部胀满疼痛。大便秘结，小便黄赤，舌苔黄燥，甚则焦黑起芒刺，脉数或沉实有力为热扰阳明之征。

【治法方剂】清热泻火。方选白虎加人参汤，阳明腑实者用大、小承气汤。

2.热入营血

【证候表现】口渴，饮水不多，或不欲饮，午后热甚，烦躁谵语，或斑疹隐隐，舌质红绛或尖红起刺，脉细数。

【病因病机】热入营血，热邪煎灼血中津液上蒸。

【证候分析】热入营血，口渴，但程度不强；初入营分时，虽口舌发干，反不觉甚渴。即使口渴，饮亦不多，且见入夜烦热，或躁动不安，斑疹隐隐，舌质红绛等热在营血的证候。

【治法方剂】清营凉血。方用清营汤或犀角地黄汤。

3.湿热郁蒸

【证候表现】口渴，但不欲饮，或饮而不多，胸脘痞闷，纳呆，泛恶干呕，身热心烦，肢体倦怠，大便秘结或溏而不爽，小溲黄赤，或见黄疸，舌苔黄腻，脉濡而数。

【病因病机】多在湿温或暑湿中出现。

【证候分析】湿温病证，因湿为阴邪，伤津不重，故多不渴，但湿热并重或热重于湿者，可出现口渴身热，胸脘痞闷，纳呆，肢体倦怠，大便秘结或溏而不爽，小溲黄赤。

【治法方剂】清热化湿。热重于湿可用三石汤，连朴饮；湿热并重者可用黄芩滑石汤，甘露消毒丹加减。

4.水饮内停

【证候表现】口舌干燥而不欲饮，饮后不适，或水入则吐，头晕目眩，心下满或悸动，腹满身重，或肢体浮肿，小溲不利，舌淡胖有齿痕，苔滑或腻，脉沉弦而滑。

【病因病机】痰饮内阻，阳气不能输布，气化不利，津液不能上承。

【证候分析】痰饮内阻，阳气不能输布，头晕目眩，心下满或悸动，腹满身重，小溲不利，饮溢于肌肤则肢体浮肿，气化不利，津液不能上承而致口渴，舌淡胖有齿痕为水饮内停之象。

【治法方剂】温阳化饮。饮停于心下者，方用苓桂术甘汤；饮停于下焦者，可用五苓散。

5.肺燥津伤

【证候表现】口渴咽干,鼻干唇燥,干咳无痰,心烦胁痛,肌肤干燥,大便干结,舌红苔薄而干,脉弦涩或小数。

【病因病机】外感燥邪灼伤肺津,或久咳肺阴受损。

【证候分析】肺为气道,主津液之输布,又主皮毛,下合大肠。肺阴不足,故表现为口渴,鼻干咽燥,干咳无痰,肌肤干燥,大便干结等。

【治法方剂】清肺润燥生津。方选清燥汤或清燥救肺汤。

6.阴虚火旺

【证候表现】口干咽燥,夜间尤甚,虚烦失眠,头目眩晕,手足心热,或潮热骨蒸,舌红瘦苔薄,脉沉细而数。

【病因病机】热病后期阴津被灼,或因慢性病久病阴血亏损,阴虚生内热。

【证候分析】阴虚生内热,阴津被灼,或阴血亏损,故见口干咽燥,夜间为甚;阴虚火旺,则有失眠,头目眩晕,骨蒸潮热,五心烦热,舌红少苔乏津等症。

【治法方剂】养阴生津。方选六味地黄汤合增液汤。

(三)鉴别诊断

1.热炽阳明口渴与热入营血口渴的鉴别

(1)热炽阳明　邪热在气分,口渴饮冷,可见大渴引饮,大汗、大热、脉洪大。有阳明腑实证,必兼见大便不通,脘腹胀满疼痛。

(2)热入营血　热入营血,虽口渴,但程度轻,饮水不多,或不欲饮。见午后热甚,烦躁谵语,或斑疹隐隐等热在营血的证候。

2.肺燥津伤口渴与阴虚火旺口渴的鉴别

(1)肺燥津伤　兼见干咳无痰,肌肤干燥,大便干结。

(2)阴虚火旺　兼见失眠,头目眩晕,骨蒸潮热,五心烦热,舌红苔少。

三十三、多唾

(一)概念

多唾是指口中唾液较多,有频频不自觉吐唾液而言。

(二)常见证候

1.肾虚水泛

【证候表现】多唾黏稠,头昏目眩,心悸气短,动则尤甚,甚则脐下悸动,舌质淡,苔白滑,脉弦滑。

【病因病机】禀赋不足,素体虚弱,加以久病失于调理,致肾阳亏损。肾主水,其液为唾,阳虚失其温化之职,上泛而唾出。

【证候分析】肾主水,其液为唾,阳虚失其温化之职,上泛而唾出,头昏目眩;水饮凌心则心悸气短,动则尤甚,甚则脐下悸动;舌质淡,苔白滑,脉弦滑肾虚水泛之象。

【治法方剂】温阳化气利水。方用干地黄汤。

2.脾胃虚寒

【证候表现】多唾黏稠,脘腹痞胀,纳谷不香,少气懒言,倦怠乏力,大便溏薄,面黄少华,舌质淡胖,苔白腻,脉濡弱。

【病因病机】恣食生冷,或过服寒凉药物,或久病失养,致脾阳不振。脾主中气,阳虚气弱,运化无权,失其摄纳之能,上逆而唾。

【证候分析】脾主中气,阳虚气弱,运化无权,失其摄纳之能,则上逆而唾,脘腹痞胀,纳谷不香,大便溏薄。脾虚气血生化乏源则少气懒言,倦怠乏力。面黄少华,舌质淡胖,苔白腻,脉濡弱为脾胃虚寒之象。

【治法方剂】温脾扶阳。方用理中汤与诃黎勒丸化裁。

(三)鉴别诊断

肾虚水泛多唾与脾胃虚寒多唾的鉴别

(1)肾虚水泛　心悸气短,动则尤甚,甚则脐下悸动,头昏目眩。

(2)脾胃虚寒　脘腹痞胀,少气懒言,倦怠乏力,大便溏薄,面黄少华。

三十四、口角流涎

(一)概念

口角流涎是指口角有涎液不自主流出。

(二)常见证候

1.风中于络

【证候表现】颜面麻木,口眼歪斜,眼睑不能闭合,恶风寒,流泪,口水不时流下,舌苔白,脉浮弦。

【病因病机】经络空虚,外风乘虚侵袭手足阳明之脉,经遂不利,口祸不能闭合,津液失于收持。

【证候分析】因经络空虚,外风内侵,经遂不利,则口祸不能闭合,颜面麻木,口眼歪斜,恶风寒,流泪;津液失于收持,故口角流涎。

【治法方剂】疏风通络。方选牵正散加蝉衣、荆芥、防风、蔓荆子、钩藤。

2.风痰上涌

【证候表现】口中流涎不止,半身麻木不遂,口眼歪斜,舌歪语謇,或神志不清,头目眩晕,喉中痰声辘辘,舌苔厚腻,脉弦滑。

【病因病机】风夹痰浊上扰。

【证候分析】风邪夹痰上扰，致使半身麻木不遂；上扰头部，则口眼歪斜，舌歪语謇，或神志不清，头目眩晕，喉中痰声辘辘，口中流涎不止。

【治法方剂】属寒者，治宜益气化痰、熄风通络。方用六君子汤加天麻、秦艽、姜汁。夹热者，宜清热化痰、理气通络。方用导痰汤加栀子、黄芩、黄连、竹沥。

3.脾虚不敛

【证候表现】口中流涎淋漓，食少纳呆，神怯面白，或腹胀时满，或便溏泄泻，舌淡苔薄，脉弱。

【病因病机】脾胃素虚或伤于饮冷，或虫积为患，耗伤脾胃，致脾气虚寒，无以输布津液，气虚不能摄精，故口角流涎。

【证候分析】脾气虚寒，无以输布津液，气虚不能摄精，故口角流涎；脾虚失于健运则故食少纳呆，或腹胀时满，或便溏泄泻，神怯面白，舌淡苔薄，脉弱为虚寒之象。

【治法方剂】益气健脾，温中摄涎。方选六君子汤合甘草干姜汤加减。

4.脾胃热蒸

【证候表现】口中流涎，口舌疼痛或糜烂溃疡，口干口苦，便秘尿赤，心烦食减，舌尖红赤或起芒刺，舌苔黄或黄腻，脉滑数。

【病因病机】素有蕴热或恣食膏腴，致脾胃浮火上蒸或心胃火盛，上迫廉泉，津液外溢。

【证候分析】脾胃浮火上蒸或心胃火盛，故口舌疼痛或糜烂溃疡，口干口苦，便秘尿赤，心烦食减；火热上迫廉泉，津液外溢，致口中流涎；舌尖红赤或起芒刺，舌苔黄或黄腻，脉滑数，为脾胃热蒸之象。

【治法方剂】清解脾胃实热。方用清胃散或泻黄散加减。

（三）鉴别诊断

1.风中于络口角流涎与风痰上涌口角流涎的鉴别

（1）风中于络　中经络属轻症，以外风为主。口角流涎较轻，一般仅见口眼歪斜。

（2）风痰上涌　多见于中风、癫疾。口角流涎较重，症见舌歪语謇、肢体麻木不遂或神志不清，头目眩晕，喉中痰声辘辘。

2.脾虚不敛口角流涎与脾胃热蒸口角流涎的鉴别

（1）脾虚不敛　常见于小儿，口水清稀，终日连绵不断。

（2）脾胃热蒸　常见口舌疼痛或糜烂溃疡，便秘尿赤，心烦食减，舌尖红赤或起芒刺等实热之象。

三十五、唇颤动

（一）概念

唇颤动又称"唇瞤"、"唇风"。

（二）常见证候

1.胃火挟风

【证候表现】初起嘴唇发痒，皮肤发红，局部有灼热感，继则出现嘴唇颤动，大便秘结，舌苔黄燥，脉弦滑。

【病因病机】外感风寒或风热失解，入里化热，热传阳明；或素嗜辛辣厚味，胃腑蕴热，足阳明胃经环唇，胃经实火循经上行，与外风相合，风火相煽，发为唇颤动。

【证候分析】足阳明胃经环唇，胃经实火循经上行，与外风相合，发为唇颤动；大便秘结，舌苔黄燥，脉弦滑为胃腑蕴热之象。

【治法方剂】疏风清热，表里双解。可用双解通圣散；兼大便秘结者，用调胃承气汤。

2.脾虚血燥

【证候表现】初起下唇发痒，色红作肿，继而口唇干裂，痛如火烧，又似无皮之状，唇颤，大便干燥，舌红少苔，脉细数。

【病因病机】感受秋季燥邪，或误服苦寒、温燥之品，耗伤阴血化燥。

【证候分析】阴血耗伤，继而化燥，致口唇干裂，痛如火烧，又似无皮之状，唇颤。大便干燥，舌红少苔，脉细数为阴亏血燥之象。

【治法方剂】疏风养血。内服四物消风饮，外擦黄连膏、紫归油。

(三)鉴别诊断

胃火挟风唇颤动与脾虚血燥唇颤动的鉴别

(1)胃火挟风　实证。口唇肿痛，局部有灼热感。

(2)脾虚血燥　虚中挟实证。口唇干裂而痛。

三十六、唇裂

(一)概念

唇裂是指口唇干燥皲裂。

(二)常见证候

1.脾胃热盛

【证候表现】口唇红肿，有裂沟，伴见大渴饮引，多食易饥，或口臭，大便秘结，舌红苔黄厚，脉洪大或滑数、沉实。

【病因病机】热邪入里或多食辛辣厚味，脾胃热盛，唇失滋养。

【证候分析】足阳明胃经环唇，热盛唇失滋养，故口唇红肿，有裂沟。脾胃热盛,可见大渴饮引,多食易饥,或口臭,大便秘结,舌红苔黄厚,脉洪大或滑数、沉实。

【治法方剂】清泄脾胃实热。方用清凉饮或滋唇饮。

2.阴虚火旺

【证候表现】唇赤干裂,颧红,潮热盗汗,虚烦不眠,小便黄,大便秘结,舌红苔少,脉细数。

【病因病机】急性热病耗伤阴液,或五志过极,化火伤阴,或过食温燥劫阴之药,导致阴虚火旺,火炎灼口。

【证候分析】阴虚火旺,火炎灼口,见唇赤干裂。颧红,潮热盗汗,虚烦不眠,小便黄,大便秘结,舌红苔少均为阴虚火旺之征。

【治法方剂】滋阴降火。方用滋阴地黄丸。

(三)鉴别诊断

脾胃热盛唇裂与阴虚火旺唇裂的鉴别

(1)脾胃热盛　大渴饮引,多食易饥,口臭,便秘结,舌红苔黄厚,脉洪大或滑数、沉实。

(2)阴虚火旺　唇赤颧红,潮热盗汗,虚烦不眠,小便黄,大便秘结,舌红苔少,脉细数。

三十七、唇青紫

(一)概念

唇青紫是指口唇出现青紫色或青灰色。

(二)常见证候

1.脾阳虚弱

【证候表现】口唇青紫,纳少便溏,食后腹胀,手足不温,舌淡苔白,脉沉弱。

【病因病机】脾阳不振,清阳不能上荣于唇。

【证候分析】脾之华在唇,脾阳不振,清阳不能上荣于唇,久之可见唇青紫。脾失健运则纳少便溏,食后腹胀。手足不温,舌淡苔白,脉沉弱为脾阳亏虚之象。

【治法方剂】温运脾阳。方用附子理中汤。

2.寒犯少阴

【证候表现】唇青微紫,面色黧黑,手足冷,头眩,或动则气喘,或腰膝酸软,舌淡苔滑,脉沉紧。

【病因病机】寒犯少阴,阴寒内盛,命门火衰,阳气不运。

【证候分析】寒犯少阴,命门火衰,唇青微紫,面色黧黑。阴寒内盛,手足冷,头眩,动则气喘,腰膝酸软。

【治法方剂】温肾散寒。方选四逆汤。

3.痰浊阻肺

【证候表现】唇青紫,伴咳喘痰鸣,甚则张口抬肩,不能平卧,痰浊稠黄,或痰白清稀,舌苔黄腻或白滑厚腻,脉滑或数。

【病因病机】素有咳喘痰疾,肺气不得肃降,津聚生痰;脾虚不能运化,湿停生痰。

【证候分析】肺失肃降,则咳喘痰鸣,甚则张口抬肩,不能平卧;脾虚不能运化,湿停生痰,则痰浊稠黄,或痰白清稀,舌苔黄腻或白滑厚腻,脉滑或数为痰浊内蕴之象。

【治法方剂】痰热者,清化痰热,肃降肺气。方选麻杏石甘汤加细茶,合贝母瓜蒌散。痰湿者,温化痰湿,健脾肃肺。方选苓甘加姜辛半夏杏仁汤。

4.气滞血瘀

【证候表现】口唇青紫,面色暗红或淡青,胸闷不舒或时有刺痛,或胸胁苦满，气短、心慌，舌暗有瘀斑，苔薄，脉沉涩而缓。

【病因病机】情志所伤，气机不畅，久病由气入血，瘀血阻络，气血不能上荣。

【证候分析】肝气郁结，气机不利，气血不能上荣，而口唇青紫；气机不畅，则胸闷不舒或时有刺痛；久病由气入血，瘀血阻络，见胸胁苦满，气短、心慌，舌暗有瘀斑。

【治法方剂】气滞偏重者，宜行气活血。方选瓜蒌薤白半夏汤；血瘀偏重者，治宜活血化瘀，方用桃红四物汤合失笑散。

（三）鉴别诊断

1.脾阳虚弱唇青紫与寒犯少阴唇青紫的鉴别

（1）脾阳虚弱　唇青紫较寒犯少阴轻，有纳少便溏，食后腹胀，手足不温等脾阳不振之象。

（2）寒犯少阴　唇青紫较重，伴有面色黧黑，手足冷，头眩，动则气喘，腰膝酸软等阴寒内盛、肾阳虚惫之象。

2.痰浊阻肺唇青紫与气滞血瘀唇青紫的鉴别

（1）痰浊阻肺　唇青紫伴咳喘痰鸣，甚则张口抬肩，不能平卧，痰浊稠黄，或痰白清稀。

（2）气滞血瘀　唇青紫伴色暗红或淡青，胸闷不舒或时有刺痛，或胸胁苦满，舌暗有瘀斑。

三十八、舌痒

（一）概念

舌痒是指舌体的色泽和形态无明显异常，但感觉奇痒。

（二）常见证候

1.心肾阴虚

【证候表现】舌尖部发痒，不红不肿，痒时彻心，心烦不安，小便清利，大便自调，舌淡红少苔，脉细弱或细数。

【病因病机】心肾阴虚，心火上炎，风邪乘之，风火相搏。

【证候分析】心肾阴虚，心火上炎，风邪乘之，风火相搏，致舌痒难忍。心火内动，扰动心神，故心烦不安。小便清利，大便自调，舌淡红少苔为心肾阴虚之象。

【治法方剂】滋阴、清火、祛风。方用地黄膏加防风、荆芥。

2.心火炽盛

【证候表现】舌尖或舌前半部发痒，或伴有灼痛，心中烦热，急躁易怒，小溲赤涩热痛，口干舌红，舌尖有红刺，脉弦数。

【病因病机】情志不遂，五志化火；或过食肥甘，贪嗜酒酪，心脾积热，心火上炎，复感风邪，风火相搏。

【证候分析】心火上炎，复感风邪，风火相搏，致舌痒，伴有灼痛。心火内动，扰动心神，故心中烦热，急躁易怒。小溲赤涩热痛，口干舌红，舌尖有红刺为心火内盛之征。

【治法方剂】清心泻火。方选八正散加黄芩、黄连。

（三）鉴别诊断

心肾阴虚舌痒与心火炽盛舌痒的鉴别

（1）心肾阴虚　不红不肿，痒时彻心，心烦不安，小便清利，大便自调，舌淡红少苔，脉细弱或细数。

（2）心火炽盛　伴有灼痛，心中烦热，急躁易怒，小溲赤涩热痛，口干舌红，舌尖有红刺，脉弦数。

三十九、舌裂

(一)概念

舌裂是指舌上出现裂纹,其形状有横形、纵形、人字形、川字形、井字形等。

(二)常见证候

1.阴虚液涸

【证候表现】舌见裂纹,无苔,舌质红绛少津,口干,消瘦,五心烦热,或见出血、发斑,脉细数。

【病因病机】常见于温热病后期,因邪热久羁,热毒燔盛,灼烁津液,大伤阴液;或某些慢性病久延失治,脏腑亏损,伤阴耗液;或素体阴虚,误食温燥之物而伤阴。

【证候分析】伤阴耗液,出现无苔,舌质红绛少津,口干,消瘦,五心烦热等阴虚津伤之象。

【治法方剂】滋阴清热。方选增液汤。如伴见出血发斑之症,可与犀角地黄汤合用。

2.阳明实热

【证候表现】舌见裂纹,苔黄糙,身热汗出,恶寒烦躁,口渴引饮,大便秘结,腹满坚硬拒按,甚则谵语,循衣摸床,脉洪数或沉实。

【病因病机】见于外感热病过程中邪热内传阳明,搏结于胃肠,化燥成实,消烁津液。

【证候分析】邪热内传阳明,搏结于胃肠,消烁津液,可见舌裂,苔黄糙。身热汗出,恶寒烦躁,口渴引饮,大便秘结,腹满坚硬拒按为阳明实热之象。

【治法方剂】峻下热结。方选大承气汤。

(三)鉴别诊断

阴虚液涸舌裂与阳明实热舌裂的鉴别

(1)阴虚液涸　可见无苔,舌质红绛少津,口干,消瘦,五心烦热等阴虚津伤之象。

(2)阳明实热　可见苔黄糙,身热汗出,恶寒烦躁,口渴引饮,大便秘结,腹满坚硬拒按之阳明实热证。

四十、舌痛

(一)概念

舌痛是指舌尖、舌根、舌边、舌心或全舌出现灼痛、辣痛、麻痛、涩痛而言。

(二)常见证候

1.脏腑实热

【证候表现】舌痛较重,舌色红赤,起芒刺,苔薄黄或厚或燥,兼有口渴,口苦,心烦易怒,不寐,尿短赤,便秘或干结,脉滑数。

【病因病机】心、脾、肝、肾等多脏之经络均上连于舌,各脏火热之邪均可上攻舌络而致。

【证候分析】脏腑火热之邪均可上攻舌络而致舌痛。舌尖红刺灼痛,心烦不寐属心火;舌痛在两侧(舌边)而口苦易怒者,属肝火;痛在舌中心,舌苔黄腻或兼燥,喜冷而不欲食,便秘或干结者,属胃火;舌头辣痛属肺火熏灼;麻痛头眩属痰火上攻,舌络阻痹;全舌色紫作痛属脏腑热毒。

【治法方剂】心火舌痛,宜导赤散加黄连;肝火舌痛,宜龙胆泻肝汤,不效用当归龙荟丸;胃火舌痛,宜泻黄散,便干结者,选大承气汤;肺火舌痛,宜泻白散加黄芩;痰火舌痛,宜礞石滚痰丸;脏腑热毒上攻宜三黄汤。

2.阴虚火旺

【证候表现】舌头灼痛或干痛,舌质光红,干燥少津,有横裂,无舌苔或有剥苔,兼有盗汗,焦躁,失眠,五心烦热,脉细数。

【病因病机】夙兴夜寐,劳伤真阴。

【证候分析】阴伤较重或虚火上炎者,则干燥少津,有横裂,无舌苔或有剥苔;心神失养,则夜难成眠;阴虚火炎,则五心烦热。

【治法方剂】滋阴降火。方用竹叶汤,配服六味地黄丸。

(三)鉴别诊断

脏腑实热舌痛与阴虚火旺舌痛的鉴别

(1)脏腑实热　舌痛较重,舌色红赤,起芒刺,苔薄黄或厚或燥。

(2)阴虚火旺　舌头灼痛或干痛,舌质光红,干燥少津,有横裂,无舌苔或有剥苔。

四十一、舌萎

(一)概念

舌萎是指舌形敛缩,无力自由伸缩转动,甚至伸不过齿。

(二)常见证候

1.痰湿阻络

【证候表现】舌软无力转动,言语不利,面白唇青,胸脘痞满,呕恶痰多,肢体困重,心悸眩晕,脉沉滑,舌淡红,苔白厚滑腻。

【病因病机】肺、脾、肾三脏功能失调,三焦气化失司,尤以脾失转输运化之权，使津液停蓄不化，聚而生湿，凝而成痰，痰气闭阻舌络，则舌之经脉失养。

【证候分析】脾失运化，津液停蓄，聚而生湿，凝而成痰，则胸脘痞满，呕恶痰多，肢体困重，心悸眩晕，脉沉滑；痰气闭阻舌络，则舌之经脉失养，而成舌萎。

【治法方剂】燥湿健脾，涤痰开窍。方用涤痰汤。

2.心脾两虚

【证候表现】舌软无力，面色无华，唇爪淡白，心悸怔忡，失眠健忘，饮食减少，四肢倦怠，脉细弱，舌淡嫩，苔薄白。

【病因病机】劳倦伤脾，脾失健运，气血化源不足。

【证候分析】脾失健运，气血化源不足，久则心脾气血虚极，则可见面色无华，唇爪淡白，心悸怔忡，失眠健忘，饮食减少，四肢倦怠；舌为心窍，又为脾之外候，心脾两虚，气血不足以奉养于舌，筋脉乏气之温煦、血之濡养。

【治法方剂】补养心脾。方用归脾汤。

3.肺热熏灼

【证候表现】舌干而软，干咳无痰，或痰少而黏，气逆而喘，咽干鼻燥，心烦口渴，小便短赤，大便干燥或不畅，脉细数，舌红，苔薄黄少津。

【病因病机】燥热伤肺，或病后邪热未清，肺受热灼，阴津耗伤，津血不足以充养舌脉。

【证候分析】肺受热灼，阴津耗伤，则干咳无痰，或痰少而黏，气逆而喘，咽干鼻燥，心烦口渴，小便短赤，大便干燥或不畅；津血不足以充养舌脉，而舌萎。

【治法方剂】清肺养阴润燥，用清燥救肺汤。

4.肝肾阴涸

【证候表现】舌枯晦敛缩而萎，口干齿燥，昏沉嗜睡，神倦耳聋，两颧红赤，手指蠕动，甚或瘛疭，时时欲脱，脉微细欲绝，舌紫绛无苔。

【病因病机】热邪久稽，劫灼肾阴，或伤精、失血之后，下焦阴精被夺，肾阴涸则肝失滋养，肝阴虚则下汲肾水，肾脉循喉咙，挟舌本，肝脉循喉咙，入颃颡，肝肾阴涸，不能上贯经脉。

【证候分析】肾阴涸则肝失滋养，肝阴虚则下汲肾水，则口干齿燥，昏沉嗜睡，神倦耳聋，两颧红赤，手指蠕动，甚或瘛疭。肾脉循喉咙，挟舌本；肝脉循喉咙，入颃颡，肝肾阴涸，不能上贯经脉，而致舌萎。

【治法方剂】育液养阴，用加减复脉汤；虚风内动明显者，可用三甲复脉汤滋阴潜阳，或大定风珠。

(三)鉴别诊断

1.痰湿阻络舌萎与心脾两虚舌萎的鉴别

(1)痰湿阻络　舌萎略有硬感，必伴言语不利，甚而謇涩，苔必厚腻。

(2)心脾两虚　舌萎软无力，言语声低，但无不利状，苔必薄白不腻。

2.肺热熏灼舌萎与肝肾阴涸舌萎的鉴别

(1)肺热熏灼　病变在上，见干咳、气喘、鼻燥等肺热阴亏之症。

(2)肝肾阴涸　病变在下，见嗜睡、手足蠕动、齿燥、舌绛无苔等阴竭风动之症。

四十二、舌肿

(一)概念

舌肿是指舌体肿大，或兼木硬疼痛，甚至肿大满口而妨碍饮食、言语及呼吸。

（二）常见证候

1.外感风寒

【证候表现】舌头肿痛，恶寒发热，周身肌肉疼痛，口中乏味，不思饮食，腹中冷痛泄泻，心中悸动不安，言语不清，脉浮紧。

【病因病机】因外邪侵袭，心脾两经受邪，心开窍于舌，脾脉连舌本，因风性善行，挟寒邪侵及于舌，寒主凝滞，致令血脉凝涩不通。

【证候分析】外感风寒，则恶寒发热，周身肌肉疼痛，腹中冷痛泄泻，脉浮紧；心脾两经受邪，则口中乏味，不思饮食，心中悸动不安；心开窍于舌，脾脉连舌本，因风性善行，挟寒邪侵及于舌，寒主凝滞，致令血脉凝涩不通，而致舌肿，言语不清。

【治法方剂】疏泄心脾之邪，用金沸草散水煎，半漱半咽。

2.心经郁火

【证候表现】常呈暴肿，舌体胀大满口，色红疼痛，甚则不能饮食言语，面色红赤，心中烦躁，坐卧不宁，夜寐不安，小便短赤，口苦，脉数，左寸洪大。

【病因病机】有重大心事萦怀，或变故起于非常，致思虑太过，心火暴盛，上攻于舌。

【证候分析】思虑太过，心火暴盛，则面色红赤，心中烦躁，坐卧不宁，夜寐不安，小便短赤，口苦；上攻于舌，则舌常呈暴肿，舌体胀大满口，色红疼痛，甚则不能饮食言语。

【治法方剂】清泄心火。方用黄连一味浓煎内服，外以生蒲黄敷舌上，有火极似水现象者佐生姜从治。

3.心脾热盛

【证候表现】舌体赤色，肿大满口，心情焦躁，手心与肌肤灼热，喜凉爽而不多饮水，怠惰不愿活动，小便短赤，大便常秘结，脉滑数。

【病因病机】心脾积热，火邪上壅。

【证候分析】心脾积热，火邪上壅，故舌肿且赤，心情焦躁，小便短赤，大便常秘结；又因脾主肌肉，故手心与肌肤灼热，脾为阴土，喜燥恶湿，故热虽盛而常不喜饮水。

【治法方剂】外用蓖麻子油纸捻烧烟熏，内服导赤散、泻黄散合方。

4.脾虚寒湿

【证候表现】舌体肿大，边有齿痕，舌色暗淡，面色黄白，肢体沉重，怠惰乏力，腹中胀满，食后益甚，不欲饮水，小便清长，大便溏薄，脉沉缓。

【病因病机】脾虚兼挟寒湿。

【证候分析】脾虚兼挟寒湿，则舌肿大而色多暗淡，边成齿痕，淡为阳气不足，暗是血瘀不畅，齿痕为脾气不足，故见肢体沉重，怠惰乏力，腹胀食少，大便溏薄等脾虚湿盛之象。

【治法方剂】六君子汤合理中汤。

（三）鉴别诊断

1.外感风寒舌肿与心经郁火舌肿的鉴别

（1）外感风寒　可兼见恶寒发热，周身肌肉疼痛，脉浮紧等表寒证。

（2）心经郁火　舌肿其势尤急，常呈暴肿。另可见面色红赤，心中烦躁，坐卧不宁，夜寐不安，小便短赤等心经郁火之象。

2.心脾热盛舌肿与脾虚寒湿舌肿的鉴别

（1）心脾热盛　心情焦躁，手心与肌肤灼热，喜凉爽而不多饮水，怠惰少动，小便短赤。

（2）脾虚寒湿　可见肢体沉重，怠惰乏力，腹胀食少，大便溏薄等脾虚湿盛之象。

四十三、舌胖

（一）概念

舌胖是指舌体虚浮肿大，或边有齿痕，色淡而嫩。

（二）常见证候

1.脾虚

【证候表现】舌体胖大而嫩，色淡，舌边有齿痕，舌苔薄白，面白形寒，少气懒言，倦怠食少，腹满便秘，脉虚缓或迟弱。若兼有寒湿则舌体之胖大，舌质之淡嫩更显著，且更为滑润，舌苔白滑或白腻，并有乏恶欲吐，头重身肿等症状，脉濡缓或沉缓。

【病因病机】脾气虚。

【证候分析】脾气虚，则舌体胖大而嫩色淡苔薄白，边有齿痕，嫩为水湿运化不利，淡为气血不足，齿痕为脾气不足，故见面白形寒，少气懒言，肢体困倦，腹满等脾气不足之象。

【治法方剂】健脾益气。方用理中汤、补中益气汤等。

2.肾虚水泛

【证候表现】舌体胖嫩，色淡，边有齿痕，腰以下肿甚，小便少，形寒神疲，四肢厥冷，面色晦黯或㿠白，脉沉迟或沉细。

【病因病机】肾阳虚。

【证候分析】肾阳虚，则舌体胖嫩色淡，边有齿痕，胖嫩为阳气温运失司，水湿运化不利，淡为阳气不足，故腰下肿甚，形寒神疲，面色晦黯等阳虚水湿内蕴之象。

【治法方剂】温阳利水。方用金匮肾气丸、肾气丸等。

(三)鉴别诊断

脾虚舌胖与肾虚水泛舌胖的鉴别

(1)脾虚　舌胖,兼有纳呆,腹胀,便溏,呕恶等。

(2)肾虚水泛　舌胖,兼有腰以下肿甚,小便少,形寒神疲,四肢厥冷。

四十四、舌纵

(一)概念

舌纵是指舌体伸长吐出口外,回缩困难或不能回缩,流涎不止。

(二)常见证候

1.心火炽盛

【证候表现】舌体伸长,舌质红绛坚干,回缩困难或不能回缩,面红烦躁,口渴尿赤,脉数有力。若挟痰者,舌伸出不收,舌体胀满,兼有痰多、神志不清或嬉笑无常,舌苔黄腻,脉滑数。

【病因病机】用心太过,心阴暗耗,心火炽盛,热郁于舌,气不得泄。

【证候分析】心火炽盛,热郁于舌,气不得泄而舌纵,其特点为舌质红绛坚干,时时伸出,回缩困难。挟痰者,其舌之气血因痰阻络道,郁而伸长,不能回收,流涎不止,舌红而舌体胀满,且痰涎上壅,塞窍而见痰多、神志不清或嬉笑无常。

【治法方剂】清心泻热,开窍豁痰。方选泻心汤与二陈汤合方加胆星、竹沥、僵蚕、乌药、菖蒲、生蒲黄。

2.肝气郁结

【证候表现】舌体伸长而不能收回,全身无明显症状,或出现胸胁闷胀，情志抑郁，多叹息，食欲不振，脉弦。

【病因病机】多有明显情绪刺激，恼怒抑郁，致肝失疏泄，郁气上冲。

【证候分析】肝失疏泄，郁气上冲，舌质多暗，兼有肝气郁结之胸胁闷胀，情志抑郁等。

【治法方剂】疏肝解郁。方选逍遥散，日久而有热象者可加黄芩、栀子。

3.气虚舌纵

【证候表现】舌体伸长，麻木不仁，舌质淡嫩痿软，回缩无力，全身倦怠乏力，少气懒言，自汗，舌苔薄白，脉虚弱。

【病因病机】气虚失养，筋脉弛缓，舌体痿软无力。

【证候分析】筋脉弛缓，舌体痿软无力而致，故舌体伸长，舌质淡嫩而伴自汗、少气等气虚的全身表现。

【治法方剂】补中益气。方用补中益气汤。

(三)鉴别诊断

心火炽盛舌纵与肝气郁结舌纵的鉴别

(1)心火炽盛　面红烦躁，口渴尿赤，脉数有力。

(2)肝气郁结　胸胁闷胀，情志抑郁，多叹息，食欲不振，脉弦。

四十五、舌卷

(一)概念

舌头卷曲回缩，转动不灵，言语不清者称舌卷。

（二）常见证候

1.肝经气绝

【证候表现】舌卷，舌质绛干，阴囊上缩（卵缩、囊缩），心胸烦满，唇青，神昏，脉弦数。

【病因病机】里热极盛，肝阴涸竭，致肝经气绝。

【证候分析】里热极盛，肝阴涸竭，致肝经气绝。肝主筋，经气绝则筋气绝，故舌卷，舌质绛而干、囊缩、唇青、转筋、神昏等症状并见。

【治法方剂】羚羊钩藤汤加生石决明、生鳖甲、玳瑁等。

2.温邪内陷心包

【证候表现】舌卷而短，舌色红绛，两颧赤，壮热神昏，大便闭结，脉洪数或弦滑而数。

【病因病机】上焦肺热逆传心包，中焦滞热上冲心包，致温邪内陷心包。

【证候分析】自上焦肺逆传心包者，起病急，进展快，常在发病后迅速出现高热、神昏、颧赤、口噤症状；邪入中焦，滞热上冲心包者，常见便闭，面目俱赤，舌绛苔黄，甚则肢厥。

【治法方剂】邪在上焦，宜芳香开窍，清热解毒，用安宫牛黄丸或紫雪丹；邪入中焦者，宜开窍泄热，用牛黄承气汤；若舌干燥起芒刺为热甚津伤，宜养阴润下，用增液承气汤。

（三）鉴别诊断

肝经气绝舌卷与温邪内陷心包舌卷的鉴别

（1）肝经气绝　心胸烦满，唇青，神昏。

（2）温邪内陷心包　两颧赤，壮热神昏，大便闭结。

四十六、舌强

(一)概念

舌体强硬,活动不灵,谈吐不利者称之舌强。

(二)常见证候

1.风痰阻遏

【证候表现】常见于中风者。中经络者,仅见口眼㖞斜或半身不遂,神志清楚,舌强言语不利,伸出费力或歪向一侧,脉多浮弦、紧、滑等。中脏腑者,多突然昏倒,不省人事,喉中痰鸣如曳锯,牙关紧闭,撬开后舌亦强硬难出,吞咽不能,面赤气粗,脉弦紧。

【病因病机】里热生风,挟痰气上逆,闭阻经络,干扰神明。

【证候分析】里热生风,挟痰气上逆,闭阻经络,干扰神明。中络者由于邪入较浅,故症状尽在局部,口眼㖞斜,舌强言语不畅,全身状况略似常态;中经者由于大经受阻,气血不畅,故常一侧肢体不遂,舌强难言,吐字含混不清,饮食可有咳呛现象,但神志清楚;中脏腑者由正气失守,邪踞要位,神明失主,故现昏迷,喉中痰鸣,牙关紧闭,若撬开其口,则见舌多强硬回缩。

【治法方剂】中络者,治宜祛风化痰活络,用牵正散或转舌膏;中经者,治宜养血散风。方选大秦艽汤,或平肝熄风,选用羚角钩藤汤;中脏腑者,治宜先开窍豁痰,选用苏合丸、涤痰汤,待险期过后,可用资寿解语汤、补阳还五汤等。

2.热入心包

【证候表现】壮热,神昏谵语,舌强质绛,颧赤,白睛赤,脉多洪大滑数。

【病因病机】温为阳邪,传变甚速,逆传心包,包络受邪。若热病不退,肠胃结热,热结便秘,里热无去路,上逼心包。

【证候分析】温为阳邪,传变甚速,逆传心包者病起高热,迅即神昏,舌强口噤,舌质红绛,此为包络受邪;若热病不退,肠胃结热,热结便秘,里热无去路,上逼心包,舌苔多老黄,舌干而少津,质红绛;温病久羁,潮热不退,阴液渐竭,肝风内动,症见痉厥、神昏、烦躁、舌强似短。

【治法方剂】包络受邪,宜清心开窍,可选安宫牛黄丸。若热病不退,肠胃结热,热结便秘,里热无去路,上逼心包者,宜釜底抽薪,予牛黄承气汤。温病久稽,潮热不退,阴液渐竭,肝风内动者,宜增液育阴熄风,用三甲复脉汤。

(三)鉴别诊断

1.中经络舌强与中脏腑舌强的区别

(1)中经络　仅见口眼㖞斜或半身不遂,舌强言语不利,伸出费力或歪向一侧,神志清楚。

(2)中脏腑　突然昏倒,不省人事,喉中痰鸣如曳锯,牙关紧闭,撬开后舌亦强硬难出。

2.中脏腑舌强与热入心包舌强的区别

(1)中脏腑　突然昏倒,不省人事,面赤气粗,脉弦紧,无壮热,谵语。

(2)热入心包　壮热后出现神昏,谵语,舌强质绛,颧赤,白睛赤,脉洪大滑数。

四十七、舌歪

(一)概念

张口或伸舌时,舌向一侧偏斜,名舌歪。

(二)常见证候

1.**中外风**

【证候表现】轻者仅于伸舌时见舌体偏向一侧,而无口眼㖞斜、半身不遂等全身症状;重者舌歪与口眼㖞斜并见,弛侧面肌麻木不适,言语、饮食均觉不利,或有寒冷、舌苔白或带腻,脉浮弦或浮滑等。

【病因病机】汗出当风或坐卧失所,冒冷冲寒,致风寒之邪乘腠理之开或卫气之虚而入侵,闭阻经络,滞涩气血。

【证候分析】摄生不慎,风寒之邪入侵,闭阻经络,滞涩气血致舌歪。由于病侧肌肉失于濡养而迟缓无力,与健侧失去平衡,故舌体歪向一侧。舌苔白或带腻,脉浮弦或浮滑为风寒之象。

【治法方剂】散风通络。方用大秦艽汤加减。

2.**中内风**

【证候表现】主要可分成风痰中经络与阴虚风动二型。风痰中经络者,猝然而发,眩晕,舌歪,口眼㖞斜,一侧肢体瘫痪,舌苔白腻,脉滑有力;阴虚风动者,眩晕耳鸣,舌歪,口眼㖞斜,舌歪而强,言謇,半身不遂,舌色红或干燥少津,脉弦滑而数。

【病因病机】平素失于调摄,阴液暗耗,里热渐炽,或灼津为痰,遇大怒气逆挟痰上壅,或火邪太盛迫痰上扰,致闭阻舌络,滞涩舌机。

【证候分析】里热渐炽,灼津为痰,痰气上扰,致闭阻舌络,滞涩舌机。风痰者平素多体丰痰盛,眩晕头胀,发病后舌歪并兼舌苔厚腻、舌强不利，脉常弦滑而数；阴虚风动者系阴伤火炽生风，故多属形瘦多火之人，风阳上扰，而日常每有眩晕耳鸣，口苦肢麻，发病可急可缓，急者猝然而致，亦常为舌歪而口眼㖞斜、偏瘫常见，如猝然倒仆，醒后瘫痪、舌歪。

【治法方剂】属风痰者，宜祛风化痰，用牵正散；阴虚风动者，宜平肝熄风，用羚角钩藤汤。

（三）鉴别诊断

中外风舌歪与中内风舌歪的鉴别

（1）中外风　舌歪仅见伸舌时舌体偏向一侧，无口眼㖞斜，重者舌歪与口眼㖞斜并见，但无言謇及半身不遂。

（2）中内风　舌歪卒然而发，伴眩晕，有口眼㖞斜，舌强，言謇，半身不遂。

四十八、舌颤

（一）概念

舌颤是指伸舌时舌体颤动不安，不能控制。

（二）常见证候

1.肝风

【证候表现】见证有三：其一，伸舌时舌体翼翼扇动，并见高热、烦躁、神昏、痉厥，舌质红或紫绛，舌苔焦黑，脉多弦数。其二，舌颤并见四肢颤动拘急、行步不稳，或头痛眩晕，甚至突然昏仆等症。其三，舌现颤动，舌体萎缩，手足萎躄，局部肌肉瘦削，甚则舌强语言难出。

【病因病机】一、高热伤阴，热极生风。二、肝阳化火，平素肝肾阴亏之人，阳化为风。三、肝肾内损。

【证候分析】一、高热伤阴,热极生风。邪热燔灼,风火相扇,筋脉失养致舌颤,高热烦躁,神昏惊厥。二、肝肾阴亏之人,阳化为风。故肢体麻木或四肢颤动,步履不稳。三、肝肾内损,舌体,筋脉失于濡养,故舌现颤动、萎缩,手足萎躄,局部肌肉瘦削。

【治法方剂】一、清热平肝熄风,羚角钩藤汤加减;二、滋养肝肾,三甲复脉汤加减;三、补肾助阳,地黄饮子、虎潜丸等。

2.血虚

【证候表现】舌淡红,伸舌时舌体蠕蠕微动,心悸怔忡,失眠多梦,健忘,食少,倦怠乏力,脉细弱。

【病因病机】久病衰耗,血虚失养,多见于久病血虚之人。

【证候分析】肝主筋,循阴器而络舌,脾统血而络舌本,心主血而开窍于舌,心脾血虚,筋络失养故舌颤。舌颤微动,舌色淡红,不似肝风舌颤之舌色红而舌颤亦翼翼大动。

【治法方剂】养血柔筋,补益心脾,用归脾汤加阿胶、白芍、木瓜。

3.酒毒

【证候表现】舌色紫红,舌体挺出颤动,手颤,幻觉,健忘,喜饮水,面部紫红,舌苔厚,脉滑数。

【病因病机】饮酒太过,失于节制,年深日久,酒毒走窜经络,灼耗阴精。

【证候分析】酒毒走窜经络,灼耗阴精,见舌色紫红,乃酒毒内蕴之象,舌挺而颤,手麻而颤,乃液亏筋伤之征。

【治法方剂】葛花解酲汤加枳椇子。

(三)鉴别诊断

肝风舌颤与酒毒舌颤的鉴别

(1)肝风　有高热伤阴、肝阳化火、肝肾内损病史,伸舌时舌体翼翼扇动,四肢颤动拘急,行步不稳,舌体萎缩,手足萎躄,甚则舌强语言难出。

(2)酒毒　有饮酒太过史,伴舌体挺出颤动,手颤,幻觉等症状。

四十九、弄舌

(一)概念

弄舌是指舌频频伸出口外,又立即内收,上下左右伸缩不停,状如蛇舐。

(二)常见证候

1.心脾实热

【临床表现】舌伸出即收,左右吐弄,身热面赤,时时烦躁,口渴喜冷饮,唇焦口燥,口舌生疮,大便秘结或便下稠秽,舌质红,苔黄燥,脉弦数或洪数。

【病因病机】常发生于发热患儿,多由热邪蕴于心脾两经,心火亢盛,扰乱神明,引起内风。

【证候分析】热邪蕴于心脾,心火亢盛,身热面赤,时时烦躁,口渴喜冷饮,唇焦口燥,口舌生疮,大便秘结或便下稠秽;扰乱神明,引起内风,舌伸出即收,左右吐弄。

【治法方剂】清心火、泻脾热。方选泻心导赤汤合泻黄散;热甚者,可用冰片少许点舌下。

2.脾肾虚热

【临床表现】舌时时吐出口外,口角流涎,五心烦热,渴喜热饮,舌红苔少,脉细数。

【病因病机】脾热盛则津液受损。心系舌本,脾络连舌,风主动摇。

【证候分析】心系舌本,脾络连舌,脾热盛则津液受损。津枯则舌亦干涩难受，故吐弄以舒缓之。阴虚则见五心烦热，渴喜热饮，舌红苔少。

【治法方剂】健脾益肾，滋阴清热。方选四君子汤合知柏地黄丸。

3.痫证弄舌

【临床表现】呈发作性，突然仆倒，昏不知人，口吐涎沫，两目直视，四肢抽搐，摇头弄舌，醒后如常人。

【病因病机】情志失调，饮食失节，劳累过甚或脑部外伤等原因所致，在儿童与先天因素有关。总属肝脾肾三脏为患，肾虚肝木失濡，体弱而用强，脾虚则痰涎内结，肝风挟痰气上逆，清窍被蒙，猝然发作，风痰气逆上扰。

【证候分析】肝脾肾三脏为患，肾虚肝木失濡，体脾虚则痰涎内结，肝风挟痰气上逆，清窍被蒙，猝然发作，呈发作性，突然仆倒，昏不知人，口吐涎沫，两目直视，四肢抽搐；风痰气逆上扰，引起弄舌。

【治法方剂】豁痰开窍，熄风定痫。方用“定痫镇痛合剂”合“蝎蜈片”内服。

（三）鉴别要点

心脾实热弄舌与脾肾虚热弄舌

（1）心脾实热　舌伸出即收，伸缩较快，舌红胀满，苔黄燥，并见身热面赤、烦躁之心火上炎的表现及口干喜冷饮、便秘之脾热灼津之表现。

（2）脾肾虚热　舌时时吐出口外，舌伸长而收缓，舌不红肿，苔少，并见五心烦热、脉细数之阴虚的症状。

五十、啮舌

(一)概念

啮舌是指不由自主的嚼咬舌头,称为啮舌。

(二)常见证候

1.热盛动风

【临床表现】自咬舌头,牙关紧急,高热抽搐,手足燥扰,甚则角弓反张,舌质红,苔焦黑起刺,脉弦数。

【病因病机】多见于温病极期,热极生风,上扰清空,横窜经络。

【证候分析】多见于温病极期,热极生风,上扰清空,自咬舌头,牙关紧急,高热抽搐,手足燥扰,甚则角弓反张,舌质红;横窜经络,痉厥频作,伴见啮舌。

【治法方剂】清热凉肝熄风。方选羚角钩藤汤。

2.风痰上扰

【临床表现】突然仆倒,昏不知人,两目上视,抽搐咬舌,甚则流出鲜血,小便失禁,旋即自行清醒,舌苔白腻,脉弦滑。

【病因病机】多见于癫痫发作期,由于肝风挟痰,随气上逆,痰蒙清窍,风阳扰动。

【证候分析】肝风挟痰,随气上逆,痰蒙清窍,风阳扰动,抽搐时常发生啮舌,伴昏不知人,两目上视。

【治法方剂】祛风化痰定痫,可用“定痫镇痛合剂”合“蝎蜈片”内服。

(三)鉴别要点

热盛动风啮舌与风痰上扰啮舌

(1)热盛动风　啮舌,常伴有高热、神昏发狂等肝经热盛动风之症。

(2)风痰上扰　啮舌常无热抽搐,且呈发作性,醒后如常人。

五十一、舌剥

(一)概念

舌剥是指舌苔剥落不全,剥落处光滑无苔。

(二)常见证候

1.胃阴虚

【临床表现】舌红苔剥,口干少津,不思饮食,食不知味,或食后饱胀,或干呕作呃,甚则噎膈反胃,大便干结难下,脉细数无力。

【病因病机】多因外感热病后期,胃中余热不清,耗伤胃阴;或久患胃病或其他慢性疾病,日久阴液亏损,胃失阴液滋润濡养。

【证候分析】阴液亏损,胃失阴液滋润濡养故见舌苔剥落,甚则舌面光滑,口干少津,不思饮食,食不知味。胃失和降,胃气上逆,故食后饱胀,或干呕作呃,甚则噎膈反胃,大便干结难下。

【治法方剂】滋养胃阴,用益胃汤或沙参麦冬汤。

2.气阴虚

【临床表现】舌淡红苔剥,短气乏力倦怠,五心烦热,盗汗,口干咽燥,脉细数。

【病因病机】多由于外感热病后期,热邪久恋,伤阴耗气,而致气阴两虚;或暑令汗出过多,津气耗伤。

【证候分析】热邪久恋,伤阴耗气;或汗出过多,津气耗伤,致短气乏力倦怠。阴虚生内热致五心烦热,盗汗,口干咽燥,舌淡红苔剥。

【治法方剂】补气养阴,用生脉散。

(三)鉴别要点

胃阴虚舌剥与气阴虚舌剥的鉴别

(1)胃阴虚舌剥　舌质深红或光绛有裂纹,并伴有胃失和降之纳差、食后饱胀、干呕作呃的症状。

(2)气阴虚舌剥　舌质淡红,并伴有气虚之短气懒言、神疲乏力、自汗及阴亏之五心烦热、盗汗、口干便秘的症状。

五十二、舌麻

(一)概念

舌麻是指舌头有麻木感觉。

(二)常见证候

1.血虚

【临床表现】舌淡而麻,面色苍白或萎黄,心悸气短,失眠多梦,健忘,脉细无力等。

【病因病机】由失血过多或化源不足而致营血衰少,舌肌失养。

【证候分析】营血衰少,舌肌失养,舌淡而麻。血虚不能上荣于面,故面色苍白或萎黄。心神失养,故心悸气短,失眠多梦,健忘。

【治法方剂】养血,用归脾汤加炮姜。

2.肝风

【临床表现】舌麻而强,言语不利,头晕,头痛,或猝然倒仆,半身不遂,脉弦而细数等。

【病因病机】肝肾阴亏,阳亢失制,化风上扰。

【证候分析】肝肾阴亏,肝阳上亢,化风上扰,故舌麻而强,言语不利，头晕，头痛。风阳上内动，挟痰走窜经络，脉络不畅，故猝然倒仆，半身不遂。

【治法方剂】益阴平肝熄风。方用天麻钩藤饮。

3.痰阻

【临床表现】由于常兼有其他病因，故表现亦不一。主要有风痰舌麻，舌麻而强，头晕目眩，四肢麻木，或突然倒仆，口眼㖞斜，偏瘫，舌苔白滑或黄腻，脉浮滑或弦缓；痰火舌麻是指舌红而麻，舌强，舌苔黄腻或黄厚而燥，头目眩晕，耳鸣口苦，烦躁易怒，大便不爽，脉弦滑而数。

【病因病机】痰阻机窍，络道不通，舌机失灵。

【证候分析】痰阻机窍，络道不通，则清阳不升，气血壅滞，故头晕目眩，四肢麻木，或突然倒仆，偏瘫，苔白滑或黄腻，脉浮滑或弦缓；痰郁化火，舌肌失灵，则舌红而麻，舌强苔黄腻或黄厚而燥。火热上扰，故头晕目眩，耳鸣口苦，烦躁易怒。脉弦滑而数为痰火之象。

【治法方剂】风痰者，用省风汤加沉香；痰火者，用温胆汤加胆星、全蝎、天麻、黄连。

(三)鉴别要点

1.血虚舌麻与痰阻舌麻

(1)血虚舌麻　面色苍白或萎黄，心悸气短，失眠多梦，健忘。

(2)痰阻舌麻　头晕，头痛，甚则猝然倒仆，半身不遂，脉弦而细数等。

2.血虚舌麻与肝风舌麻

(1)血虚舌麻　舌麻，但不影响饮食、语言，且兼见面色苍白或萎黄，心悸气短，失眠多梦，健忘。

(2)肝风舌麻　舌麻，影响饮食、语言，舌红，脉数，头晕头痛，甚则猝然倒仆，半身不遂。

3.肝风舌麻与痰阻舌麻

(1)肝风舌麻　舌麻,舌红苔少,脉弦而多细数。

(2)痰阻舌麻　舌麻,舌苔白滑或黄腻,脉浮滑或弦缓;舌苔黄腻或黄厚而燥,头目眩晕,耳鸣口苦,烦躁易怒,大便不爽。

五十三、舌疮

(一)概念

舌疮是指舌体表面溃破,出现一个或多个细小溃疡而言。

(二)常见证候

1.心火炽盛

【临床表现】舌体溃疡面鲜红疼痛，以舌尖部尤著，兼见面赤口渴,胸中烦热,夜寐不宁,小溲赤涩,舌赤或舌尖红绛,脉数或左寸数大。

【病因病机】多由劳心太过等精神因素造成,乃五志过极所化,虽是实火但无郁滞之征,因心开窍于舌,心火上炎。

【证候分析】心开窍于舌,心火上炎故易发舌疮,且火扰神明,故并见胸中烦热,夜寐不安,阳明脉络荣于面,故面红舌赤。

【治法方剂】重在于清,可用川连、菖蒲煎服,有小溲赤涩者须兼利尿以导热下行。方用导赤散加玄参、焦山栀、川连。

2.胃火熏蒸

【临床表现】舌体疮面较大,伴见口气臭秽,渴喜冷饮,嘈杂易饥,大便秘结,舌红,舌苔黄燥或黄厚,脉滑数。

【病因病机】多因嗜饮醇酒、过食辛辣煎炙厚味致胃肠积热,化火而成。因胃主纳降,若通降失常,胃热蕴藉,则火邪上蒸于舌。

【证候分析】胃热蕴藉,通降失常,则火邪上蒸于舌,而成舌疮,伴见口气臭秽,渴喜冷饮,嘈杂易饥,大便秘结等实火之象。

【治法方剂】清火解毒。方用凉膈散加减。

3.气虚夹热

【临床表现】舌体疮面久治不愈,疮口下陷,并见四肢倦怠,气短懒言,低热,舌淡,苔薄白,脉软无力或虚大而数。

【病因病机】多因饮食失节、劳倦内伤而致耗损中气,虚热内生。

【证候分析】中气耗损,虚热内生,故见舌疮。四肢倦怠,气短懒言,疮口下陷等为中气虚乏之征。

【治法方剂】温养中气。方用补中益气汤加麦冬、五味子。

4.血虚燥热

【临床表现】舌疮经久不愈,并有口干不喜饮,头昏眼花,夜眠不实,手足发热,体倦乏力,咽喉不利,舌色淡红,舌苔薄白或无,脉细数或虚弱。

【病因病机】阴血亏虚,燥热内生。

【证候分析】血虚,故口干不喜饮,体倦乏力,舌淡脉细;燥热,故手足发热,咽喉不利,脉数。

【治法方剂】养血兼清燥热,用四物汤加知母、黄柏、丹皮、麦冬、五味子、茯苓、白术,或用归脾汤加减。

5.肾阴虚

【临床表现】舌体疮面长期不愈,并有咽痛口干,耳鸣头眩,梦遗腰酸,日晡益甚,舌红而干,脉细数。

【病因病机】久病体弱,劳伤过甚或房事失于节制,致使肾阴不足。肾阴不足者,阴精亏乏,相火偏盛。

【证候分析】肾阴不足者,阴精亏乏,相火偏盛,疮色多红赤,舌质亦红绛，常无苔而干或有裂，同时伴见咽痛口干，耳鸣头眩，梦遗腰酸，日晡益甚。

【治法方剂】滋阴降火。方用知柏地黄丸。

6.肾阳虚

【临床表现】舌体疮面缠绵不愈，并有面色淡白，肢冷便溏，阳痿尿频，腰膝酸软，无力，舌淡，苔薄白，脉沉迟而软。

【病因病机】久病体弱，劳伤过甚或房事失于节制，致使肾阳不足。肾阳虚者，封藏不固，无根之火浮游于上。

【证候分析】肾阳虚者，封藏不固，无根之火浮游于上，症见疮色、舌质均呈淡红，脉象沉迟或虚大，伴见面色淡白，肢冷便溏，阳痿尿频等阳虚之象。

【治法方剂】温补肾阳，镇摄浮游之火，内服黑锡丹或养正丹，外用吴茱萸捣烂醋调热敷足心。

(三)鉴别要点

1.心火炽盛舌疮与胃火熏蒸舌疮

(1)心火炽盛　并见胸中烦热、夜寐不宁、面红舌赤。

(2)胃火熏蒸　伴口气臭秽，便秘，舌苔厚腻。

2.气虚夹热舌疮与血虚燥热舌疮

(1)气虚夹热　肢体倦怠，气短懒言。

(2)血虚燥热　血虚，可见口干不欲饮、体倦乏力、舌淡脉细。燥热，手足发热、咽喉不利、脉数。

3.肾阴虚舌疮与肾阳虚舌疮

(1)肾阴虚舌疮　伴见耳鸣头眩，咽痛口干，梦遗腰酸。

(2)肾阳虚舌疮　伴见面白畏寒，肢冷便溏，阳痿尿频。

4.肾阴虚舌疮与血虚燥热舌疮

(1)肾阴虚舌疮　头晕目眩，耳鸣腰酸。

(2)血虚燥热　唇舌色淡,倦怠乏力。

5.气虚夹热舌疮与肾阳虚舌疮

(1)气虚夹热　四肢倦怠,气短懒言。

(2)肾阳虚舌疮　阳痿尿频,腰膝酸软。

五十四、舌上出血

(一)概念

舌上出血也称“舌血”、“舌本出血”、“舌衄”,是指舌面有血渗出。

(二)常见证候

1.心火亢盛

【临床表现】舌上出血不止,舌体肿胀,甚则疼痛,舌尖红绛,或起芒刺,或舌尖生糜点,兼见心中烦热,急躁失眠,口渴欲饮,小溲赤涩,甚则时有神昏谵语,脉数有力。

【病因病机】五志过极,火自内发;或六淫之邪,内郁化火;或过饮酒醴厚味,辛辣动火之品;误服或过服温补药物。心火亢盛,循经上炎,火迫血溢。

【证候分析】心火亢盛,心中烦热,急躁失眠,口渴欲饮,小溲赤涩;循经上炎,火迫血溢,舌上出血不止,舌体肿胀,甚则疼痛,舌尖红绛,或起芒刺。

【治法方剂】清热凉血,轻症用泻心汤,或黄连解毒汤加白茅根、生槐米;重者可选犀角地黄汤加槐米,用童便冲服;外用蒲黄散掺舌上止血。

2.肝火上冲

【临床表现】舌上出血,舌肿木硬,舌苔黄,舌边红绛,或起芒刺,并见头中热痛，烦热，头晕目眩，面红目赤，口苦咽干，耳鸣耳聋，胁肋痛，性急善怒，小便黄赤，大便干燥，甚则昏厥，脉弦数。

【病因病机】五志过极，火自内发；或六淫之邪，内郁化火；或过饮酒醴厚味，辛辣动火之品；误服或过服温补药物。肝火内炽，循经上冲，血随火升，热迫血涌。

【证候分析】肝火内炽，循经上冲，则烦热，头晕目眩，面红目赤，口苦咽干，耳鸣耳聋，胁肋痛，性急善怒；血随火升，热迫血涌，舌上出血，舌肿木硬，舌苔黄，舌边红绛。

【治法方剂】清泻肝火，凉血止血，选用当归龙荟丸，或用龙胆泻肝汤加赭石、侧柏叶，并用木贼，煎水漱口，外掺炒蒲黄末止血。

3.阴虚火炎

【临床表现】舌上渗血，舌红少苔，或舌体瘦瘪而红，颧红唇赤，头昏目花，口干咽燥，耳鸣健忘，虚烦少寐，腰膝酸痛，骨蒸潮热，遗精盗汗，脉细数。

【病因病机】肾阴不足，水不制火，相火妄动，循经上炎，灼伤舌络，扰动阴血，迫血外溢。

【证候分析】肾阴不足，相火妄动，灼伤舌络，迫血外溢，发为舌衄；并见颧红唇赤，头昏目花，口干咽燥，耳鸣健忘，虚烦少寐，腰膝酸痛，骨蒸潮热，遗精盗汗等阴虚之象。

【治法方剂】滋阴降火，止血和血，可用六味地黄丸加怀牛膝、生槐米，或以黄连阿胶汤加童便冲服，外用五倍子熬浓汁，纱布浸湿紧塞口中，或用槐米末，血余炭末吹于出血处以止血。

4.脾不统血

【临床表现】舌上渗血，色淡质稀，舌体胖嫩，质淡苔白，面色不华，唇爪淡白，饮食减少，腹胀便溏，自汗气短，四肢倦怠，神疲懒言，或见便血，崩漏，肌衄等，脉细无力。

【病因病机】素体虚弱，忧思郁结，劳倦过度，饮食不节，或过服寒凉，损伤脾胃，脾气虚衰，生化乏源，中气不足，摄血无权。

【证候分析】脾虚生化乏源，中气不足，摄血无权，血从舌溢，并有饮食减少，自汗气短，四肢倦怠，神疲懒言等脾气虚衰的表现。

【治法方剂】益气摄血。方用归脾汤，外掺文蛤散以止血。

（三）鉴别要点

心火亢盛舌上出血与肝火上冲舌上出血

（1）心火亢盛　兼见心火内燔（心中烦热，面赤，口渴欲饮，小溲赤涩，失眠多梦，神昏谵语）的症状。

（2）肝火上冲　兼见肝火上炎（头晕目眩，面红目赤，口苦咽干，耳鸣耳聋，胁肋痛，性急善怒）的症状。

五十五、舌生芒刺

（一）概念

舌生芒刺是指舌上出现粗糙如尖刺，抚之碍手。

（二）常见证候

1.阳明燥实

【证候表现】舌苔焦黑起刺，高热汗出，口舌干燥，腹部硬满，大便不通，脉数而滑，或沉迟有力。

【病因病机】邪热入里与胃腑有形之邪相结，化燥成实，转成阳明腑实之证，病仍在气分，燥热不去，伤及阴津。

【证候分析】胃腑积热，化燥成实，转成阳明腑实之证，口舌干燥，腹部硬满，大便不通；病仍在气分，燥热不去，伤及阴津，故舌苔焦黑起刺。

【治法方剂】急下存阴,用承气汤。

2.营分郁热

【证候表现】舌质红绛起刺,身热夜甚,肌肤灼手,烦扰不宁,时有谵语,斑疹隐隐,脉细数。

【病因病机】邪热猖獗,由气分而达于营分,郁而不解,为无形之邪热稽恋,热毒燔盛,煎灼营阴,阴津亏耗。

【证候分析】营分邪热,郁而不解,热毒燔盛,故身热夜甚,肌肤灼手,烦扰不宁,时有谵语,斑疹隐隐;煎灼营阴,阴津亏耗,舌质红绛起刺。

【治法方剂】清营泄热,用清营汤。

(三)鉴别要点

阳明燥实舌生芒刺与营分郁热舌生芒刺

(1)阳明燥实　有痞、满、燥、实等症。

(2)营分郁热　有营热燔灼、阴亏液耗(身热烦躁、神昏谵语、斑疹隐隐),甚至热盛动风、动血(抽搐、出血、发斑)的症状。

五十六、舌生瘀斑

(一)概念

舌生瘀斑是指舌上生出青而带黑的斑点。

(二)常见证候

瘀血

【证候表现】舌见瘀斑,瘀血停积,部分有刺痛,固定不移,或有积块,肿胀压痛,脉涩。

【病因病机】出血而致瘀停,或由气滞而成血瘀,亦有舌头本身出血，久而出现瘀斑，部分可由先天生来即有。

【证候分析】瘀血停滞的部位不同，心脾瘀阻可见舌尖瘀斑，肝胆瘀阻可见舌两边瘀斑。疼痛固定不移，或有积块，肿胀压痛，脉涩为瘀血之象。

【治法方剂】活血行瘀，如兼气滞者宜理气活血，兼气虚者宜补气活血。方剂可根据瘀血停留的部位选用，如王清任之通窍活血汤、膈下逐瘀汤、少腹逐瘀汤。

五十七、舌边齿痕

(一)概念

舌边齿痕是指舌体边缘凹凸不齐，甚则似锯齿状。

(二)常见证候

1.气虚

【证候表现】舌质浅淡，舌苔薄白，舌体胖嫩，舌边齿痕，面色㿠白或萎黄，气短懒言，倦怠乏力，自汗，饮食减少，食后腹胀，大便溏泄，脉细弱无力。

【病因病机】久病气虚，思虑过度，劳伤心脾，气不行水，水失运化。

【证候分析】气不行水，水失运化，体内水湿潴留，浸渍于舌，以致舌体胖大，舌上显示湿润之象，舌体受牙齿的压迫，而出现舌边齿痕。气虚，营血生化不足，血行无力，不能上营于舌体，而致舌质淡白娇嫩。兼有气短、自汗、面色不华、稍劳或活动后加重等气虚的表现；若脾胃气虚，则纳食减少，腹胀便溏，四肢乏力，气短懒言，脉细弱。

【治法方剂】大补中气。方用补中益气汤。

2.阳虚

【证候表现】舌质淡白，舌面湿润多津，或舌面水滑，舌体圆大胖嫩，面色苍白，或青黑，神疲乏力，倦怠嗜卧，口淡不渴，纳呆食少，腹中冷痛，得温则舒，畏寒肢冷，尿清便溏，或见浮肿，脉沉微。

【病因病机】先天不足或久病劳伤及年老体衰，阳气亏损，阳虚不能蒸化水液。

【证候分析】阳气亏损，不能蒸化水液，体内水湿潴留，浸渍于舌，以致舌体胖大，舌上显示湿润之象，舌体受牙齿的压迫，而出现舌边齿痕。气虚，营血生化不足，血行无力，不能上营于舌体，而致舌质淡白娇嫩。

【治法方剂】辛温补阳。方选四逆加人参汤。

(三)鉴别要点

气虚舌边齿痕与阳虚舌边齿痕的鉴别

(1)气虚　可见气短、自汗、面色不华、稍劳或活动后加重等气虚的表现。

(2)阳虚　可见面色青黑或㿠白，全身恶寒，腰酸膝冷，腹中冷痛，腹满喜按，神疲乏力，倦怠嗜卧，大便溏泄等阳虚外寒的临床表现。

五十八、舌红绛

(一)概念

舌红绛是指舌色较正常之淡红为深，呈鲜红或深红。

(二)常见证候

1.阳盛实热

【证候表现】舌质红绛，色泽鲜明，发热(大多为高热)，心烦燥扰，甚则出现神昏谵语，斑疹隐隐，口渴饮冷，脉洪数有力。

【病因病机】多见于温热病邪热亢盛阶段，邪盛而正未衰。邪热枭张，营热蒸腾，热灼营阴。

【证候分析】邪热内盛，营热蒸腾，热灼营阴，故舌质红绛，色泽鲜明，发热。热扰心神，故心烦燥扰，甚则出现神昏谵语。口渴饮冷，脉洪数有力为实热之象。

【治法方剂】清营凉血。方用清营汤、犀角地黄汤等。

2.阴亏虚热

【证候表现】舌质红绛，色泽晦暗，心悸盗汗，五心烦热，神倦，脉细数。

【病因病机】邪热久稽，灼烁阴液；或某些慢性病久延失治，阴亏液耗；或因过用汗下，误投燥热药，以致阴液受损，虚火上炎。

【证候分析】阴液受损，虚火上炎，舌质红绛，色泽晦暗，伴午后潮热，渴不喜饮；心悸盗汗，五心烦热，神倦，脉细数为阴虚内热之象。

【治法方剂】滋阴清热。方选益胃汤、加减复脉汤。

五十九、舌光

（一）概念

舌光是指舌上无苔，光滑洁净，甚则如镜面，谓之“舌光”。亦称“镜面舌”、“光滑舌”、“光莹舌”、“光剥舌”、“光红柔嫩舌”。

（二）常见证候

1.胃阴干涸

【证候表现】舌红（或绛）而光，舌面乏津，舌心尤甚，烦渴不安，不思饮食，或知饥不食，干呕作呃，或见胃脘疼痛，肌肤灼热，低烧，大便秘结,甚则噎膈,反胃,脉细数无力。

【病因病机】汗下太过,或久病失治,或温病邪热久稽,或过服温燥劫阴之药,或失血、伤精,使胃之阴液虚竭,不能上营于舌。

【证候分析】胃之阴液虚竭,不能上营于舌,故舌红(或绛)而光,舌面乏津,舌心尤甚。胃主纳,喜润恶燥,以降为和,胃阴不足,纳降失常,故知饥不食,见食则恶,干呕作呃,或脘痛,或反胃等症。

【治法方剂】滋养胃阴。方用益胃汤加减,或用炙甘草汤去姜、桂加鲜石斛、蔗浆、麦冬等。

2.肾阴欲竭

【证候表现】舌绛(或红)而光,其色干枯不鲜,扪之无津,舌体瘦小,咽喉干燥,面色憔悴,形体消瘦,头晕目眩,耳中蝉鸣,重听或耳聋,牙齿色如枯骨,齿摇发脱,腰膝酸软,两足痿弱,五心烦热,潮热盗汗,脉沉细数。

【病因病机】汗下太过,或久病失治,或温病邪热久稽,或过服温燥劫阴之药,或失血、伤精,使肾之阴液虚竭,不能上营于舌。

【证候分析】肾之阴液虚竭,不能上营于舌,舌绛(或红)而光,其色干枯不鲜,扪之无津,舌体瘦小。肾阴虚,水不济火,相火妄动,兼见头晕目眩,耳鸣耳聋,失眠遗精,面色憔悴,两足痿弱,齿摇发脱等症。

【治法方剂】滋补肾阴。方用十全甘寒救补汤,或左归饮。

3.气阴两虚

【证候表现】舌淡红而光,干而少津,或全无津液,兼见精神委顿,疲劳乏力,少气懒言,语声低微,不饥不食,睡眠不实,口渴,咽干,唇燥,眼窝深陷,皮肤干燥,甚则干瘪,脉虚无力或细数无力。

【病因病机】急性热病后期,或在某些慢性、消耗性疾病过程中,伤阴耗气,使舌质失却气煦津润。

【证候分析】气阴耗伤,使舌质失却气煦津润,故呈淡红而光,干而少津,或全无津液。气虚则精神委顿,疲劳乏力,少气懒言,语声低微。阴液亏虚则咽干,唇燥,眼窝深陷,皮肤干燥,甚则干瘪。

【治法方剂】益气养阴。方选生脉散。

4.气血两虚

【证候表现】舌淡白而光,常见面色㿠白或萎黄,唇甲淡白,头昏眼花,心悸失眠,疲劳乏力,少气懒言,语声低微,手足麻木,饮食不振,大便溏薄,小便清长,脉沉细无力。

【病因病机】脾胃损伤,饮食不振,气血无以化生。

【证候分析】脾胃损伤,气血无以化生,气血两虚,舌质不得濡养,舌苔逐渐脱落,新苔不能续生,以致全舌淡白而光滑。头昏眼花,心悸失眠,疲劳乏力,少气懒言,语声低微,手足麻木为气血两虚之象。

【治法方剂】健脾养胃,补气生血。方选十全甘温救补汤。

(三)鉴别要点

1.胃阴干涸与肾阴欲竭的鉴别

(1)胃阴干涸　多伴见口干咽痛,低热颧红,五心烦热,潮热盗汗。

(2)肾阴欲竭　兼见头晕目眩,耳鸣耳聋,失眠遗精,面色憔悴,两足痿弱,齿摇发脱。

2.气阴两虚与气血两虚的鉴别

(1)气阴两虚　兼见口渴咽干,唇燥,眼窝深陷,皮肤干燥,小便短少,脉数等。

(2)气血两虚　兼见面色萎黄或㿠白,心悸头晕,唇甲淡白,脉细等。

六十、舌干

(一)概念

舌干是指舌上有苔,苔面缺乏津液,苔质干燥,或舌光无苔,望之枯涸，扪之燥涩。

（二）常见证候

1.阳盛灼津

【证候表现】舌干，苔黄燥或焦躁起刺，壮热面赤烦躁，口渴喜冷饮，汗多，便秘溲黄，脉洪数。

【病因病机】多由外感热病过程中，邪热炽盛，灼烁津液。

【证候分析】邪热炽盛，灼烁津液而致舌干。临床表现常随热邪入侵的脏腑不同而各异，如邪热壅肺者，以高热、咳喘、烦渴、咳痰为主症；热在气分者，以大热、大汗、大烦渴、脉洪大为主症；热结胃肠者，以潮热、便秘、腹满、脉实为主症；热在肝胆者，以黄疸、发热、胁痛、呕恶为主症；热在营血者，以高热、神昏、谵语、发斑为主症。其中舌干，是邪热伤津之征。

【治法方剂】邪热壅肺者，用麻杏石甘汤加芦根、全瓜蒌、鱼腥草等；热在气分者，用白虎加人参汤；热结胃肠者，用承气汤类；热在肝胆者，用龙胆泻肝汤；热在营血者，用清营汤、犀角地黄汤。

2.阴虚液亏

【证候表现】舌干，质红绛少苔或无苔，身热不甚，面潮红，手足心热，口干欲饮，尿短赤，神色萎靡，脉细数。

【病因病机】由热病后期，邪热久稽，阴液亏耗所致，亦有慢性病，久病煎熬至阴分亏损；或五志过极化火伤阴；或嗜酒辛热食品，营阴暗耗等等，阴虚火炎伤津造成。

【证候分析】营阴暗耗，阴虚火炎伤津而致舌干，身热不甚。面潮红，手足心热，口干欲饮，尿短赤为阴虚内热之象。

【治法方剂】滋阴、清热、增液，如胃津匮乏者，方选益胃汤；肝肾阴虚者，青蒿鳖甲汤、六味地黄汤加麦冬、五味子等。

3.阳虚津不承

【证候表现】舌干，质淡，苔白，口干不欲饮，或喜热饮，面色㿠白或青灰无华,倦怠嗜卧,气短懒言,食欲不振,腹满冷痛,得温则舒,四肢厥冷,尿清便溏,浮肿,脉沉迟。

【病因病机】由慢性病久延失治,或迭经大吐、大泻、大汗,折伐阳气,阳气虚弱,三焦气化失司,水液代谢紊乱,津不上承而致。

【证候分析】阳气虚弱,失于温煦,故面色㿠白或青灰无华,气短懒言,食欲不振,腹满冷痛,得温则舒,四肢厥冷,尿清便溏;三焦气化失司,水液代谢紊乱,津不上承而致舌干。

【治法方剂】治疗宜温阳补气,可选四逆加人参汤;如阳虚水湿停留者,选真武汤温阳利水。

(三)鉴别要点

舌干一症,多为津伤之征,或邪热灼津,或阴虚液亏。而阳虚津不上承者,由气化失司所致,非津伤也。但以前两者为多见,后者较少见。三证鉴别要点是:①舌体局部的变化。a.阳盛灼津舌干,舌苔黄燥或焦燥起刺,舌质稍红;b.阴虚液亏舌干,舌质红绛,无苔或少苔;c.阳虚津不上承舌干,舌质淡,舌苔白或晦暗干燥。②口渴的程度。凡舌干均伴口渴,但三者口渴程度不一。a.阳盛灼津舌干,烦渴,喜冷饮;b.阴虚液亏舌干,口渴较甚,喜凉饮;c.阳虚津不上承舌干,口渴不欲饮,或饮亦不多,喜热饮。③兼证。阳盛灼津者,多见于实热证中,邪热鸱张阶段;阴虚液亏者,多见于热病后期,或慢性病后期,表现阴虚内热之症;阳虚津不上承者,多见于杂病后期,表现阳虚气化失司之症。根据上述三个方面,不难区分。

六十一、舌青

(一)概念

舌见青色,《舌胎统志》形容其状如水牛之舌,多因寒或瘀阻而引起。

（二）常见证候

1.寒凝阳郁

【证候表现】舌青润滑，恶寒蜷卧，四肢厥逆，口不渴，吐利腹痛，或下利清谷，或手足指甲唇青，脉来沉迟无力，甚或无脉。

【病因病机】多由寒邪直入于里，寒为阴邪，阴寒内盛，阳气郁而不宣，气血凝滞，故舌见青色，外感病见此，常为寒邪直中少阴、厥阴之证，或因慢性病，屡经汗下，阳气受戕肝肾虚衰，寒从内生。

【证候分析】阴寒内盛，气血凝滞，故舌见青色。阳气郁而不宣，故恶寒蜷卧，四肢厥逆，口不渴，吐利腹痛，或下利清谷，或手足指甲唇青。

【治法方剂】温阳祛寒。方选四逆汤、附子理中汤、吴茱萸汤等。

2.瘀血郁阻

【证候表现】舌青干涩，口燥漱水不欲饮，面色黧黑，口唇青紫，胸满，皮肤甲错，出血紫黑，脉迟细涩；局部可出现青紫斑块，肿块癥积，肿胀刺痛。

【病因病机】主要原因有三：一是寒邪入侵脏腑，血得寒则凝；二是气虚或气滞不能推动血运，停而为瘀；三是外伤或其他原因出血之后，离经之血停留体内。

【证候分析】瘀血郁阻，故面色黧黑，口唇青紫，胸满，皮肤甲错，出血紫黑。局部可出现青紫斑块，肿块癥积，肿胀刺痛为瘀血之象。

【治法方剂】活血化瘀，行气止痛。方选血府逐瘀汤。

寒凝阳郁舌青与寒邪直中少阴、厥阴舌青的鉴别。

（1）寒凝阳郁舌青故恶寒蜷卧，四肢厥逆，口不渴或下利清谷，或手足指甲唇青。

（2）寒邪直中少阴、厥阴舌青故气血凝滞之舌青紫或见瘀斑，并兼见外感表证。

六十二、舌紫

（一）概念

舌呈紫色，或色紫带绛晦然不泽，或紫中带青而滑润，均称舌紫。

（二）常见证候

1. 血分热毒

【证候表现】多见于温热病热入血分阶段。主要临床表现：舌质紫而带绛，高热烦躁，甚或昏狂谵妄，斑疹紫黑，或吐血，衄血，脉洪数。

【病因病机】常发生于温热病，营热不解，热邪深入血分，热深毒盛，迫血妄行。

【证候分析】热邪深入血分，高热烦躁，甚或昏狂谵妄；热深毒盛，迫血妄行，舌质紫而带绛，斑疹紫黑，或吐血，衄血。

【治法方剂】凉血解毒。方选犀角地黄汤、神犀丹等。

2. 寒邪直中

【证候表现】多见于伤寒直中三阴，阴寒内盛。主要临床表现；舌紫而带青，身寒战栗，四肢厥冷，腹痛吐利，或手、足、指甲、唇青，脉沉迟，甚或沉伏不起。

【病因病机】本证的形成，或因素体虚寒，复感寒邪，或因伤寒失治、误治转属。寒邪直中，经血凝滞。

【证候分析】寒邪直中，身寒战栗，四肢厥冷，腹痛吐利，或手、足、指甲、唇青；经血凝滞，舌紫而带青。

【治法方剂】回阳救逆。方选四逆汤、回阳救急汤等。

3. 瘀血内积

【证候表现】舌质紫而带灰，晦暗不泽，或腹内有结块，伴胀痛，疼痛以刺痛为主,痛处固定不移,面暗消瘦,肌肤甲错,脉细涩。

【病因病机】其成因有二:一是素有瘀血,复又邪热内蕴,经脉瘀滞。二因情志郁结,或因寒湿凝聚,使脏腑失和,气血瘀滞,日久瘀积成块。

【证候分析】瘀血内停,脉络不畅,日久瘀积成块,舌质紫而带灰,晦暗不泽,或腹内有结块,伴胀痛,疼痛以刺痛为主,痛处固定不移。面暗消瘦,肌肤甲错为瘀血内阻之象。

【治法方剂】活血化瘀。方选膈下逐瘀汤、血府逐瘀汤之类。如有结块者,化瘀与软坚并用;兼营热者,可加丹皮、生地之属;伴气滞者,伍乌药、香附等行气之品。

4. 酒毒内蕴

【证候表现】多见于酒癖患者。主要临床表现:舌质紫,舌体肿大,舌苔焦燥,面赤唇紫,口苦舌干,呕恶纳呆,脘腹痞胀,小便不利,脉弦数。

【病因病机】长期嗜酒成癖,或恣意暴饮,酒毒、湿浊蕴积体内,脾胃受戕。酒毒留于心包,伏于经络,血气不能上营于血,或酒后狂饮冰水,致令酒之余毒,冲行经络,酒味入心,汗虽已出,心包络内还有酒毒不尽。

【证候分析】酒毒、湿浊蕴积体内,经血凝滞,故舌紫,舌体肿大。脾胃受戕,故口苦舌干,呕恶纳呆,脘腹痞胀。

【治法方剂】清热解醒。方选葛花解酲汤加黄芩、黄连等。

(三)鉴别诊断

血分热毒舌紫与寒邪直中舌紫的鉴别

(1)血分热毒　多由舌红绛发展而来,因此,舌紫带绛,或伴裂纹,苔焦燥起刺,同时兼见热深毒盛动血(谵妄、斑疹、吐衄)的症状。

(2)寒邪直中　多由舌淡白演变而来,所以,舌淡紫带青,舌面滑润少苔,同时伴有畏寒、四肢厥冷、脉迟等寒象。

六十三、舌淡白

(一)概念

舌质色浅淡,红少白多或纯白无红色者,称为淡白舌。

(二)常见证候

1. 气血两虚

【证候表现】舌色淡白尚润,舌体大小正常或略小,唇淡,面色无华,头晕耳鸣,神疲肢软,声低息微,心悸自汗,妇人月经量少色淡或经闭不行,脉虚细软。

【病因病机】造成气血两虚的原因很多,如先天禀赋不足、后天失于调养、疾病久延、失血过多等。其中有气虚不能生血,或血虚而后气衰,最终至气血两虚,以致不能上荣于舌。

【证候分析】气血两虚,以致不能上荣于舌而出现舌淡白;气血两虚还可见舌体大小正常或略小,唇淡,面色无华,头晕耳鸣,神疲肢软,声低息微,心悸自汗,妇人月经量少色淡或经闭不行。

【治法方剂】气血双补,如十全大补汤之类。

2. 脾虚寒湿

【证候表现】舌色淡白湿润多津,舌体胖嫩,舌边有齿印,神色委顿,膝冷畏寒,泄泻清稀,水谷不化,不思饮食,腹胀,肢体浮肿,按之不起,脉沉迟或沉细。

【病因病机】脾阳亏损,脾虚化源匮乏,膝冷畏寒,泄泻清稀,水谷不化;脏腑经络无以滋荣,反映于舌,可见淡白无华;脾虚不能制水,腹胀,肢体浮肿,按之不起;水湿失于运化,浸润于舌。

【证候分析】脾阳亏损,脾虚化源匮乏,脏腑经络无以滋荣,反映于舌,可见淡白无华;脾虚不能制水,水湿失于运化,浸润于舌,故见舌体肿大胖嫩。膝冷畏寒,泄泻清稀,水谷不化,不思饮食,腹胀,肢体浮肿,按之不起,脉沉迟或沉细为脾虚寒湿之象。

【治法方剂】温脾助阳、祛寒逐湿。方选实脾散、苓桂术甘汤加减。

(三)鉴别诊断

气血两虚舌淡白与脾虚寒湿舌淡白的鉴别

(1)气血两虚　舌色比正常人浅淡,但略带淡红,舌体与常人大小相似或稍小,舌虽润但没有过多的水分,同时伴有气血不足(头晕乏力、自汗心悸等)的症状。

(2)脾虚寒湿　舌淡白不红,有脾虚(腹胀、纳呆、肢寒)、水湿潴留(浮肿,按之良久不起)的症状。

六十四、舌苔白

(一)概念

舌上苔呈白色,称为“舌苔白”。

(二)常见证候

1. 风寒入表

【证候表现】舌苔薄白,症见恶寒或恶风,头项强痛,发热,无汗,身痛,脉浮紧。

【病因病机】风寒袭表,邪犯太阳膀胱经。

【证候分析】风寒之邪外袭肌表,由皮毛而入,邪犯太阳膀胱经,寒为阴邪,易伤阳气。口不渴,舌苔白润,舌质正常,头痛身疼,脉浮紧。

【治法方剂】辛温解表。方选麻黄汤。

2. 寒湿袭表

【证候表现】舌苔白滑，恶寒发热，无汗，头痛头重，腰脊重痛，肢体酸楚疼痛，或一身尽痛，不能转侧，脉紧。

【病因病机】冒寒晓行，或远行汗出，淋受凉雨，寒湿外受，邪客肌表所致。

【证候分析】寒湿外邪客于肌表，邪未传里，故舌苔白而带滑。寒湿之性重浊凝滞，故头痛头重，腰脊重痛，或一身尽痛，脉弦紧，阳气被遏不能发泄，故恶寒发热，肌表无汗。

【治法方剂】疏风散湿。方用羌活胜湿汤。

3. 脾阳虚衰

【证候表现】舌苔洁白，光亮少津，其形有如片片雪花布散舌上，其色比一般白苔为白，俗称“雪花苔”，并见面色少华，腹中冷痛，喜温喜按，腹满时减，食欲不振，便溏溲清，形寒肢凉，身倦乏力，气短懒言，脉迟或缓无力。

【病因病机】由久病脾阳亏损，或屡经吐下，中气大伤，或饮冷中寒，脾阳逐渐衰败，内寒凝闭中焦，既不能运化水湿，又无以输布津液。

【证候分析】脾阳衰败，内寒凝闭中焦，既不能运化水湿，又无以输布津液，以致舌苔白净，津少光亮，形似雪花。面色少华，腹中冷痛，喜温喜按，腹满时减，食欲不振，便溏溲清，形寒肢凉为阳虚内寒之象。

【治法方剂】温中健脾，甘温扶阳。方用附子理中汤化裁。

（三）鉴别诊断

风寒入表舌苔白与寒湿袭表舌苔白的鉴别

（1）风寒入表　舌苔白润，兼见风寒表证。

（2）寒湿袭表　舌苔白滑，兼见湿郁肌表之症。

六十五、舌苔黄

(一)概念

舌上苔呈黄色,称为“舌苔黄”,或称鼻舌胎黄静,“黄胎”。

(二)常见证候

1. 胃热炽盛

【证候表现】舌苔黄,身大热,但恶热不恶寒,汗大出,面赤心烦,渴饮不止,脉洪大。

【病因病机】伤于寒邪,化热入里,或温病邪热入于气分,致阳明胃热炽盛。

【证候分析】阳明胃热炽盛,邪热上蒸,故舌苔黄。恶热不恶寒,汗大出,面赤心烦,渴饮不止,脉洪大为阳明热盛之象。

【治法方剂】清热生津。方用白虎汤。

2. 胃肠实热

【证候表现】舌苔深黄,厚而干燥,甚或老黄焦裂起芒刺,面赤身热,日晡潮热,口渴,汗出连绵,大便秘结,或纯利稀水,腹满疼痛拒按,烦躁,谵语,甚则神志不清,或循衣摸床,脉沉有力,或滑实。

【病因病机】阳明在经之热邪未解,传入胃腑,与肠中燥屎相搏,结于胃肠。

【证候分析】热邪未解,传入胃腑,故见舌苔深黄,厚而干燥,甚或老黄焦裂起芒刺。邪热与肠中燥屎相搏,结于胃肠,大便秘结,或纯利稀水,腹满疼痛拒按。热扰心神,故烦躁,谵语,甚则神志不清,或循衣摸床。

【治法方剂】荡涤燥结。方选承气汤类。

3. 脾胃湿热壅滞

【证候表现】舌苔黄而垢浊，舌质红，身热不扬，心烦，口渴不欲饮，脘腹胀满，不思饮食，恶心呕吐，大便垢腻恶臭，脉滑数。

【病因病机】感受湿邪，久郁入里化热，或素嗜辛热厚味之食，助湿积热，或胃中有宿食积滞，湿热秽浊之邪与胃中陈腐宿垢相结，上泛于舌。

【证候分析】湿热秽浊之邪上泛于舌，出现舌苔黄而垢浊。兼见胸闷脘痞，恶心呕吐，身热不扬，大便垢腻等湿浊内蕴，脾胃升降失调症。

【治法方剂】清热化湿辟浊消积。方选枳实导滞丸、泻心汤等。

（三）鉴别诊断

胃热炽盛与胃肠实热舌苔黄的鉴别

（1）胃热炽盛　属阳明经证，以身大热，汗大出，口大渴，脉洪大为辨证要点。

（2）胃肠实热　属阳明腑证，以大便秘结，或热结旁流，纯利清水，所下恶臭，且感肛门灼热，日晡潮热，腹部胀满，疼痛拒按，汗出多，时谵语，脉沉实等症为辨证关键。

六十六、舌苔灰黑

（一）概念

舌上苔色呈现灰中带黑者，称为“舌苔灰黑”，或称“舌胎灰黑”。

（二）常见证候

1.脾阳虚衰

【证候表现】舌苔灰黑而薄润，面色萎黄，饮食少思，腹中冷痛，腹满，得温则舒，口不渴，喜热饮，大便稀溏或泄泻，完谷不化，四肢不温，形寒气怯，脉沉迟。

【病因病机】脾气久虚，气损及阳，或寒邪直中，或因误治，或因贪食生冷，损伤脾阳，中阳不振，阴寒内盛所致。

【证候分析】中阳不振，阴寒内盛，致舌苔灰黑而薄润。胃无浊邪，故舌苔灰黑，薄而多津，兼见脾阳不足，阳虚中寒之象，如：腹中冷痛，不渴，肢寒，纳呆便溏，脉沉迟等；若脾失健运，升降无权，胃不降浊则呕吐，脾失升清而自利等。

【治法方剂】温中散寒。方用附子理中汤。

2.痰饮内阻

【证候表现】舌苔灰黑水滑，或灰黑而腻，头昏目眩，胸腹胀满，脘部有振水音，呕吐清水痰涎，口渴不欲饮，肠鸣便溏，或形体素盛而今瘦，身重而软，倦怠困乏，甚者少腹拘急不仁，脐下动悸，小便短少，或见咳嗽，心悸，短气，脉弦滑。

【病因病机】脾阳不振，津液不能正常敷布和运行，遂聚而生湿，停而为饮，凝而为痰，寒饮痰湿停滞胃肠，寒湿壅盛所致。

【证候分析】脾阳不振，胃有痰饮内伏，故舌苔灰黑，厚而水滑，且伴有痰饮湿浊壅阻胃肠之症，如：胸胁胀满，脘部有振水音，口渴不欲饮，呕吐清水痰涎，肠鸣便溏，脉弦滑等。

【治法方剂】温阳化饮。方选苓桂术甘汤等。

3.湿热内蕴

【证候表现】舌苔灰黑，厚腻而黏，身热不扬，午后则热象明显，或寒热起伏，口苦，唇燥，面色淡黄或晦滞，胸脘痞闷，腹胀，便溏不爽，小便短黄，倦怠困重，肢体酸楚，脉沉滑。

【病因病机】脾失健运，水湿内停，久郁化热，湿热蕴蒸，秽浊壅滞中焦所致。

【证候分析】脾失健运，水湿内停，肢体酸楚；久郁化热，身热不扬，午后则热象明显，或寒热起伏，口苦，唇燥；湿热蕴蒸，秽浊壅滞中焦，舌苔灰黑，厚腻而黏，胸脘痞闷，腹胀，便溏不爽，小便短黄。

【治法方剂】辛开芳化，化湿清热。方用三仁汤，或用黄连温胆汤。

4.热灼肾阴

【证候表现】舌苔灰黑，干燥起刺，心烦不得眠，身热面赤，咽干，口燥，消渴或见头晕，耳鸣，耳聋，心悸，健忘，腰膝酸软，大便干燥，小便短赤，脉细数。

【病因病机】素体阴虚，寒邪犯于少阴，从阳化热，或温病热邪深入少阴，资助心火亢盛于上，劫灼肾水令其耗竭于下，致肾水不能上济而心火愈炽，心火愈炽则肾水愈耗，终成真阴欲竭，壮火复炽之证。

【证候分析】素体阴虚，耳鸣，耳聋，心悸，健忘，腰膝酸软；阴虚生内热，故心烦不得眠，咽干，口燥，消渴或见头晕；劫灼肾水令其耗竭于下，大便干燥，小便短赤。

【治法方剂】滋阴补肾，清心泻火。方选黄连阿胶汤、加减复脉汤等。

(三)鉴别诊断

1.脾阳虚衰舌苔灰黑与痰饮内阻舌苔灰黑的鉴别

(1)脾阳虚衰　胃无浊邪，故舌苔灰黑，薄而多津，兼见脾阳不足，阳虚中寒之象。

(2)痰饮内阻　胃有痰饮内伏，故舌苔灰黑，厚而水滑，且伴有痰饮湿浊壅阻胃肠之症。

2.湿热内蕴舌苔灰黑与热灼肾阴舌苔灰黑的鉴别

(1)湿热内蕴　舌苔灰黑，厚腻而黏，兼见胸脘痞满，腹胀等热蒸于里，湿困脾阳之症。

(2)热灼肾阴　苔灰黑而干燥起刺，舌质红，且兼见心中烦热，不得眠，身热面赤，消渴，脉细数等肾阴不足，心火亢盛之症。

六十七、舌苔腐垢

(一)概念

舌苔腐垢简称舌腐,是指舌苔如豆腐渣,苔质疏松而厚,揩之即去,旋即又生。

(二)常见证候

1.胃热痰浊上逆

【证候表现】舌苔质地疏松,浮于舌面,形如豆腐渣而厚腐,伴见恶心口苦,或咳吐黄痰,或脘闷纳差,脉弦滑而数。

【病因病机】胃失和降,胃浊上泛,痰浊为主。胃为水谷之海,以通降为顺,若胃失和降,胃中水谷不能化为精微,反生痰浊,阳旺之躯,邪从热化。

【证候分析】胃失和降,胃浊上泛,痰浊为主,舌苔质地疏松,浮于舌面,形如豆腐渣而厚腐,伴见恶心口苦,或咳吐黄痰,或脘闷纳差。

【治法方剂】清热化痰辟浊。方选温胆汤加味。

2.宿食积滞

【证候表现】舌苔质地疏松,浮于舌面,厚腐而臭,伴见干噫食臭,嗳腐吞酸,脘闷腹胀肠鸣,纳差便溏,脉细滑而数。

【病因病机】胃为水谷之海,以通降为顺,若胃失和降,胃中水谷不能化为精微,食停气滞,阳旺之躯,邪从热化。

【证候分析】胃失和降,胃浊上泛,以停食为主舌苔质地疏松,浮于舌面,厚腐而臭,伴见干噫食臭,嗳腐吞酸,脘闷腹胀肠鸣,纳差便溏。

【治法方剂】消食导滞。方选枳实导滞丸等。

(三)鉴别诊断

胃热痰浊上逆舌腐与宿食积滞舌腐的鉴别

(1)胃热痰浊上逆　以痰浊为主,伴见恶心口苦,或咳吐黄痰,或脘闷纳差。

(2)宿食积滞　以停食为主,伴见干噫食臭,嗳腐吞酸,脘闷腹胀肠鸣,纳差便溏。

六十八、舌苔黄腻

(一)概念

舌苔黄腻是指舌面有一层黄色浊腻苔,其苔中心稍厚,边缘较薄,归属腻苔类。

(二)常见证候

1.痰热蕴肺舌

【证候表现】苔黄腻,咳嗽,喉中痰鸣,咯黄稠痰或痰中带血,胸膈满闷,甚者呼吸迫促,倚息不得卧,脉滑数,右寸实大。

【病因病机】外邪犯肺,郁而化热,热灼肺津,炼液成痰,痰与热搏,蕴于肺络,上蒸于舌。

【证候分析】由于痰热蕴结的部位不同,痰与热搏,蕴于肺络,故多见肺失肃降症状,如咳嗽,咯痰,胸痛,气急等。

【治法方剂】清肺化痰。方用清金化痰汤加减。

2.痰热结胸

【证候表现】苔黄腻,面红身热,渴欲凉饮,胸脘痞硬,按之疼痛,呕恶,大便秘结,脉滑数。

【病因病机】外邪犯肺,郁而化热,热灼肺津,炼液成痰,痰与热搏，蕴于肺胸膈，上蒸于舌。

【证候分析】痰与热搏，蕴于肺胸膈，故苔黄腻，胸脘痞硬，按之痛，呕恶，便秘等。

【治法方剂】清热化痰，宽胸开结。方用小陷胸汤加减。

3.肝胆湿热

【证候表现】苔黄黏腻，头重身困，胸胁闷满，腹胀，纳呆厌油，口苦，甚则面目及皮肤发黄，鲜如橘子色，溲赤便秘，脉滑数或濡数。

【病因病机】嗜食肥甘醇酒，水谷不得消化，聚湿生热，或情志怫郁，木郁化火。

【证候分析】热重于湿的舌苔黄黏薄腻，黄色鲜明如橘，伴身热口渴，便秘，脉滑数等；湿重于热的舌苔黄黏厚腻，伴头重身困，胸脘痞满，腹胀便溏，脉濡数等。

【治法方剂】热重于湿，治宜清热化湿，方选茵陈蒿汤；湿重于热，治宜化湿泄浊，方选茵陈五苓散加减。

4.大肠湿热

【证候表现】苔黄腻，腹痛下利，里急后重，大便脓血，肛门灼热，小便短赤，脉弦滑而数。

【病因病机】暴饮暴食，伤及脾胃，湿滞不运，蕴久化热；或夏秋之际，因过食生冷不洁之物，损伤脾胃，正气不支，复受暑湿之邪，内外相招，湿热下注于大肠，大肠传导失司，秽浊之气熏蒸于上。

【证候分析】湿热下注于大肠，大肠传导失司，秽浊之气熏蒸于上，而见舌苔黄腻。兼见腹痛下利，里急后重，大便脓血，或有寒热等。

【治法方剂】清热利湿，调畅气机。方用白头翁汤、木香槟榔丸。

（三）鉴别诊断

痰热蕴肺舌苔黄腻与痰热结胸舌苔黄腻的鉴别

（1）痰热蕴肺　前者偏于肺，故多见肺失肃降症状，如咳嗽，咳痰，胸痛，气急等。

（2）痰热结胸　后者偏于胸脘，故胸脘痞硬，按之痛，呕恶，便秘等。

六十九、舌苔白腻

（一）概念

舌苔白腻是指舌面罩着一层白色浊腻苔，苔质致密，颗粒细小，不易刮脱。

（二）常见证候

1.外感寒湿

【证候表现】舌苔薄白腻，恶寒发热，头痛头胀如裹，身重疼痛，无汗，脉浮紧。

【病因病机】汗出受寒，或浴后当风，或涉水淋雨，或晓露夜行，感受寒湿之邪，卫阳受遏。

【证候分析】感受寒湿之邪，卫阳受遏，寒令色白，湿主腻苔，因其寒湿在表，故舌苔呈薄白腻，舌质无变化。恶寒发热，头身重痛，无汗，脉浮紧等均为风寒外束之象。

【治法方剂】温散寒湿。方选羌活胜湿汤。

2.湿阻膜原

【证候表现】舌苔白厚腻而干，或厚如积粉，舌质红，发热恶寒，身痛汗出，手足沉重，呕逆胀满，脉缓。

【病因病机】感受湿热病毒所致，抑或因湿浊内蕴，复感外邪而致。

【证候分析】湿热由表入里，蕴伏于膜原之间，阳气被郁，湿浊上泛，故见舌苔白腻。兼有恶寒发热、身痛有汗、呕恶腹满等邪在半表半里之征。

【治法方剂】化湿辟浊清热。方选达原饮或雷氏透达膜原法(时病论势)。

3.寒饮内停

【证候表现】舌苔白腻水滑,舌质青紫,面色㿠白或晦暗,眩晕,神疲肢寒,呕恶清涎,脘腹胀满,得温则舒,口不渴,或渴不欲饮,小便少,脉沉迟。

【病因病机】脾阳不振,水饮内停所致。

【证候分析】脾阳不振,水饮内停所致,其舌苔白而厚腻、水滑,状如稠厚豆腐浆,舌质青紫,辨证时可见脘腹胀满,纳呆,四肢厥逆,泛吐清水痰涎,脉沉迟等饮邪内伏之征。

【治法方剂】温阳醒脾行水。方选温脾汤。

七十、牙痛

(一)概念

牙痛是指牙齿因某种原因引起疼痛而言。

(二)常见证候

1.风热牙痛

【证候表现】表现为牙齿胀痛,受热或食辛辣之物即痛甚,患处得凉则痛减,牙龈肿胀,不能咀嚼食物,或腮肿而热,口渴,舌尖红,舌苔薄白或微黄而干,脉象浮数。

【病因病机】风热之邪侵犯牙体。

【证候分析】因风热之邪侵犯牙体所致,牙痛伴有龈肿而热、口渴,舌尖红,舌苔微黄而干,脉浮数。

【治法方剂】疏风清热止痛，常用银翘散加减内服，外用薄荷玄明散搽痛处。

2.风寒牙痛

【证候表现】表现为牙齿作痛，抽掣样感，吸受冷气则痛甚，患处得热则痛减，时恶风寒，口不渴，舌淡红，舌苔薄白，脉象浮紧或迟缓。

【病因病机】风寒之邪侵犯牙体。

【证候分析】风寒之邪侵犯牙体引起风寒牙痛，伴有恶风寒，口不渴，舌淡红，舌苔薄白，脉浮紧或迟缓。

【治法方剂】疏风散寒止痛，常用苏叶汤或麻黄附子细辛汤内服，外用细辛散搽牙痛处。

3.胃热牙痛

【证候表现】表现为牙齿疼痛，以胀痛感为主，牵引头脑或牙龈发红肿胀，满面发热，口渴，时欲饮冷，口气热臭，恶热喜冷，或唇舌颊腮肿痛，大便秘结，尿黄，舌质偏红，舌干，舌苔黄，脉象洪数或滑数。

【病因病机】由素禀热体，复嗜辛辣香燥，胃腑蕴热，循经上蒸。

【证候分析】胃腑蕴热，循经上蒸而致牙痛，口渴，时欲饮冷，口气热臭。恶热喜冷，或唇舌颊腮肿痛，大便秘结，尿黄，舌质偏红，舌干，舌苔黄为胃热之象。

【治法方剂】清泄胃热止痛，常用清胃散或玉女煎，以元参易熟地尤效捷。如牙痛兼有红肿出血者属血分，前方可加重升麻、丹皮用量升透血分郁热；如牙痛而牙龈不肿，则偏于气分，仍同前方，须加荆芥、防风、细辛以散气分之热。

4.虚火牙痛

【证候表现】表现为牙痛隐隐而作，牙根浮动，唇赤颧红，咽干而痛，心慌头晕，虚烦不寐，腰脊酸痛，舌红少津，舌苔少，脉象细数。

【病因病机】年老体虚，肾之元阴亏损，虚火上炎所致。

【证候分析】肾之元阴亏损，虚火上炎致牙痛。牙根浮动，唇赤颧红，咽干而痛，心慌头晕，虚烦不寐，腰脊酸痛为阴虚之象。

【治法方剂】滋阴补肾，常用左归丸。

5.气虚牙痛

【证候表现】表现为牙痛隐隐，痛势绵绵，牙龈不甚红肿，或虽肿胀而不红，面色皖白，少气懒言，语言低微，倦怠乏力，自汗心悸，头晕耳鸣，小便清而频，舌体淡胖，舌苔薄白或苔白，脉象虚弱或虚大。

【病因病机】由劳伤过度，久病失养而耗伤元气。

【证候分析】元气亏血，则牙痛痛势绵绵，但齿不浮动，局部少见红肿。少气懒言，倦怠乏力，语言低怯，面色皖白，舌体淡胖，苔白，脉虚弱或虚大为气虚不足之症。

【治法方剂】补气缓痛。方用补中益气汤加熟地、丹皮、茯苓、白芍。

6.龋齿牙痛

【证候表现】表现为牙齿蛀孔疼痛，时发时止，如嚼物时伤其牙，则立时作痛，舌脉如常。

【病因病机】平素嗜食膏粱厚味，或过食甘甜糖质，牙齿污秽，饮食余滓，积齿缝之间。

【证候分析】龋齿牙痛，早期未形成窗洞时，牙齿局部可呈墨浸状或黄褐色，此时可不疼。继而可形成深浅不同、大小不等的龋洞，洞内容易嵌塞食物。吃冷、热、酸、甜食物或吸风引冷皆可引起疼痛。

【治法方剂】清热止痛，常以外用药为主。方选川椒、烧石灰为末，蜜丸，塞于蛀孔中。

（三）鉴别诊断

1.风热牙痛与风寒牙痛的鉴别

（1）风热牙痛　牙痛为胀痛感，得热则痛剧，得凉痛减。

（2）风寒牙痛　牙痛为掣痛感，得热则痛缓，得冷痛甚。

2.胃热牙痛与风热牙痛的鉴别

(1)胃热牙痛　兼有内热实证之象(口渴喜饮,恶热,口气热臭,便秘结,舌质红,舌苔干黄,脉洪数或滑数)。

(2)风热牙痛　兼风热表证之象(口渴,舌尖红,舌苔微黄而干,脉浮数)。

3.虚火牙痛与气虚牙痛的鉴别

(1)虚火牙痛　兼有肾阴不足、虚火上炎之象(齿有浮动,颧红咽干,腰背酸弱无力,舌红少津,苔少,脉细数)。

(2)气虚牙痛　呈现气虚不足之征(少气懒言,倦怠乏力,语言低怯,面色㿠白,舌体淡胖,苔白,脉虚弱或虚大)。

七十一、牙齿酸弱

(一)概念

牙齿酸弱是指牙齿于咀嚼食物时酸弱无力而言。

(二)常见证候

1.脾肾气虚

【证候表现】牙齿酸弱,遇冷则甚,遇热亦感不适,甚则咀嚼无力,脉沉弱,舌淡红,苔薄白。

【病因病机】脾肾气虚,齿失荣养。

【证候分析】齿为骨之余,肾主骨;齿与胃关系密切,胃与脾以膜相连,脾肾气虚,齿失荣养,故酸弱无力。多见于老年人且历时较久,冷热之物皆不适宜,无明显诱发因素。

【治法方剂】健脾补肾,取核桃仁细嚼或能减轻,可用青蛾丸加减治之。

2.风冷外客

【证候表现】牙齿酸弱,遇冷见风则甚,喜食热物,恶冷食,脉弦紧,舌淡暗,苔白滑。

【病因病机】风冷之邪客于齿。

【证候分析】牙齿酸弱以邪客为主。风冷之邪客于齿,则酸弱无力。多见于青壮年,喜热而恶冷,齿间常有风吹感。

【治法方剂】温经散寒,可选麻黄附子细辛汤等方治之。

(三)鉴别诊断

脾肾气虚牙齿酸弱与风冷外客牙齿酸弱的鉴别

(1)脾肾气虚　以正虚为主,多见于老年人且历时较久,冷热之物皆不适宜,无明显诱发因素。

(2)风冷外客　以邪客为主,多见于青壮年,喜热而恶冷,齿间常有风吹感。

七十二、牙齿浮动

(一)概念

牙齿浮动,又称牙齿动摇。

(二)常见证候

1.阳明热壅

【证候表现】牙齿浮动,伴有牙龈红肿,或牙龈宣露,口臭,便秘,脉滑数,舌质红,苔黄白腻偏干。

【病因病机】多由饮酒过度或嗜食辛辣,肠胃积热,上蒸于口,腐其齿龈。

【证候分析】齿龈为阳明络脉所系,若肠胃积热,则口臭,便秘,脉滑数,舌质红;上蒸于口,腐其齿龈,则齿失所固而动摇。

【治法方剂】清胃固齿。方选清胃散,或甘露饮。

2.肾阴亏虚

【证候表现】牙齿浮动,继而牙龈宣露,伴有腰酸,头晕,耳鸣,脱发,脉细数,舌体瘦薄,舌质嫩红,苔薄或少苔。

【病因病机】多见于青壮年,或因房劳甚而伤肾精,或素有遗精之疾,致肾精不充,骨髓失养。

【证候分析】肾精损伤或肾精不充,腰酸,头晕,耳鸣,脱发,舌体瘦薄,舌质嫩红,苔薄或少苔;骨髓失养,牙齿浮动,继而牙龈宣露。

【治法方剂】滋肾固齿。方选六味地黄丸加骨碎补,或用滋阴清胃固齿丸。

3.肾气亏虚

【证候表现】牙齿浮动,伴有腰酸,尿后余沥,甚则小便不禁,听力减退,脉细弱,舌淡苔白。

【病因病机】多见于老年人,或劳力过度者,肾气虚失于固摄。

【证候分析】肾气虚失于固摄,牙齿浮动。腰为肾之府,肾虚则腰酸。肾虚失于固摄则尿后余沥,甚则小便不禁,听力减退。

【治法方剂】补肾固齿。方选还少丹。

(三)鉴别诊断

肾阴亏虚牙齿浮动与肾气亏虚牙齿浮动的鉴别

(1)肾阴亏虚　牙齿浮动,继而牙龈宣露,脉细数,舌嫩红,兼有肾阴不足症状(头晕、耳鸣、脱发等)

(2)肾气亏虚　齿浮动,牙龈淡红,很少有牙龈宣露,伴有小便余沥不尽,或小便不禁,脉沉细而不数。

七十三、啮齿

(一)概念

啮齿是指上下牙齿相互磨切,格格有声而言。

(二)常见证候

1.外感风寒

【证候表现】寒战啮齿,伴见发热恶寒,头痛,周身疼痛,无汗,舌质淡红,舌苔薄白,脉浮紧。

【病因病机】外受风寒之邪与正气交争于表。

【证候分析】风寒之邪外束肌表,卫阳被郁,故发热恶寒,战栗啮齿。清阳不展,络脉失和,则头痛,周身疼痛。苔薄白,脉浮紧等为表寒证。

【治法方剂】解表疏风散寒,常用麻黄汤加减。

2.心胃火热

【证候表现】常于睡中啮齿,口渴思冷饮,消谷善饥,呕吐嘈杂或食入即吐,口臭,心烦,舌质红,舌苔黄而少津,脉滑数。

【病因病机】心胃火热,阳明之脉入齿中挟口环唇,内热充络。

【证候分析】心胃火热,口渴思冷饮,消谷善饥,呕吐嘈杂或食入即吐,口臭,心烦,舌质红,舌苔黄而少津;阳明之脉入齿中挟口环唇,内热充络,故见牙齿磨切有声之症。

【治法方剂】清泄胃火,常用清胃散。

3.饮食积滞

【证候表现】睡中啮齿,胸脘痞闷,不思饮食,食不消化,神气倦怠,大便不畅,或泻泄腹痛,或大便秘结,小便黄赤,舌质红,舌苔腻而微黄,脉滑而实。

【病因病机】由饮食不洁，内伤乳食，停滞不化，气滞不行，伤及脾胃引起。

【证候分析】饮食停滞不化，气滞不行，伤及脾胃，脾失健运故胸脘痞闷，不思饮食，食不消化。神气倦怠，大便不畅，或泻泄腹痛，或大便秘结，小便黄赤脾失运化，饮食内停之象。

【治法方剂】消食导滞和中，保和丸易丸方为汤剂加胡黄连内服或服枳实导滞丸（或汤）加减。

4.蛔虫啮齿

【证候表现】睡中啮齿，胃脘嘈杂，腹痛时作时止，贪食，有异嗜怪癖，面黄肌瘦，或鼻孔作痒，白眼珠有蓝斑或蓝点，面部（侧面部及颧部）有白色虫斑，唇内有小点（呈粟粒状半透明状突起），舌尖部或舌中线两旁有浅红或鲜红色点状突起。舌质淡红，舌苔白，脉弦滑。

【病因病机】多见于小儿，常于夜间发作。

【证候分析】虫居肠胃，湿热蕴蒸，循经上熏，则睡中啮齿。蛔虫扰乱气机，则腹痛，以脐周为著，且时痛时止。扰乱脾胃运化功能，而且吸允水谷精微，则贪食，有异嗜怪癖，面黄肌瘦。白眼珠有蓝斑、蓝点，面有白色虫斑，唇内有粟状小点等为虫证之象。

【治法方剂】驱虫为主，佐以健脾化湿法，常用追虫丸、使君子散或乌梅丸。

5.气血虚弱

【证候表现】啮齿声音低微，面色㿠白，唇舌爪甲色淡无华，头目眩晕，心悸怔忡，倦怠乏力，少气懒言，语言低微，或手足麻木，舌体胖，舌质淡，舌苔薄白或白，脉细弱或虚大。

【病因病机】因气血虚弱筋脉失于滋养而致。

【证候分析】气血不足表现为少气懒言，气微而短，面色苍白无华，唇甲色淡，眩晕，甚或瘛疭，舌质淡，脉细弱等；气血虚弱筋脉失于滋养，而致啮齿声音低微。

【治法方剂】益气养血。方用八珍汤加减。

6.**虚风内动**

【证候表现】啮齿连声,手足蠕动,甚或瘛疭,或手足颤抖,面色憔悴,两颧嫩红,或盗汗,五心烦热,或咽干口燥,舌质红,舌苔极少或无苔,脉沉细。

【病因病机】见于杂病之中或见于温病之中,年老久病、七情内伤、劳倦失度,或热邪久稽、阴液被铄,阴精耗伤水不涵木。

【证候分析】肝主筋脉,赖肾水以滋养,阴精耗伤水不涵木,故啮齿连声,手足蠕动,甚或瘛疭,或手足颤抖。两颧嫩红,或盗汗,五心烦热,或咽干口燥,舌质红,舌苔极少或无苔,脉沉细为阴虚之象。

【治法方剂】柔肝滋肾,育阴潜阳,熄风止痉,方如镇肝熄风汤、大定风珠。

7.**热盛动风**

【证候表现】啮齿有声,或牙关紧闭,壮热,口渴引饮,喜凉饮,大汗出,脉洪大而数,舌质红,舌苔黄而干,或角弓反张不能平卧,四肢拘挛抽搐,或腹部胀满、拒按,大便燥结不通,舌质红,舌苔黄厚而燥干,脉沉实或滑实有力而数。

【病因病机】急性外感热病中,热盛动风。

【证候分析】热盛动风啮齿,如因肝经热盛动风为主,轻者头目眩晕,心绪不宁;重者兼见突然抽搐,口眼歪斜,半身不遂,角弓反张,甚至昏迷,脉象为弦劲而数。若热在阳明气分,当见大热、大烦渴、大汗出、脉洪大;若热结阳明之腑,当有痞、满、燥、坚、实的表现,舌苔老黄或焦燥起刺。

【治法方剂】肝热盛动风,宜平肝熄风法,选羚羊钩藤汤加减,并可参酌病情,加用安宫牛黄丸、至宝丹、紫雪丹;阳明气分热盛动风,宜清气分热以熄风,选方白虎汤加减;阳明热盛于腑动风,给予通腑泄热,方选凉膈散或大承气汤。

(三)鉴别诊断

1.外感风寒啮齿与心胃火热啮齿的鉴别

(1)外感风寒　寒战啮齿,伴有发热恶寒,头痛,周身疼痛,无汗,舌苔薄白,脉浮紧之风寒表证。

(2)心胃火热　常于睡中啮齿,伴见口渴思冷饮,消谷善饥,呕吐嘈杂或食入即吐,口臭,心烦,舌质红,舌苔黄而少津之胃热的表现。

2.饮食积滞啮齿与蛔虫啮齿的鉴别

(1)饮食积滞　不思饮食,食而不化,脘腹胀满,形体消瘦,大便不调为其特点。

(2)蛔虫啮齿　有腹痛且以脐周为著,且时痛时止,贪食,有异嗜怪癖,面黄肌瘦,白眼珠有蓝斑、蓝点,面有白色虫斑,唇内有粟状小点等。

3.虚风内动啮齿与气血虚弱啮齿的鉴别

(1)虚风内动　具备肝肾阴虚之证(两目干涩,头晕而鸣,腰酸腿软,心中憺憺大动,或颧红潮热,五心烦热,神倦脉虚,舌红苔少等)。动风之象(如麻木震颤,独头动摇,手足蠕动,甚或瘛疭,或见四肢挛急,角弓反张等)。

(2)气血虚弱　除啮齿症状外,尚有气血不足(少气懒言,气微而短,面色苍白无华,唇甲色淡,眩晕,甚或瘛疭,舌质淡,脉细弱等)的表现。

七十四、牙龈腐烂

(一)概念

牙龈腐烂是指牙床周围的组织(包括上龈、下龈)破溃糜烂疼痛而言。

(二)常见证候

1.风热牙疳

【证候表现】初起牙龈红肿疼痛,发热较速,甚或寒热交作,两三日即见一处,或多处龈缘糜烂,容易损伤出血,疼痛,妨碍饮食,时流黏稠唾液,颌下有硬块按之疼痛,间有恶心呕吐,便秘,舌质红,舌苔薄黄,脉象浮数。

【病因病机】平素胃腑积热,复外感风热之邪而发,邪毒侵袭牙龈,伤及肌膜。

【证候分析】胃腑积热,加之外感风热之邪,邪毒侵袭牙龈,伤及肌膜而致牙疳。便秘,舌质红,舌苔薄黄,脉象浮数为风热之象。

【治法方剂】疏风清热解毒法,常用清胃汤,日久不已,可加人参、玄参,兼湿重者,加茵陈、生苡仁、车前子;外用人中白散擦牙龈患处,擦药前,先漱洗干净。

2.青腿牙疳

【证候表现】表现为牙龈肿胀,溃烂出脓血,甚者可穿腮破唇,同时两腿疼痛,发生肿块,形如云片,色似青黑茄子,大小不一,肌肉顽硬,行动不便。若寒湿重者,可兼见身体疼痛,无汗,四肢浮肿,尿少而清等症状。若毒火盛者,可兼见口苦、口干、口臭,舌质红,舌苔黄而干,脉象滑数。

【病因病机】与地区、生活、饮食有关,系由时常坐卧寒冷湿地,寒湿之气滞于经脉,加以少食新鲜蔬菜、水果,过食牛羊肥腻腥膻,郁滞胃肠而为火热,上炎口腔。

【证候分析】寒湿之气滞于经脉,身体疼痛,无汗,四肢浮肿,尿少而清;少食新鲜蔬菜、水果,过食牛羊肥腻腥膻,郁滞胃肠而为火热,上炎口腔,致牙疳。

【治法方剂】祛寒行湿,清火解毒法,常以活络流气饮加蒲公英、马齿苋;寒湿重,腿肿甚者,加肉桂;毒火炽盛,灼伤津液者,兼服五汁饮,外可用冰硼散或朱黄散擦牙龈腐烂处。

3.走马牙疳

【证候表现】初起时,牙龈边缘或颊部硬结发红,两三日即腐烂,呈灰白色,随即变成黑色,流出紫色血水,气味臭恶,腐烂部不痛不痒,舌质红,舌苔黄腻,脉象数。毒火盛者,黑腐蔓延,不数日间,鼻及鼻翼两旁或腮和口唇周围出现青褐色,这是唇面腐烂已深的证候。严重者唇烂齿落,腮穿腭破,鼻梁塌陷。腐烂严重时,兼有恶寒发热,饮食不进,泄泻气喘,神昏等全身症状。若黑腐易去,内见红肉而流鲜血,身热渐退,虽齿落腮穿见骨,仍有挽救希望;若正气大虚而邪毒过盛,常易导致死亡。

【病因病机】多由麻疹、痘疹、痧毒、伤寒、疟、痢疾等病余毒未清,内热炽盛,伤及牙龈引起,系一种严重的疾病。

【证候分析】余毒未清,内热炽盛,伤及牙龈引起,故流出紫色血水,气味臭恶,腐烂部不痛不痒,舌质红,舌苔黄腻,脉象数。

【治法方剂】解毒清热法,常用解毒消疳汤内服,正气虚者,加人参、黄芪;脾虚者,加服人参茯苓粥;热久津伤者,可服甘露饮,外擦以人中白散于患处。

(三)鉴别诊断

风热牙疳与走马牙疳的鉴别

(1)风热牙疳　发热快,疼痛剧烈,牙龈虽亦腐烂,但不致于腮颊腐烂,一般都能在半个月左右渐次痊愈,仅有少数经久不愈,以致牙龈宣露,时流脓水。

(2)走马牙疳　多见于小儿,因其发病迅速,故名为“走马”,是一种危险的口腔疾病。发病后,很快即牙龈腐烂,不数日即可腮穿唇烂,腭破齿落,腐烂部不痛不痒,严重时,尚兼寒热,预后不良。

七十五、牙龈出血

（一）概念

牙龈出血又称齿衄，乃指牙缝或牙龈渗出血液而言。

（二）常见证候

1.胃肠实火

【证候表现】齿龈出血如涌，血色鲜红，兼有齿龈红肿疼痛，口气臭秽，口渴喜热饮，便秘，脉洪数有力，舌质红赤，苔黄腻。

【病因病机】过食辛辣之物，胃肠积热，热从火化，上烁于齿，损伤血络。

【证候分析】为阳、热、实证。胃肠积热，口气臭秽，口渴喜热饮，便秘，脉洪数有力，舌质红赤，苔黄腻；热从火化，上烁于齿，损伤血络，故齿龈出血如涌，血色鲜红，兼有齿龈红肿疼痛。

【治法方剂】清胃泻火。方选清胃散，或通脾泻胃汤。

2.胃中虚火

【证候表现】齿龈出血，血色淡红，兼有齿龈腐烂，但肿痛不甚，口干欲饮，脉滑数无力，舌质光红少津，苔薄且干。

【病因病机】胃阴素虚，虚火浮动，上行于齿龈，耗灼胃络。

【证候分析】胃阴素虚，虚火浮动，口干欲饮，脉滑数无力；上行于齿龈，耗灼胃络而形成齿龈出血，血色淡红，兼有齿龈腐烂。

【治法方剂】养胃阴、清胃火。方选甘露饮加蒲黄；若虚火炽盛，血色较红，可用玉女煎引胃火下行，兼滋其阴。

3.肾虚火旺

【证候表现】齿龈出血，血色淡红，齿摇不坚，或微痛，兼有头晕，耳鸣，腰膝酸软，脉细数，舌质嫩红少苔。

【病因病机】肾阴素亏，或病后肾阴不足者，牙为骨之余而属肾，肾阴虚不能制火，阴火上腾，致阴血随火浮越。

【证候分析】牙为骨之余而属肾，肾阴虚不能制火，故头晕，耳鸣，腰膝酸软；阴火上腾，致阴血随火浮越引起齿衄。

【治法方剂】滋肾阴、降相火。方选知柏地黄丸加牛膝、骨碎补。

4.脾不统血

【证候表现】齿龈出血，血色潮红，龈肉色淡，全身有散在出血点或紫斑，脉象缓或濡数，舌体胖大，舌质淡，苔薄白。

【病因病机】饮食不节，劳累过度，损伤脾胃，使中气虚馁，气不统血，血溢经外。

【证候分析】脾气不足，可见面色㿠白，神疲乏力，语音低怯，舌胖色淡等；中气虚馁，气不统血，血溢经外，而见齿衄。

【治法方剂】健脾益气摄血。方选归脾汤加仙鹤草、炒侧柏叶。

（三）鉴别诊断

胃中虚火齿衄与肾虚火旺齿衄的鉴别

（1）胃中虚火　齿衄与龈糜同见，口干渴而饮水不多。

（2）肾虚火旺　齿衄与牙齿松动相见，兼有头晕、耳鸣、手足心热、腰酸等肾阴不足症状，脉细数尤为其特点。

七十六、牙龈萎缩

（一）概念

牙龈萎缩是指龈肉日渐萎缩而言。

（二）常见证候

1.胃火上蒸

【证候表现】龈肉萎缩腐颓，牙根宣露，伴有口臭、口渴、喜凉饮，大便秘结，脉滑数，舌质红，苔黄厚。

【病因病机】上下牙龈属阳明胃与大肠，若过食膏粱肥甘，胃肠积热，或嗜酒食辛，热灼胃府，均可使热邪循经上损牙龈，牙龈失荣。

【证候分析】胃肠积热，热灼胃府，则有口臭、口渴、喜凉饮，大便秘结等；热邪循经上损牙龈，牙龈失荣，则龈肉萎缩腐颓，牙根宣露。

【治法方剂】清胃泻火法。方选清胃散。

2.肾阴亏损

【证候表现】牙龈萎缩溃烂，边缘微红肿，牙根宣露，伴牙齿松动，头晕耳鸣，腰酸，手足心热，脉细数，舌红苔少。

【病因病机】齿为骨之余，肾主骨，若房劳过度，耗伤肾精，精血不能上溉于齿，兼以虚火上炎。

【证候分析】肾精耗伤，可见牙齿松动，头晕耳鸣，腰酸，手足心热；精血不能上溉于齿，兼以虚火上炎，则可见牙龈萎缩溃烂，边缘微红肿，牙根宣露。

【治法方剂】宜滋阴降火。方选知柏地黄丸。

3.气血双亏

【证候表现】牙龈萎缩颜色淡白，牙齿松动，伴牙龈出血，头昏目花，失眠多梦，脉沉细，舌质淡，苔薄白。

【病因病机】气血不足，牙龈失去濡养，兼以虚邪客于齿间而致。

【证候分析】气血不足，则头昏目花，失眠多梦，舌质淡，苔薄白；牙龈失去濡养，兼以虚邪客于齿间而致牙龈萎缩颜色淡白，牙齿松动，伴牙龈出血。

【治法方剂】补气益血。方选八珍汤。

（三）鉴别诊断

胃火上蒸牙龈萎缩与肾阴亏损牙龈萎缩的鉴别

（1）胃火上蒸　有实火证候，如口臭，口渴喜凉饮，便秘，脉滑数有力，舌苔黄厚等。

（2）肾阴亏损　有阴虚火旺现象，如头晕耳鸣，牙龈边缘微红肿，手足心热，脉细数，舌质红，少苔等。

七十七、牙齿焦黑

（一）概念

牙齿焦黑是指牙齿干燥发黑，没有光泽的表现。多见于温热病热极伤阴，提示预后不佳。

（二）常见证候

1.下焦热盛

【证候表现】牙齿焦黑，热深不解，口干舌燥，手指蠕动，脉沉数。

【病因病机】见于温热病后期，热邪深入下焦，热深不解，津液干涸，齿失津润。

【证候分析】热邪深入下焦，灼伤津液，齿失津润，故见牙齿焦黑。口干舌燥，手指蠕动，脉沉数为下焦热盛之象。

【治法方剂】咸寒甘润法，二甲复脉汤主之。

2.肾热胃劫

【证候表现】牙齿焦黑，上附污垢，伴咽干口渴，烦躁不眠，或腹满便秘，脉数，舌绛。

【病因病机】见于温热病后期，肾热胃燥，气液被耗，齿失滋养。

【证候分析】肾热胃燥，可见咽干口渴，烦躁不眠；气液被耗，齿失滋养,则见齿黑。

【治法方剂】清胃救肾法,玉女煎主之,若有腹满便秘的可用调胃承气汤治疗。

3.风冷客经

【证候表现】牙齿黄黑干燥,伴齿根浮动,腰膝酸软,脱发,脉沉弱,舌质淡暗,苔薄白。

【病因病机】髓虚血亏,不能养齿,外缘风冷入经,内外相客,齿枯无润。

【证候分析】机体髓虚血亏,又遇风冷入经,内外相客,齿枯无润,故令齿黄黑,伴齿根浮动,腰膝酸软,脱发,脉沉弱。

【治法方剂】填精除风法。方选地骨皮散治之。

(三)鉴别诊断

下焦热盛牙齿焦黑与肾热胃劫牙齿焦黑的鉴别

(1)下焦热盛　齿焦黑无垢,伴有欲作痉厥之症,如手指蠕动,脉沉数等。

(2)肾热胃劫　齿焦有垢,伴有烦躁不寐。

七十八、项强

(一)概念

项强是指颈部连及背部筋脉肌肉强直,不能前俯后仰及左右运动而言。

(二)常见证候

1.外感风寒

【证候表现】项强,转侧不利,头痛,身痛,恶寒发热,无汗,苔薄白,脉浮紧。

【病因病机】风寒之邪侵入太阳经脉，使气血凝滞，经络壅塞，气血失于流畅，而致筋脉拘急。

【证候分析】风寒之邪侵入太阳经脉，头痛，身痛，恶寒发热，无汗；气血凝滞，经络壅塞，气血失于流畅，而致筋脉拘急，项强，转侧不利。

【治法方剂】祛风散寒。方用葛根汤加减。

2.外感风湿

【证候表现】项强，转侧不利，恶寒发热，头重如裹，肢体酸楚，关节疼痛而重着，苔白，脉浮。

【病因病机】风湿之邪犯表，壅滞经络，阻遏气机，使气血运行受阻而致。

【证候分析】风湿之邪犯表，壅滞经络，阻遏气机，头重如裹，肢体酸楚，关节疼痛而重着；使气血运行受阻，而致项强，转侧不利。

【治法方剂】祛风胜湿。方用羌活胜湿汤加减。

3.邪热伤津

【证候表现】项强，甚则角弓反张，手脚挛急，高热，烦躁，甚则神昏谵语，口噤啮齿，腹满，便秘，小便短赤，舌红，苔黄燥，脉弦数。

【病因病机】感受火热之邪，或因外邪化热入里，邪热燔灼肝经，耗劫阴液，使筋脉失养。

【证候分析】邪热燔灼肝经，高热，烦躁，甚则神昏谵语，口噤啮齿，腹满，便秘，小便短赤；耗劫阴液，使筋脉失养，而致项强，甚则角弓反张，手脚挛急。

【治法方剂】攻下热结，急下存阴。方用增液承气汤加减。

4.金疮风毒

【证候表现】项强拘急，牙关紧闭，恶寒发热，头痛烦躁，甚则呈苦笑面容，四肢抽搐，角弓反张，脉象弦紧。

【病因病机】由于创伤之后，疮口未愈，感受风毒之邪，经脉阻滞，营卫不得宣通。

【证候分析】疮口未愈，感受风毒之邪，经脉阻滞，营卫不得宣通，而致项强拘急，牙关紧闭，兼有恶寒发热，头痛烦躁，甚则呈苦笑面容，四肢抽搐，角弓反张，脉象弦紧。

【治法方剂】祛风定痉。方选玉真散化裁。

(三)鉴别诊断

外感风寒项强与外感风湿项强的鉴别

(1)外感风寒　见恶寒，无汗，头身疼痛，苔薄白，脉浮紧等风寒表证。

(2)外感风湿　见头重如裹，肢体酸痛困重等湿邪重浊的特点。

七十九、颈粗

(一)概念

颌下颈前结喉两侧部位的粗肿称颈粗。

(二)常见证候

1.痰气郁结

【证候表现】结喉两侧或一侧漫肿，边缘不甚清楚，肤色如常，按之软、不痛，或有轻度胀感，常伴有胸闷、胁痛或胀，易怒，舌苔白或腻，脉弦或滑。

【病因病机】肝郁气滞，气机不畅，水湿不化为津液而凝聚成痰。

【证候分析】肝郁气滞，气机不畅，水湿凝聚成痰，必表现有颈粗漫肿，按之软，不痛或微痛，发胀，苔白或腻，脉弦或滑。

【治法方剂】行气涤痰而化郁结。方用四海舒郁丸，或海藻玉壶汤加减。

2.气血瘀结

【证候表现】颈前粗肿较大,因病积日久而质地稍硬,发胀或按之轻度疼痛,皮色不变或赤络显露,呼吸不畅,或吞咽有阻碍感觉,胸闷,胁痛,易怒,舌质暗,脉沉涩。

【病因病机】肝郁气滞,病程日久。

【证候分析】肝郁气滞,若为血瘀,必病程日久,而见瘀血凝结之征象,颈粗、肿大明显,按之质硬而痛,舌紫黯或见瘀斑,脉沉涩。

【治法方剂】行气化瘀以消瘀结。方用活血散瘀汤。

3.心肝阴虚

【证候表现】颈部粗肿或大或小,亦可不甚肿大,但心肝阴虚证状明显,可见心悸,心慌,心烦不眠,自汗,短气,以及急躁易怒,头晕目眩,两目外凸而感觉干涩等表现。甚者五心烦热,面部烘热,盗汗,腰膝酸软,手指震颤或抽搦,或男子梦遗滑精,女子月经不调,舌红少苔,脉弦数或细数无力。

【病因病机】病缠绵日久,正气亏虚。

【证候分析】心肝阴血虚损,心阴不足则心悸,心烦,易惊,失眠,低热,自汗,短气;肝阴不足则急躁易怒,头晕目眩,两目外凸且干涩,甚至出现手足颤动,抽搦,烦热,盗汗,腰酸等症状。

【治法方剂】滋阴补血而佐以软坚散结之品。方用四物汤合一贯煎,或用补肝汤加牡蛎、瓦楞子、昆布、海藻等药。

(三)鉴别诊断

痰气郁结颈粗与气血瘀结颈粗的鉴别

(1)痰气郁结　表现有痰结见症(颈粗漫肿,按之软,不痛或微痛,发胀,苔白或腻、脉弦或滑)。

(2)气血瘀结　见瘀血凝结之征象(颈粗肿大明显,按之质硬而痛,舌紫暗或见瘀斑,脉沉涩)。

八十、颈项痛

(一)概念

颈项痛是指颈项部位发生疼痛的自觉症状。

(二)常见证候

1.风湿在表

【证候表现】颈项强痛,伴有恶寒发热,汗出热不解,头痛头重,一身尽痛,苔白脉浮。

【病因病机】居处潮湿,兼感外风,风湿合邪,侵犯体表,脉络阻滞。

【证候分析】风湿合邪,侵犯体表,脉络阻滞所致,所以除颈项强痛之外,尚有恶寒发热,汗出热不解,头身困重等风湿在表之证。

【治法方剂】祛风胜湿,疏通经络。方选羌活胜湿汤化裁。

2. 风热挟痰

【证候表现】颈项痛,发热恶寒,咽痛口渴,颈侧结核累累,色白坚肿,甚则红肿破溃,舌红苔黄,脉弦数。

【病因病机】外感风热,挟痰凝于颈项,脉络阻滞。

【证候分析】外感风热,挟痰凝于颈项,脉络阻滞所致,所以除颈项痛之外,尚有发热恶寒,咽痛口渴之风热表证,以及颈侧结核累累,甚至红肿破溃痰浊凝滞之证。

【治法方剂】清热散风,化痰通络。方选牛蒡解肌汤化裁。

3.扭伤颈项痛

【证候表现】单侧颈项疼痛,有负重感,疼痛向背部放散,颈项活动时疼痛加重,甚至深呼吸、咳嗽、喷嚏均使疼痛加重。

【病因病机】由于颈部突然后伸或长期低头牵拉,或两上肢突然上举等动作，使颈项部肌肉受伤，气血不畅，脉络阻滞。

【证候分析】项部肌肉受伤，气血不畅，脉络阻滞而致单侧颈项疼痛，有负重感，疼痛向背部放散，颈项活动时疼痛加重。

【治法方剂】舒筋活络。如大活络丹。

4.落枕颈项痛

【证候表现】颈项部左右一侧或双侧疼痛，转动时疼痛加剧，疼痛可向背部或肩部放散。

【病因病机】于睡眠时头部处于过高或过低的位置，致使颈项部肌肉被牵拉致伤，脉络不通。

【证候分析】颈项部肌肉被牵拉致伤，脉络不通，而致颈项部一侧或双侧疼痛，转动时疼痛加剧。

【治法方剂】散风通络。如葛根汤加减。

（三）鉴别诊断

风湿在表颈项痛与风热挟痰颈项痛的鉴别

（1）风湿在表　颈项痛伴有项强，颈项外观如常，表现有风湿表证的特点，汗出热不解，头身困重。

（2）风热挟痰　颈项痛不伴有项强，颈侧结核累累，甚至红肿破溃，表现为风热表证的特点，发热重恶寒轻，咽痛口渴。

第三章　四肢症状

一、四肢疼痛

（一）概念

四肢疼痛是指病人上肢或下肢，或上下肢筋脉、肌肉、关节疼痛的症状。

（二）常见证候

1.风邪阻络

【证候表现】四肢关节走注疼痛，痛无定处，而以腕、肘、膝、踝等处为多见，关节屈伸不便，或兼见寒热表证，舌苔薄白或腻，脉多浮，属行痹。

【病因病机】风邪偏盛，侵袭肌表，留滞经络，气血运行不畅，不通则痛。

【证候分析】风邪袭表，留滞经络，气血运行不畅，故见肢体关节酸痛；因疼痛影响关节活动，故见屈伸不利；风性善行而数变，故痛无定处；外邪束表，营卫失和，故见寒热表证。舌苔薄白或腻，脉浮为邪气外侵之象。

【治法方剂】祛风利湿，配合补血之品。方用防风汤加减。

2.寒邪阻络

【证候表现】四肢关节冷痛，痛处不移，形寒肢冷，局部皮肤颜色不红，遇寒加重，得温痛减，舌苔白，脉弦紧，属痛痹。

【病因病机】寒邪偏盛,寒性凝滞,主收引,邪流经络,痹阻气血。

【证候分析】寒性凝滞,主收引,邪流经络,痹阻气血,故见关节冷痛,痛处不移;遇寒则血愈凝滞,故痛增剧;得热则寒邪祛散,气血运行较为流畅,故痛减;寒为阴邪,故局部皮肤颜色不红。舌苔白为寒邪象,脉弦紧为属寒主痛之征。

【治法方剂】散寒,辛温补火。方用乌头汤加减,或疏风活血汤,小活络丹加减。

3.湿邪阻络

【证候表现】关节酸楚疼痛,重着不移,或肌肤麻木不仁,日久失治则肌肉顽硬,骨节变形,致使残废,苔白腻,脉濡缓,属着痹。

【病因病机】感受风寒湿邪,湿邪偏盛,湿性重浊黏滞,湿注经络,留滞关节,气血运行受阻,不通则痛。

【证候分析】湿邪偏盛,湿注经络,留滞关节,气血运行受阻,故见肢体关节酸楚疼痛,重着不移,活动不便;肌肤络脉为湿浊阻滞,营血运行不畅,而见肌肤麻木不仁。苔白腻,脉濡缓为湿邪偏盛之象。

【治法方剂】利湿,祛风散寒。方用薏苡仁汤或"除湿通痹汤"或"除湿蠲痹汤"加减。

4.热邪阻络

【证候表现】四肢关节疼痛,局部焮红肿胀,兼有发热,口渴,烦躁,舌红苔黄燥,脉数。

【病因病机】素体偏热,阳气偏盛,内有蕴热,感受风寒湿邪,热为寒郁,气不得通,久之寒亦化热。

【证候分析】内有蕴热,感受风寒湿邪,热为寒郁,寒亦化热,热邪阻络,四肢关节疼痛,局部焮红肿胀。兼有发热,口渴,烦躁,舌红苔黄燥,脉数为热盛之象。

【治法方剂】清热,祛风除湿。方用白虎加桂枝汤加减;若邪热化火,关节红肿,筋脉拘急,壮热烦渴,方用犀角汤加减。

5.湿热阻络

【证候表现】关节红肿，小溲赤浊，四肢困重疼痛，脉滑或濡数，舌红苔黄腻，可伴有肌肤红色结节。

【病因病机】外感湿热病邪，或素有蕴湿复感热邪，或湿邪日久化热，湿热蕴结闭阻经络。

【证候分析】湿热蕴结闭阻经络，四肢困重疼痛，关节红肿，小溲赤浊。

【治法方剂】清热燥湿。方用二妙散或当归拈痛汤加减。

6.气血亏虚

【证候表现】关节酸痛，劳累后加重，可见肌肉瘦削，面色苍白，唇甲淡白无华，少气懒言，神疲倦怠，眩晕，畏风自汗，脉细弱，舌质淡，苔薄。兼挟瘀血则关节疼痛如锥刺，痛处不移，拒按，肌肤甲错，形体羸瘦或关节变形顽硬，舌质暗而有瘀点，苔薄腻，脉细涩。兼痰浊则肢臂疼痛，身体困重，首如裹，舌质胖，苔白腻，脉弦滑。

【病因病机】气血亏虚，无以濡养经脉。

【证候分析】气血亏虚无以濡养经脉，故见四肢关节疼痛，常伴有面色苍白，肌肉瘦削，神倦懒言；血随气行，气虚则血液运行不畅，经脉瘀阻，可见四肢疼痛如锥刺，痛处不移，形体羸瘦，肌肤甲错，骨节顽硬，舌边瘀点。

【治法方剂】补气养营，活血化瘀。方用桃红饮加黄芪、党参、桂枝、川芎，酌加虫类搜剔之品，如全蝎、地龙、蜣螂、山甲、蜈蚣、乌梢蛇等，或配合大活络丹，小活络丹，麝香丸。

7.肝肾亏虚

【证候表现】筋骨弛缓或拘急、酸痛，头目眩晕，爪甲枯脆，腰膝酸软，耳鸣失聪，齿摇发脱，阳痿遗泄，尺脉弦细沉弱，偏阴虚则四肢关节热痛喜凉，骨痛夜甚，颧红唇赤，舌质鲜红少苔，或红绛少津。偏阳虚则兼见两足浮肿无力，大便溏泄，小溲清长，手足不温。

【病因病机】肝主筋，肾主骨，肝肾亏虚，则筋脉失养。

【证候分析】肝肾亏虚，筋脉失养，则筋骨弛缓或拘急、酸痛；肝虚则头目眩晕；肾虚则爪甲枯脆，腰膝酸软，耳鸣失聪，齿摇发脱，阳痿遗泄。

【治法方剂】补肝益肾，宣痹和络。方用独活寄生汤加减。

（三）鉴别诊断

1.风邪阻络四肢疼痛、寒邪阻络四肢疼痛与湿邪阻络四肢疼痛的鉴别

（1）风邪阻络　疼痛常罹及多个肢体关节，游走不定。

（2）寒邪阻络　疼痛较甚而有定处，必兼四肢寒冷。

（3）湿邪阻络　疼痛重着不移，或伴麻木、酸楚。

2.热邪阻络四肢疼痛与湿热阻络四肢疼痛的鉴别

（1）热邪阻络　四肢关节疼痛，局部焮红肿胀，兼有发热、口渴、烦躁。

（2）湿热阻络　关节红肿，小溲赤浊，四肢困重疼痛。

二、四肢麻木

（一）概念

肌肤知觉消失，不知痛痒，若见于四肢者，则称为四肢麻木。

（二）常见证候

1.风寒入络

【证候表现】四肢麻木伴有疼痛，遇天阴寒冷加重，兼有恶风寒，手足发凉，腰膝酸沉，舌质淡黯，苔白润，脉浮或弦。

【病因病机】腠理疏松，风寒外袭，经脉失荣，气血不和。

【证候分析】风寒外袭，经脉失荣，气血不和，致四肢麻木；风邪偏盛，则麻木呈走窜性，无固定患处，或伴有轻度的口眼㖞斜，脉多浮象；寒邪偏盛的麻木伴有疼痛，患处固定，手足发冷，恶寒与腰膝酸沉明显，脉多弦紧。

【治法方剂】风邪偏盛，治宜祛风，方用黄芪桂枝五物汤；寒邪偏盛，治宜温经散寒。方用当归四逆汤。

2.气血失荣

【证候表现】四肢麻木，抬举无力，面色萎黄无华，伴有气短心慌，头晕失眠，健忘等，舌质淡红，苔薄白，脉细弱。

【病因病机】劳倦失宜，或见于吐泻伤中，或失血过多，或生育频接，或热病久稽，或出现于其他虚损疾患之后。气血双亏，脉络空虚，四肢无有所秉。

【证候分析】气血双亏，脉络空虚，四肢无有所秉，遂发为麻木。偏于气虚者面色㿠白，四肢软弱，抬举无力，伴有心慌气短，脉弱，舌质淡红；偏于血虚者面色无华，皮肤偏干，伴有头晕目眩，失眠健忘，脉细或兼有数象，舌质嫩红。

【治法方剂】偏于气虚，治宜补气养血。方用补中益气汤；偏于血虚，治宜养血理气。方用神应养真丹；若气血虚亏无所偏重者，可用八珍汤双补气血。

3.气滞血瘀

【证候表现】四肢麻木伴有郁胀疼痛，按之则舒，面色晦黯，口唇发紫，舌质可见紫色瘀斑，舌苔薄偏干，脉涩。

【病因病机】情志失调，气机不利，或外伤及病久入络。气血郁滞，填塞经络，营阴失养，卫气失温。

【证候分析】气血郁滞，填塞经络，营阴失养，卫气失温，故见四肢麻木，郁胀疼痛，按之则舒；初病在气，病久入血，由气滞而发展到血瘀。气滞偏重的麻木时轻时重，但少有疼痛，脉弦不柔，舌淡黯无瘀斑；血瘀偏重的麻木兼有疼痛，无有轻时，皮色发暗，口唇青紫，脉沉涩，舌质有瘀斑。

【治法方剂】气滞者，宜行气通络。用羌活行痹汤；血瘀者，宜活血通络。用桃红四物汤。

4.肝风内动

【证候表现】四肢麻木伴有震颤，并有头晕、头痛、烦躁、易怒、失眠、多梦等，舌质暗，苔少，脉弦紧有力。

【病因病机】肝阳素旺，又遇喜怒失宜，阳动生风。

【证候分析】肝阳素旺，又遇喜怒失宜，阳动生风，则四肢麻木伴有明显震颤。头晕头痛，烦躁易怒，脉弦等为肝风内动之象。

【治法方剂】清肝熄风。方用羚角钩藤汤。

5.风痰阻络

【证候表现】四肢麻木伴有痒感，或兼见不时震颤，并有头眩，肩背沉重，或见呕恶，痰多等，舌质偏黯，苔薄腻，脉弦滑或濡。

【病因病机】痰饮久伏，风邪引动，风痰搏于经络。

【证候分析】痰饮久伏，风邪引动，风痰搏于经络而致四肢麻木伴有痒感，或兼见不时震颤，并有头眩。呕恶，痰多，舌质偏暗，苔薄腻，脉弦滑或濡为风痰之象。

【治法方剂】祛风化痰。方选导痰汤合玉屏风散。

6.湿热郁阻

【证候表现】下肢麻木伴有灼热疼痛感，患肢扪之发热，甚则两足欲踏凉地，舌质黯，苔黄白而腻，脉弦数或濡数。

【病因病机】湿热郁阻，络脉壅塞，气血不能达于肢端。

【证候分析】湿热郁阻，络脉壅塞，气血不能达于肢端，而致下肢麻木，伴有灼热疼痛感，尤以两足灼热明显，甚则两足欲踏凉地。

【治法方剂】清热利湿通络。方用加味二妙饮。

(三)鉴别诊断

风痰阻络四肢麻木与肝风内动四肢麻木的鉴别

(1)风痰阻络　麻木多有痒感,并有头眩,背沉,舌苔薄腻。

(2)肝风内动　麻木伴有明显震颤,并有头晕头痛,烦躁易怒,舌苔偏黄腻。

三、四肢瘦削

(一)概念

四肢瘦削是指上、下肢由于某种病因引起的肌肉萎缩的症状。

(二)常见证候

1.脾胃虚弱

【证候表现】多见于青少年,四肢瘦削,以肩臀部为明显,上肢无力,下肢行走如鸭步,足踝内翻或外翻,足背呈弓形,面色苍白,神疲倦怠,纳食少馨,少气懒言,语声低微,舌淡苔白边有齿痕,脉细软。

【病因病机】多因饮食不节,后天失调,脾胃虚弱,气血生化乏源,以致水谷精微不能充养四肢。

【证候分析】脾主四肢,脾运不健不能为胃行其津液,故纳食少馨,四肢无力;中气不足,故神疲乏力,少气懒言,语声低微,舌淡苔白边有齿痕,脉细软。

【治法方剂】补中益气。方用补中益气汤加减。

2.肾精不足

【证候表现】多见于婴儿,肌肉瘦削,手不能举,足不能立,发育缓慢，智力低下，常伴五迟（立迟、行迟、齿迟、发迟、语迟）、五软（头项软、口软、手软、足软、肌肉软）症，舌淡苔白，脉沉细。

【病因病机】多因先天禀赋不足，后天哺养失宜，导致肾精不足，髓海空虚，正气亏损。

【证候分析】肾精不足，髓海空虚，正气亏损，影响婴儿生长发育，造成四肢瘦削，五迟五软，智力低下等症。

【治法方剂】补肾填精。方用加味六味地黄丸加减。

3.肝肾阴虚

【证候表现】肌肉瘦削，四肢无力而颤抖，步履踉跄，甚则语言謇涩，吞咽时见呛咳，腰酸腿软，头晕目糊，五心烦热，夜寐不安，舌红少苔，脉细数或弦细。

【病因病机】素体阴虚，或其他疾病后，重伤阴血，以致肝肾不足。

【证候分析】肝藏血而主筋，肾藏精而主骨，肝肾阴虚则筋弱骨痿，四肢肌肉瘦削无力；肝肾不足，肝阳上亢，化风掉动，故筋惕肉瞤，四肢颤抖；足少阴肾经之脉，循喉咙、挟舌本，故肾阴亏损，造成语謇而吞咽困难；肾亏则腰府空虚，阴虚而生内热，故腰酸，五心烦热，夜寐不安，舌红苔少，脉细数。

【治法方剂】滋补肝肾，育阴潜阳，方用知柏地黄丸或大补阴丸加减；若阴虚及阳，方用虎潜丸加减。

4.脾肾阳虚

【证候表现】肌肉瘦削，四肢无力，肌冷形寒，大肉脱陷，耳鸣耳聋，腰酸腿软，遗精阳痿，溲清便溏，舌淡胖，苔薄白，脉沉迟。

【病因病机】素体虚弱，或其他疾病后，重伤阳气，以致脾肾阳虚。

【证候分析】脾主运化，肾主温煦，脾运失司则无以输布津液，肾阳不足则无以蒸腾温煦，津液不能滋养四肢肌肉筋骨，造成肌肉瘦削或大肉脱陷，四肢无力，耳鸣耳聋，阳痿遗精，腰酸腿软；阳虚则外寒，故形寒肢冷，溲清便溏，舌淡胖，脉沉迟。

【治法方剂】温补脾肾。方用金匮肾气丸加人参、白术、淮山药等。

5.气血两虚

【证候表现】肌肉瘦削，面色苍白，神疲困惫，头昏眼花，心悸气短，自汗盗汗，纳食少进，舌淡少苔，脉微细。

【病因病机】气虚及血，阳虚及阴，由于阴阳互根，气血相关，后期常致气血两虚。

【证候分析】多系上述诸证的进一步发展，即气虚及血，阳虚及阴，由于阴阳互根，气血相关，后期常致气血两虚，而见肌肉瘦削，四肢无力，头昏眼花，神疲困惫，心悸气短，自汗盗汗，舌淡少苔，脉微细等症。

【治法方剂】大补元气，滋阴养血。方用人参养荣汤。

（三）鉴别诊断

1.脾胃虚弱四肢瘦削与肾精不足四肢瘦削的鉴别

（1）脾胃虚弱　主要为后天失调，多发于青少年，辨证着眼于脾胃。

（2）肾精不足　主要是先天不足，多发于婴儿，辨证着眼于肾。

2.肝肾阴虚四肢瘦削与脾肾阳虚四肢瘦削的鉴别

（1）肝肾阴虚　以阴虚为主，重在肝肾。

（2）脾肾阳虚　以阳虚为主，重在脾肾。

四、四肢肿胀

（一）概念

四肢肿胀是指上下肢浮肿发胀的一种症状。

（二）常见证候

1.湿热蕴结

【证候表现】四肢肿胀，关节肿痛，肌肤灼热，皮色发红发亮，兼见发热，畏风，口渴，烦闷不安，舌苔黄腻少津，脉滑数。

【病因病机】素体阳气偏盛，复受风寒湿邪侵袭，热为寒郁，久之寒亦化热而致。

【证候分析】湿热郁阻络脉，气血运行不畅，凝滞经络之中，故现四肢肿胀；热为阳邪，故现关节肿痛，局部灼热红肿；兼见发热、畏风、口渴、烦闷不安等热盛的表现。

【治法方剂】清热疏风祛湿。方选白虎桂枝汤。

2.气滞肌表

【证候表现】四肢浮肿，自觉发胀，肤色苍白，按之即起，似有弹性，或兼见胸胁胀闷，善太息等，舌质淡苔白，脉弦。

【病因病机】情志不遂，复受外邪侵袭肌表，营卫失调，气滞不畅所致。

【证候分析】气滞肌表，郁阻经脉，营卫不通，故有肢体浮肿及发胀的感觉；因偏于气滞，故按之即起；兼有胸胁胀闷，善太息等肝气郁滞的现象。

【治法方剂】行气疏导，佐以温散。方选香苏葱豉汤。

3.寒湿凝滞

【证候表现】四肢关节疼痛，痛有定处或下肢尤重，四肢肿胀，手足笨重，活动不便，舌质淡，脉濡缓。

【病因病机】寒湿为患，寒湿凝滞，湿浊停滞经脉之中。

【证候分析】寒湿凝滞，湿滞经脉，故见四肢肿胀，关节沉重，手足笨重。

【治法方剂】散寒除湿。方选乌豉汤。

4.气虚血瘀

【证候表现】四肢肿胀，按之难起，手足清冷，或肢体麻木不仁，举动无力；或见双下肢肿胀，皮肤有紫色瘀斑，甚至可见半身不遂等，舌淡白，或有瘀斑，脉弦涩。

【病因病机】气虚血瘀，经脉不通。

【证候分析】气为血之帅，血为气之母，气行则血行，气虚无以行血，故气虚血瘀，淤血阻滞经脉，故见四肢肿胀，按之难起，肌肤麻木，皮肤有紫斑，其症或有朝轻暮重的特点。

【治法方剂】益气活血化瘀。方选桃红饮加黄芪、桂枝。

（三）鉴别诊断

1.湿热蕴结四肢肿胀与气滞肌表四肢肿胀的鉴别

（1）湿热蕴结　关节肿痛，局部灼热红肿，皮色发红发亮，兼见发热，畏风，口渴，烦闷不安，舌苔黄腻少津，脉滑数。

（2）气滞肌表　四肢浮肿，自觉发胀，肤色苍白，按之即起，似有弹性，兼见胸胁胀闷，善太息等，舌质淡苔白，脉弦。

2.寒湿凝滞四肢肿胀与气虚血瘀四肢肿胀的鉴别

（1）寒湿凝滞　关节沉重，手足笨重。

（2）气虚血瘀　四肢肿胀，按之难起，肌肤麻木，皮肤有紫斑，或有朝轻暮重的特点。

五、四肢强直

（一）概念

四肢强直系指两种情况：一为四肢筋肉强硬，肢体伸直而不能屈伸；二为四肢关节由于某种原因而致僵硬，不能屈伸的症状。

(二)常见证候

1.风寒湿阻络

【证候表现】多表现为痹痛日久,四肢关节强直,不能屈伸,关节固定,关节、肌肉疼痛,时有肿胀,日久可见肌肉瘦削,风气盛者,四肢走窜疼痛;寒气盛者,四肢冷痛不移;湿气盛者,重着、酸楚疼痛;舌淡白,苔白或腻,脉沉弦紧,或弦滑。

【病因病机】风寒湿邪侵入经络致病,迁延日久肢体痹痛,经络之气血阻滞运行不畅,加之因疼痛肢体不能活动,气血瘀滞更甚,关节周围之筋脉失养。

【证候分析】风性善行,故四肢走窜疼痛;寒气盛者,四肢冷痛不移;湿性重浊,故见四肢重着、酸楚疼痛。

【治法方剂】风气盛者,治宜疏风通经活络。用防风汤加减;寒气盛者,治宜温经散寒活络。方用乌头汤加减;湿气盛者,治宜健脾利湿通络。方选薏苡仁汤加减。

2.风邪入侵

【证候表现】发热恶寒,头项强硬,四肢强直,骨节疼痛,甚则角弓反张,口噤不开,舌苔白腻,脉弦紧。若为风热或风邪化热,则有高热,舌红,苔黄,脉数。

【病因病机】风邪袭表,侵入经络,郁而化热。

【证候分析】风邪袭表,则卫气不固,故见发热恶寒;风邪侵袭经络,经气阻滞不畅,故见头项强硬,四肢强直,骨节疼痛;风热或风邪化热,则高热,舌红苔黄,脉数。

【治法方剂】清热熄风,用羚角钩藤汤或增液承气汤合玉真散加减。

3.湿热阻络

【证候表现】多伴有湿热痹痛症状,迁延日久则四肢强直,四肢关节不得屈伸，关节红肿疼痛，足踝部肌肤可见多数结节性红斑，病人身热，首如裹，肢困，日久可见四肢肌肉瘦削，关节焮红肿大，舌边红，体胖，苔黄腻，脉弦滑数。

【病因病机】湿热之邪侵入经络致病，迁延日久肢体痹痛，经络之气血阻滞运行不畅，加之因疼痛，肢体不能活动，气血瘀滞更甚，关节周围之筋脉失养。

【证候分析】湿热病邪所致者，灼热胀痛，且局部红肿或关节周围出现痛性结节性红斑。

【治法方剂】清热利湿通络。方选加味二妙散。

4.痰火动风

【证候表现】多突然发病，四肢过度伸直，强硬而不能屈曲，颈项强直，并可有阵阵抽搐，面红气粗或有发热，神识不清，喉有痰鸣，舌红苔滑腻，脉弦滑数。

【病因病机】素体湿盛，病人形肥气虚，遇有五志过极，化火动风，痰火相并，上冲巅顶。

【证候分析】素体湿盛，聚湿成痰，痰郁化火，化火动风，痰火相并，上冲巅顶。故见突然发病，四肢过度伸直，强硬而不能屈曲，颈项强直，并可有阵阵抽搐，面红气粗或有发热，神识不清，兼见喉有痰鸣，舌红苔黄腻，脉弦滑数。

【治法方剂】涤痰泻火，凉营开窍。先用安宫牛黄丸或至宝丹，继用清气化痰丸改汤剂加减。

5.肝阳化风

【证候表现】平素即有肝阳偏亢症状，如头晕头痛，耳鸣目眩，心烦易怒，面红目赤等。偶有激发则突然舌强语謇，神识不清，呼吸气粗，继之迅速发展为半身不遂或双侧上下肢皆过度伸直而强直，然手腕常屈伸，手指并拢，亦可有阵阵抽搐，舌红，脉弦滑。

【病因病机】素有肝阳偏亢症状,或五志过极,强力举重而诱发,血与气并走于上。

【证候分析】平素忧郁脑怒,情志不畅,肝气不舒,气郁化火,则肝阳暴亢,引动心火,故见头晕头痛,耳鸣目眩,心烦易怒。偶有激发则突然舌强语謇,神识不清,继之迅速发展为半身不遂或双侧上下肢皆过度伸直而强直,然手腕常屈伸,手指并拢,亦可有阵阵抽搐,兼见面红气粗,舌红苔黄燥,脉弦数。

【治法方剂】平肝潜阳,凉营开窍。可先用安宫牛黄丸,再用羚角钩藤汤加减。

6.肝肾亏虚

【证候表现】病人头昏目眩,耳鸣如蝉,失眠健忘,心烦易怒,哭笑不能自制,神情呆滞,智能低下,如癫如痴,甚至神识不清,四肢渐次强直,下肢伸直强硬而两手屈曲,神昏而目不瞑,舌淡红,脉弦细无力,尺脉尤弱。

【病因病机】年老体衰,将息失宜,阴阳失调,或肝肾之精不足,肾元不固,虚风内动。

【证候分析】烦劳过度,耗气伤阴,久之致肝肾阴虚,虚风内动,故见头昏目眩,耳鸣如蝉,失眠健忘,心烦易怒,哭笑不能自制,神情呆滞,智能低下,如癫如痴,甚至神识不清,四肢渐次强直,下肢伸直强硬而两手屈曲,神昏而目不瞑,兼有肝肾亏虚之象。

【治法方剂】滋补肝肾。方用加味六味地黄丸合三甲复脉汤加减。

7.血瘀气滞

【证候表现】多先有外伤,中毒,后遗四肢伸直强硬,不能屈曲,眼开而神昏不识人,不能言语,二便失禁,日久肌肤甲错,舌淡红,可有瘀血斑点,苔薄白,脉沉细涩。日久可见面白,自汗,舌淡白等症状。

【病因病机】头部外伤,胎产受伤,瘀血停滞,气机逆乱。

【证候分析】跌仆闪挫，头部外伤，瘀血停滞，阻滞脑络，气血逆乱，故见四肢伸直强硬，不能屈曲，眼开而神昏不识人，不能语言，二便失禁；瘀血日久故见肌肤甲错，舌淡红，可有瘀血斑点，苔薄白，脉沉细涩；日久可见面白，自汗，舌淡白等症状。兼有瘀血，损伤，中毒之症。

【治法方剂】益气化瘀，通络解毒。方选补阳还五汤加减。

8.阳气虚衰

【证候表现】四肢强直，面色皖白，手足厥冷，神识不清，默默不语，目开而不识人，四肢可偶有动，二便失禁，舌淡苔薄白而润，脉沉细涩结。

【病因病机】久病耗伤，阳气外泄，致使筋脉失于温煦。

【证候分析】久病不愈，气血耗伤，气虚血行不畅，血虚则不能濡养筋脉，故见四肢强直，神识不清，默默不语，目开而不识人，四肢可偶有动，二便失禁，兼有面色皖白，手足厥冷，脉沉细涩结阳虚之寒象。

【治法方剂】温阳活血化瘀。方用桂枝加附子汤加活血化瘀药物。

（三）鉴别诊断

1.风寒湿阻络四肢强直与湿热阻络四肢强直的鉴别

（1）风寒湿阻络　四肢疼痛，痛势走窜或重着不移，局部肿胀但不红赤，舌淡白、胖大，苔白腻。

（2）湿热阻络　关节灼热胀痛，且局部红肿或关节周围出现痛性结节性红斑，舌边红、体胖，苔黄腻。

2.风邪入侵四肢强直与风寒湿阻络四肢强直的鉴别

（1）风邪入侵　发热恶寒，头项强硬，角弓反张，口噤不开，

（2）风寒湿阻络　四肢关节疼痛。

3.痰火动风四肢强直与肝阳化风四肢强直的鉴别

(1)痰火动风　兼见喉有痰鸣,舌红苔黄腻,脉弦滑数。

(2)肝阳化风　兼见面红气粗,舌红苔黄燥,脉弦数。

4.肝肾亏虚四肢强直与血瘀气滞四肢强直的鉴别

(1)肝肾亏虚　兼有肝肾亏虚之象。

(2)血瘀气滞　兼有瘀血,损伤,中毒之症。

5. 阳气虚衰四肢强直与血瘀气滞四肢强直的鉴别

(1)阳气虚衰　兼有面色㿠白,手足厥冷,脉沉细涩结等阳虚之寒象。

(2)血瘀气滞　除血瘀之象外,可见面白,自汗,舌淡白。

六、四肢拘急

(一)概念

四肢拘急是指手足拘紧挛急,屈伸不利的症状。

(二)常见证候

1.外感风寒

【证候表现】发热恶风寒,项背强几几,四肢拘急,有汗或无汗,头身痛,舌苔薄白而润,脉浮紧。

【病因病机】多因风寒之邪入侵太阳经脉,经气失宣。

【证候分析】寒性收引故发为四肢拘急,项背强几几,头痛而关节酸痛。发热恶风寒,项背强几几,有汗或无汗,头身痛,舌苔薄白而润,脉浮紧为外感风寒之征象。

【治法方剂】祛风散寒,舒筋活络。寒而无汗用葛根汤,有汗用瓜蒌桂枝汤。

2.寒湿蕴结

【证候表现】首如裹，四肢困重，脘闷纳呆，面虚浮而晦滞，手足逆冷，四肢拘急，或伴骨节、肌肉重着酸痛，舌淡胖，苔白腻，脉沉迟。

【病因病机】多因寒湿乘袭，或素体阳虚湿盛，寒性收引，湿性黏滞，筋脉为寒湿所侵，气血不和。

【证候分析】寒性收引，手足逆冷或伴骨节、肌肉重着酸痛；湿性黏滞，首如裹，四肢困重；筋脉为寒湿所侵，气血不和，则面虚浮而晦滞。

【治法方剂】温阳利湿。方用胃苓汤加减。

3.湿热浸淫

【证候表现】身热肢困，头重如裹，脘闷纳呆，泛恶欲呕，四肢拘急挛紧，手足心热，小溲色黄，舌质红，胖大，苔黄腻，脉滑数。

【病因病机】感受湿热病毒，或脾虚湿盛，湿郁化热，湿热蕴结，筋膜干则筋急而挛。

【证候分析】湿郁化热，手足心热，小溲色黄，舌质红胖大；湿热蕴结，身热肢困，头重如裹，脘闷纳呆，泛恶欲呕；筋膜干则筋急而挛，见四肢拘急挛紧。

【治法方剂】清热燥湿。方用二妙散加味。

4.热盛阴亏

【证候表现】发热壮盛，颈项牵强，四肢拘急，甚则抽搐，尿短赤，便燥结，或昏狂、谵语，目上视，头动摇，唇红咽干，舌红，苔黄燥，脉弦数。

【病因病机】外感温热病邪，或五志过极，劳倦内伤，脏气不平，阳盛火旺，灼伤阴液，筋脉挛缩，甚则引动肝风抽搐不已。

【证候分析】灼伤阴液，筋脉挛缩，引动肝风则抽搐不已。阳盛火旺,则发热壮盛,颈项牵强,尿短赤,便燥结,或昏狂、谵语,目上视,头动摇,唇红咽干,舌红,苔黄燥,脉弦数为热盛阴亏之征象。

【治法方剂】清温泄热,平肝熄风。方用清宫汤合羚角钩藤汤加减。

5.亡阳液脱

【证候表现】呕吐,泻利,漏汗不止,恶寒,四肢厥冷或拘急,舌淡白,苔薄白,脉沉或微细。

【病因病机】多因呕吐,泻利,漏汗不止导致亡阳液脱,亡阳则筋失温煦,液脱则脉失濡养。

【证候分析】亡阳液脱,亡阳则筋失温煦,液脱则脉失濡养,四肢厥冷或拘急,另亡阳可见漏汗不止,恶寒,四肢厥冷或拘急,舌淡白,苔薄白。

【治法方剂】回阳救逆。用四逆汤加人参。

6.肝血亏虚

【证候表现】目视昏花,头昏耳鸣,肌肤麻木,筋惕肉瞤,四肢拘急,指甲淡白,舌质淡,脉弦细。

【病因病机】多因失血过甚,或脾虚不能转输水谷精微,生化无源,筋脉失充。

【证候分析】失血过甚,或脾虚不能转输水谷精微,生化无源,筋脉失充,则筋惕肉瞤,四肢拘急;肝血亏虚则可见目视昏花,头昏耳鸣,肌肤麻木,指甲淡白,舌质淡。

【治法方剂】补血养肝。方用四物汤加味。

(三)鉴别诊断

1.外感风寒四肢拘急与热盛阴亏四肢拘急的鉴别

(1)外感风寒　四肢拘急,见发热恶风寒,项背强几几,有头身痛,舌苔薄白而润,脉浮紧等外感风寒表现。

(2)热盛阴亏　四肢拘急,见壮热,颈项牵强,甚则抽搐,有尿短赤,便燥结,或昏狂、谵语,目上视,头动摇,唇红咽干,舌红,苔黄燥,脉弦数等热盛阴亏表现。

2.寒湿蕴结四肢拘急与湿热浸淫四肢拘急的鉴别

(1)寒湿蕴结　四肢拘急,偏于寒,兼见面虚浮而晦滞,手足逆冷,舌淡胖,苔白腻,脉沉迟等表现。

(2)湿热浸淫　四肢拘急,偏于热,故见手足心热,小溲色黄,舌质红胖大,苔黄腻等表现。

3.亡阳液脱四肢拘急与肝血亏虚四肢拘急的鉴别

(1)亡阳液脱　四肢拘急,阳气衰微,其病危。

(2)肝血亏虚　四肢拘急,营血不足,其病缓。

七、四肢抽搐

(一)概念

四肢抽搐是指各种原因引起之四肢随意抽动。

(二)常见证候

1.风邪闭阻

【证候表现】发热恶寒,四肢抽搐,项背强急,筋脉拘挛,肢体酸重或疼痛,舌苔白腻或微黄,脉弦紧或数。

【病因病机】多由外感风邪,邪闭经络,气血运行不利,或于创伤之际,风毒之邪入侵,营卫不得宣通,则筋脉失养。

【证候分析】风邪入侵经络,经络闭阻,气血运行不利,或于创伤之际,风毒之邪入侵,营卫不得宣通,则筋脉失养,见发热恶寒,四肢抽搐，项背强急，筋脉拘挛，肢体酸重或疼痛。

【治法方剂】疏风通络，养血和营。方用大秦艽汤加减；如为风毒之邪，可用玉真散，五虎追风散加减。

2.风痰挟湿

【证候表现】发作性抽搐，或口作六畜叫声，两目上视，口吐涎沫，四肢先强直痉挛，继之屈伸阵挛，二便失禁，神志不清，发作后一如常人。舌苔白腻，脉弦滑。亦可先有外伤，以后抽搐，病人可兼见头部外伤瘢痕，舌见瘀血斑。

【病因病机】多由大惊卒恐，伤及肝肾，或饮食失节，脾胃受伤，脾失健运，聚湿成痰，一旦肝失调达，阳升风动，触及积痰，肝风挟痰上壅，或有外伤瘀血，气血逆乱，精血失于输布。

【证候分析】肝肾受损，阴阳失调，加之饮食不节损伤脾胃，失于健运，聚湿成痰，肝风挟痰上壅，或有外伤瘀血，气血逆乱，精血失于输布。故见发作性抽搐，或口作六畜叫声，两目上视，口吐涎沫，四肢先强直痉挛，继之屈伸阵挛，二便失禁，神志不清，发作后一如常人。舌苔白腻，脉弦滑。亦可先有外伤，以后抽搐，病人可兼见头部外伤瘢痕，舌见瘀血斑。

【治法方剂】祛湿、熄风。用镇肝熄风汤合血府逐瘀汤加减。

3.阴虚阳亢

【证候表现】视物不清，腰酸腿软，麻木拘急，耳鸣眩晕，五心烦热，颧红唇赤，肌肤热夜甚，激怒后四肢抽搐，舌红少苔，脉弦细数。

【病因病机】多由积劳久病，耗伤阴精，肝肾阴虚，筋脉失养，阴虚而不能制阳，肝阳偏亢，而肝风内动。

【证候分析】肝肾阴虚，视物不清，腰酸腿软，耳鸣眩晕，五心烦热，颧红唇赤，肌肤热夜甚；筋脉失养，麻木拘急；阴虚而不能制阳，肝阳偏亢，而肝风内动，而四肢抽搐。

【治法方剂】滋阴潜阳，平肝熄风。方用镇肝熄风汤或天麻钩藤饮加减。

4.热极或湿热生风

【证候表现】壮热口渴，面红气粗，四肢抽搐或瘛疭不已，颈项强急，角弓反张，两目上视，常伴有神昏谵语，尿黄便干，舌红苔黄，脉数实。如为湿热动风，则兼见热势缠绵，首重如裹，舌红体胖大，苔黄腻，脉滑数。

【病因病机】多由于湿热病邪，或阳气偏亢，灼伤阴液，筋脉失养，或由于湿热入侵，多由于湿温病后期，湿热挟风，风为木之气，风动而四肢抽搐。

【证候分析】湿热壅阻脉络，以致气血运行不利，或阳气偏亢，灼伤阴液，筋脉失养，故见壮热口渴，面红气粗，四肢抽搐或瘛疭不已，颈项强急，角弓反张，两目上视，常伴有神昏谵语，尿黄便干，舌红苔黄，脉数实；湿热挟风，风为木之气，风动而四肢抽搐，见热势缠绵，首重如裹，舌红胖大。

【治法方剂】热极生风，宜清热熄风。用羚角钩藤汤加减；属湿热者，宜清热利湿。用鲜地龙、秦艽、威灵仙、滑石、苍耳子、丝瓜藤、海风藤、酒炒黄连等。

5.脾肾阳虚

【证候表现】形寒肢冷，面白目清，四肢抽动不已，水肿，纳呆，便溏，腰酸腿软，口淡不渴，尿清长或尿少，舌质淡，体胖大，有齿痕，苔白腻，脉沉迟或沉缓。

【病因病机】多由呕吐、下利，脾胃虚寒，阳气虚衰，筋脉失于温煦引起。

【证候分析】脾胃虚寒，阳气虚衰，筋脉失于温煦，而四肢抽搐，形寒肢冷，面白目清，水肿，纳呆，便溏，腰酸腿软，口淡不渴，尿清长或尿少，舌质淡，体胖大，有齿痕，苔白腻。

【治法方剂】温阳固本。方用固真汤加减。

6.**肝郁血虚**

【证候表现】多愁善感，多梦不寐，胸闷不舒，喜长太息，遇精神刺激则捶胸顿足，哭笑间作，或猝然仆倒，四肢抽搐，伴有手舞足蹈，舌淡，脉弦细。

【病因病机】素有多愁善感，心神不宁，逢暴怒则肝气上壅，气机逆乱，四肢气血不能输布，筋脉失养。

【证候分析】多愁善感，遇精神刺激，肝气上壅，气机逆乱，多梦不寐，胸闷不舒，喜长太息，哭笑间作，或猝然仆倒；四肢气血不能输布，筋脉失养，四肢抽搐，伴有手舞足蹈。

【治法方剂】养血疏肝。方用补肝汤合四逆散加减。

7.**血虚生风**

【证候表现】体制素虚，面色苍白或萎黄，肢体麻木，手足徐徐抽动，筋惕肉瞤，口唇指甲淡白，舌淡苔白，脉弦细，其手抽搐似鸡爪状，俗称“鸡爪风”者亦属之。

【病因病机】各种失血，如崩漏、便血，或营养失调，血之生化之源不足，筋脉失养。

【证候分析】失血或血之生化之源不足，体制素虚，面色苍白或萎黄，筋惕肉瞤，口唇指甲淡白，舌淡苔白；筋脉失养，肢体麻木，手足徐徐抽动，其手抽搐似鸡爪状。

【治法方剂】养血熄风。用四物汤加味。

8.**中毒**

【证候表现】误服毒性药物，如马钱子过量，或接触化学毒品中毒，致四肢抽搐，因毒邪性质不同，抽搐及其兼证之表现亦各有异。

【病因病机】误服毒性药物，或接触化学毒品中毒。

【证候分析】因中毒药品不一，其抽搐形式及兼症亦不同。

【治法方剂】催吐解毒。甘草绿豆汤顿服，如有惊厥，可加防风、钩藤、青黛、干姜。

(三)鉴别诊断

1.风邪闭阻四肢抽搐与风痰挟湿四肢抽搐的鉴别

(1)风邪闭阻　四肢抽搐,兼见风邪外感症状,发热恶寒,头身痛或见六经形证。

(2)风痰挟湿　四肢抽搐,无外感症状,发作后一如常人。

2.阴虚阳亢四肢抽搐与热极或湿热生风四肢抽搐的鉴别

(1)阴虚阳亢　四肢抽搐,兼有视物不清,腰酸腿软,麻木拘急,耳鸣眩晕,五心烦热,颧红唇赤,肌肤热夜甚,舌红少苔,脉弦细数之肝肾亏虚的表现。

(2)热极或湿热生风　四肢抽搐,具有壮热口渴,面红气粗,尿黄便干,舌红苔黄,脉数实等热象或热势缠绵,首重如裹,舌红胖大,苔黄腻,脉滑数等湿热的表现。

3.肝郁血虚四肢抽搐与血虚生风四肢抽搐的鉴别

(1)肝郁血虚　四肢抽搐,兼见肝郁及心血虚之症状,如多梦不寐,胸闷不舒,喜长太息,心悸健忘等。

(2)血虚生风　四肢抽搐,兼见面色苍白或萎黄,口唇指甲淡白,脉弦细等血虚之象。

八、手舞足蹈

(一)概念

手舞足蹈是指手足抽搐,动作增多,变化多端,不能自制,状似舞蹈而言。

（二）常见证候

1.外感风邪

【证候表现】发热恶风寒，手足舞动多突然发生，四肢及躯干扭动，辗转反侧，抽动不宁，片刻不停。手足舞动急促，不能自制，常抓伤自己，或碰伤手足。由于手足舞动，手不能握，足不能立，步履艰难。伴见头面部、眼、鼻口角扭动，如作“鬼脸”，进食困难，语言謇涩，入睡方止，苏醒如故。舌质红，舌苔薄白或微黄，脉浮数或数实。

【病因病机】多由儿童生后失于调养，正气不足，或成人素体亏虚，加之风寒或风热从口鼻或经络入侵，日久化热，引动肝风。

【证候分析】风寒或风热入侵，发热恶风寒，头身痛，脉浮；日久化热，引动肝风，而引起手舞足蹈。

【治法方剂】疏解风邪，养血熄风。可用四物汤加味。风寒加桂枝、防风、荆芥等；风热加菊花、黄芩、黄连等；抽动重可酌加钩藤、生龙骨、生牡蛎、地龙、全蝎、僵蚕、蜈蚣等。

2.肝肾阴虚

【证候表现】手足舞动，头项扭转，挤眉弄眼，且筋脉多拘急，面颧红赤，眩晕耳鸣，目视不明，腰酸腿软，手足心热，虚烦不寐，尿短赤，便燥结，舌红苔少，脉沉细数或弦细。

【病因病机】多由积劳久病，肝肾之阴血不足，亦可为外感热邪耗伤阴液，由于阴虚内热，或阴血不足，筋脉失养。

【证候分析】积劳久病，耗伤阴血，或由于阴虚内热，阴血不足，筋脉失养，而发为手足舞动，头项扭转，挤眉弄眼；阴虚内热，可见面颧红赤，手足心热，虚烦不寐，尿短赤，便燥结；肝肾亏虚，则眩晕耳鸣，目视不明，筋脉拘急麻木，腰酸腿软。

【治法方剂】滋补肝肾，平肝熄风。方用杞菊地黄丸加味，加蝉蜕、地龙、全蝎等。

3.气血亏虚

【证候表现】神疲倦怠,少气懒言,低声语怯,面色苍白,口唇及爪甲淡白,畏风自汗,渐有手足舞蹈,且逐渐加重,四肢筋脉弛缓,麻木无力,终至生活不能自理,舌淡白,脉虚,或细弱无力。

【病因病机】年老力衰,阴阳失调,四肢筋脉失养而肝风内动。

【证候分析】多见于老年发病,手足逐渐发生抽搐,徐徐而动,终致四肢舞动,伴见气血亏虚之面色苍白,畏风自汗,低声语怯,眩晕,麻木,口唇及爪甲淡白,舌淡白的症状。

【治法方剂】补益气血,平肝熄风。方用八珍汤加平肝熄风药。

4.肝郁血虚

【证候表现】多见于妇女,素有心烦易怒,精神抑郁,胸闷不舒,善长太息,多愁善感,易于激动而流泪等症状。遇有忧思恚怒则喜笑不止,或痛哭不止,手舞足蹈,感情浓郁,状如演员,乍作乍休,不寐,多梦,易惊。舌淡白,脉弦细。

【病因病机】情志所伤,忧思恚怒而致肝气郁结,木不调达,肝失疏泄,兼见血虚,血虚则筋失所养,肝郁气滞,一遇激怒,则肝气上涌心胸,气血不能输布。

【证候分析】肝气郁结,木不调达,肝失疏泄,心烦易怒,精神抑郁,胸闷不舒,善长太息;见血虚,血虚则筋失所养,肝郁气滞,一遇激怒,则肝气上涌心胸,气血不能输布,而引起手舞足蹈,如演员,乍作乍休。

【治法方剂】疏肝养血,平肝熄风。可用逍遥散加熄风药。

5.肾精不足

【证候表现】多见于成人,开始先有局部抽动,以后逐渐发展,终致手舞足蹈,多伴有健忘,日久则神情呆滞,沉默寡言,如癫如痴,兼见耳鸣眩晕,腰酸腿软,足胫无力,步履艰难,舌淡白,尺脉沉弱。

【病因病机】禀赋薄弱,先天不足,或母体妊娠期失于调摄,胎儿营养不良,生后未予及时调补而肾精不足,肝经亏乏,筋失所养。

【证候分析】胎儿营养不良,生后未予及时调补而肾精不足,肝经亏乏,筋失所养,致手舞足蹈,起病较早,多见于30~40岁,病人除手舞足蹈外,伴见肾精不足症状,健忘,呆痴,如癫,腰酸腿软,耳鸣眩晕等。

【治法方剂】滋补肾精。用河车大造丸加味。

6.妇女妊娠

【证候表现】手足舞动,头面皆可扭动,其表现与上述之各种手舞足蹈症状相同,舌淡白,脉滑或弦滑。

【病因病机】妊娠期间,肝肾亏虚,气血不足者,易加重而致筋脉失养,肝风内动。

【证候分析】妊娠期间,肝肾亏虚,气血不足者,易加重而致筋脉失养,肝风内动,手舞足蹈。多见于青年初孕妇及妊娠前三个月,终止妊娠则不再发作。

(三)鉴别诊断

1.外感风邪手舞足蹈与肝肾阴虚手舞足蹈的鉴别

(1)外感风邪　手舞足蹈,兼有发热恶风寒,头身痛,脉浮等外感症状。

(2)肝肾阴虚　手舞足蹈,兼有阴虚内热(五心烦热、潮热盗汗、虚烦不寐、口干、两颧红赤、尿短赤、舌鲜红而少苔、脉沉细数)及肝肾亏虚(眩晕耳鸣、目视昏花、筋脉拘急麻木、腰酸腿软、遗精早泄)的症状。

2.气血亏虚手舞足蹈与肾精不足手舞足蹈的鉴别

(1)气血亏虚　手舞足蹈,伴见气血亏虚之面色苍白,畏风自汗,低声语怯,眩晕,麻木,口唇及爪甲淡白,舌淡白的表现。

(2)肾精不足　手舞足蹈，伴见肾精不足之健忘，呆痴，如癫，腰酸腿软，耳鸣眩晕等表现。

3.肝郁血虚手舞足蹈与肝肾阴虚手舞足蹈的鉴别

(1)肝郁血虚　手舞足蹈，平日可有脏躁之病证，病人多愁善感，易于激怒，或悲伤易哭，或喜笑不休不能自制，其手足之抽动，易受他人之影响，极似所模仿之各种舞动，变幻多端。

(2)肝肾阴虚　除手舞足蹈外，兼见阴虚内热(五心烦热、潮热盗汗、虚烦不寐、口干、两颧红赤、尿短赤、舌鲜红而少苔、脉沉细数)及肝肾亏虚(眩晕耳鸣、目视昏花、筋脉拘急麻木、腰酸腿软、遗精早泄)的表现。

九、手足厥冷

(一)概念

手足厥冷又称厥逆，指四肢由手足冷至肘、膝的症状。

(二)常见证候

1.阳气衰微

【证候表现】简称“寒厥”。手足厥冷，甚则厥逆，形寒蜷卧，面色苍白，精神萎靡，或下利清谷，或骨节疼痛，舌质淡，苔薄白而润，脉微细欲绝。

【病因病机】一为脾肾阳虚，阴寒内盛而致手足厥冷；一为阴寒内盛，格阳于外而手足厥冷；另一种为阴盛于下，阳格于上而出现手足厥冷。三者均为阳气衰微不能温运四末所致。

【证候分析】脾肾阳虚，阴寒内盛，可见手足厥冷，恶寒蜷卧，下利清谷，脉微欲绝；若兼见身热反不恶寒，面色赤，或干呕，或咽痛者，为阴寒内盛,格阳于外;若少阴病,下利,脉微者,与白通汤,服白通汤后,利下不止,肢冷更甚,脉象隐伏不见,并见干呕心烦的,为阴盛于下,阳格于上。

【治法方剂】脾肾阳虚,阴寒内盛,治宜回阳救逆。方选四逆汤;阴寒内盛,格阳于外,治宜逐阴回阳通脉。方选通脉四逆汤;阴盛于下,阳格于上,治宜回阳救逆。方选白通汤加猪胆汁汤。

2.热邪内郁

【证候表现】简称"热厥"。手足厥冷,无汗高热,面赤心烦,口渴引饮,神志不宁,大便秘结,小便短赤,舌质红绛,苔黄厚干燥,脉沉数或滑数。

【病因病机】由于外邪化热,由表传里,里热过盛,阳气郁闭不能达于四末。

【证候分析】由于外邪化热,由表传里,里热过盛,无汗高热,面赤心烦,口渴引饮,神志不宁,大便秘结,小便短赤,舌质红绛,苔黄厚干燥;气郁闭不能达于四末,手足厥冷。

【治法方剂】清热泻火或通腑泻下。方选白虎汤或大承气汤。

3.阳气郁阻

【证候表现】手足厥冷,兼见胸胁苦满,嗳气不舒,呕吐下利,或腹痛,或咳,或悸,或小便不利,苔薄白,脉弦。

【病因病机】气机不宣,阳郁于里,不能通达四肢,多见于外感病由表传里的转化阶段。

【证候分析】气机不宣,阳郁于里,不能通达四肢,唯手足冷而不过肘、膝,由于阳气被郁,疏泄失和,出现胸胁苦满,嗳气不舒,呕吐下利,脉弦等木郁侮土。

【治法方剂】疏郁通阳,宣达气机。方选四逆散。

4.血虚受寒

【证候表现】属“寒厥”中的一种。手足厥冷，四肢发凉，形寒身痛，皮色清白，或有脘腹冷痛，舌质淡红，苔薄白滑润，脉沉细。

【病因病机】素体血虚，感受寒邪，以致血脉运行不利，寒邪凝于四肢。

【证候分析】寒邪入侵加之血虚，致血脉运行不利，寒邪凝于四肢，故见手足厥冷，四肢发凉，形寒身痛，皮色清白，或有脘腹冷痛。

【治法方剂】温养血脉，逐寒和营，方选当归四逆汤。若内有久寒，兼见少腹冷痛，或干呕、吐涎沫，可加吴茱萸、生姜暖肝温胃、散寒降逆，即当归四逆汤加吴茱萸生姜汤。

5.痰浊内阻

【证候表现】简称“痰厥”。手足厥冷，胸脘满闷，喉间痰鸣辘辘，或呕吐痰涎，饥不欲食，舌苔白腻，脉沉滑有力或乍有紧时。

【病因病机】痰湿素盛，胸阳不得宣发。

【证候分析】素有胸脘满闷，喉有痰声，口黏，或呕吐痰沫，舌苔必白腻，手足厥冷常因风寒引动或恼怒而出现，若痰浊上蒙，还会伴有头昏神迷，或狂躁不安等症。若无外因扰动，则常见手足不温，而未至厥冷。

【治法方剂】解郁豁痰，方选导痰丸；若伴神迷者，可选瓜蒂散催吐。

6.蛔虫窜扰

【证候表现】简称“蛔厥”。手足厥冷，上腹阵痛，呕吐清水或吐蛔，或有烦渴，舌质淡或暗，舌苔薄润，脉沉细或沉弦。

【病因病机】蛔虫窜扰，气机逆乱。

【证候分析】蛔虫内伏，脾胃虚弱，常有腹部隐痛，手足不温等症。若蛔虫上窜，扰动脾胃，气机阻滞，使中阳不能达于四末，遂见手足厥冷,甚而冷过肘、膝。

【治法方剂】温脏安蛔。用乌梅丸治之。

(三)鉴别诊断

1.热邪内郁手足厥冷与阳气衰微手足厥冷的鉴别

(1)热邪内郁　手足厥冷,与通体热象并见(身反恶热,口干舌燥,烦渴引饮,大便秘结,脉数有力,苔黄干燥等)。

(2)阳气衰微　手足厥冷,与通体一派寒象(形寒蜷卧,面色苍白,精神萎靡,或下利清谷,或骨节疼痛,舌质淡,苔薄白而润,脉微细欲绝)。

2.阳气郁阻手足厥冷与热邪内郁手足厥冷的鉴别

(1)阳气郁阻　多见于外感病由表传里的转化阶段。唯手足冷而不过肘、膝,由于阳气被郁,疏泄失和,所以会出现胸胁苦满,嗳气不舒,呕吐下利,脉弦等。

(2)热邪内郁　多见于热病的极期阶段,热邪越深伏,手足厥冷的程度越甚,具有一派实热证状。

十、肢体痿废

(一)概念

肢体痿废是指四肢痿软无力,缓纵不收,甚或肌肉萎缩,出现功能障碍或功能丧失而言。

(二)常见证候

1.肺热伤津

【证候表现】四肢痿弱无力,渐致痿废不用,可发于上下肢,尤以下肢多见,严重者可见肌肉萎缩,肢体变形。或伴有发热咳嗽,鼻干咽燥,心烦口渴,小便短赤,舌质红,舌苔黄,脉细数。

【病因病机】多见于急性热病之后,因肺为娇脏,不耐邪侵,尤以温热犯肺,肺热伤津,津液不足以敷布,筋脉失其润养。

【证候分析】肺为娇脏,不耐邪侵,尤以温热犯肺,发热咳嗽;肺热伤津,鼻干咽燥,心烦口渴,小便短赤;津液不足以敷布,筋脉失其润养,发为四肢痿弱无力,渐致痿废不用。

【治法方剂】养肺生津，清热润燥。方选清燥救肺汤合益胃汤加减。

2.湿热侵淫

【证候表现】初期表现为四肢感觉异常,继而手足痿软无力,手足下垂,不堪任用,肢体困重麻木,胸脘痞闷,大便黏浊,小溲赤涩热痛,舌苔黄腻,脉滑而数。

【病因病机】多因湿热之邪，直接侵淫肌肤筋脉，或过食肥甘厚味,久嗜辛辣酒醴,生湿化热,湿郁热蒸,筋脉痹阻。

【证候分析】湿热侵淫,故见肢体困重麻木,胸脘痞闷,大便黏浊,小溲赤涩热痛;湿郁热蒸,筋脉痹阻,致手足痿软无力,手足下垂,不堪任用。

【治法方剂】清热利湿。方选加味二妙散化裁。

3.脾胃气虚

【证候表现】四肢软弱无力,渐致缓纵不收,肌肉枯萎瘦削,伴见神疲倦怠,食少便溏,或久泻不止。面目虚浮无华,心悸失眠,舌质淡,脉细弱无力。气虚日久不愈,可发展为阳虚而出现畏寒肢冷,面色㿠白,完谷不化,小便清长等症状。

【病因病机】脾为后天之本,气血生化之源,先天禀赋不足,或后天饮食失调,或久病失养,或久泻久痢,脾胃运化机能衰退,气血生化无源，百骸溪谷皆失所养，宗筋弛缓。

【证候分析】脾胃运化机能衰退，气血生化无源，神疲倦怠，食少便溏，或久泻不止，面目虚浮无华，心悸失眠，舌质淡，脉细弱无力；百骸溪谷皆失所养，宗筋弛缓，渐致四肢痿废不用。

【治法方剂】健脾益气。方用补中益气汤或参苓白术散加减。由气虚进而发展为阳虚的，治宜温中益气，用附子汤加味。若兼见脾胃阴虚（口干、咽燥、舌红少津）可加沙参、麦冬、玉竹等。

4.肝肾亏损

【证候表现】症见双侧或一侧下肢感觉障碍，或痛觉消失，渐致下肢痿废不用，腰脊酸软，头晕耳鸣，遗精滑泄，或月经不调。舌淡红少苔，脉沉细或细数。

【病因病机】多由久病体虚，肝肾之阴血内耗，或纵欲无度，肝阴肾精枯涸。肝主筋为藏血之脏，肾主骨，乃藏精之所，真阴真阳所居，是以肝肾精血亏损，筋骨经脉失养。

【证候分析】久病体虚，肝肾之阴血内耗，或纵欲无度，肝阴肾精枯涸，皆可致痿。肝主筋为藏血之脏，肾主骨，乃藏精之所，真阴真阳所居，是以肝肾精血亏损，筋骨经脉失养，可致四肢痿废，且伴见腰脊酸软，头晕耳鸣等症。

【治法方剂】补益肝肾，滋阴清热。方用虎潜丸或鹿角胶丸加味。

5.瘀血阻滞

【证候表现】症见四肢软弱无力，或麻木不仁，筋脉抽掣，甚者萎枯不用。舌紫唇青或舌见瘀斑，四肢脉络青紫，脉涩滞。

【病因病机】跌打损伤或寒凝血脉，或气虚血滞，血液循行迟缓滞涩，留滞经络筋脉。

【证候分析】跌打损伤或寒凝血脉，或气虚血滞，血液循行迟缓滞涩，留滞经络筋脉，以致四肢软弱无力，或麻木不仁，筋脉抽掣，甚者萎枯不用。舌紫唇青或舌见瘀斑,四肢脉络青紫,脉涩滞,为血瘀之象。

【治法方剂】活血化瘀。方用桃红四物汤加黄芪、怀牛膝。

(三)鉴别诊断

1.热伤津肢体痿废与湿热侵淫肢体痿废的鉴别

(1)肺热伤津　热病后渐见四肢痿废,伴有发热咳呛,咽干口燥等肺热津亏等症。

(2)湿热侵淫　伴见手足下垂,身热胸痞。

2.脾胃气虚肢体痿废与肝肾亏损肢体痿废的鉴别

(1)脾胃气虚　伴见神疲气怯,面浮肢肿等。

(2)肝肾亏损　伴见腰脊酸软,头晕耳鸣等症。

十一、筋惕肉瞤

(一)概念

筋惕肉瞤是指身体筋肉不由自主地跳动。

(二)常见证候

1.阳虚

【证候表现】面色皖白,恶寒,汗出,手足厥冷,筋肉跳动,舌淡苔白,脉微。

【病因病机】常发生于伤寒误治之后。

【证候分析】常发生于伤寒误治之后,如脉浮缓,汗出恶风的桂枝证,反误用大青龙汤发汗,势必大汗亡阳,故手足厥逆,阳虚不能温煦筋肉,故见筋惕肉瞤。

【治法方剂】扶阳。可用四逆汤。

2.水气内动

【证候表现】发热,头眩,心下悸动,筋惕肉瞤,身体振振站立不稳,舌淡苔白,脉沉。

【病因病机】是太阳表证过汗,表虽解,但汗后亡阳,水气内动,上乘为心悸、头眩;经云,阳气者,精则养神,柔则养筋,今阳虚失养,则筋脉无主。

【证候分析】是太阳表证过汗,表虽解,但汗后亡阳,水气内动,上乘为心悸、头眩;经云,阳气者,精则养神,柔则养筋,今阳虚失养,则筋脉无主,故筋惕肉瞤,身体不支而摇摇欲倒。

【治法方剂】温阳利水。方用真武汤。

(三)鉴别诊断

阳虚筋惕肉瞤与水气内动筋惕肉瞤的鉴别。

(1)阳虚筋惕肉瞤　伴有面色㿠白,恶寒,汗出,手足厥冷。

(2)水气内动筋惕肉瞤　伴见发热,头眩,心下悸动。

十二、肩痛

(一)概念

肩痛是指肩关节及其周围的肌肉筋骨疼痛。

(二)常见证候

1.风寒

【证候表现】肩痛较轻,病程较短,钝痛或隐痛,不影响上肢的功能活动。疼痛的范围或局限于肩部,或影响肩后部而牵制胛背,或在肩前部而影响上臂，往往项背或上臂有拘急感。肩部感觉发凉，得暖或抚摩则疼痛减轻，舌苔白，脉浮或正常。

【病因病机】感受风寒湿邪，以感受风寒为主。因汗出当风，或夜卧不慎被风寒外袭，邪在肌肤，尚属浅表。但体虚之人，肌肤卫阳不固，常自汗出，易感受风寒之邪而患肩痛。

【证候分析】风寒之邪袭留肌肤，经络气血为之凝涩不通，发为痹痛，其疼痛较轻而兼有麻木感。舌苔白，脉浮或正常。

【治法方剂】若体虚卫阳不固之肩臂痛，可用黄芪桂枝五物汤加当归、姜黄、桑枝等；若因气血不足，感受风寒之邪较重而疼痛也较明显者可用蠲痹汤。

2.痰湿

【证候表现】肩部及其周围筋肉疼痛剧烈，病程较长。肩关节活动虽然正常，但因疼痛剧烈而不敢活动，动则疼痛更甚，经久不愈可造成肩关节活动障碍。肩部感觉寒凉，畏寒，得暖虽疼痛可暂时减轻，逾时则疼痛，寒凉感觉仍旧。因疼痛激烈，往往影响睡眠、饮食及正常工作。常因疼痛剧烈而出汗。因病程较长，患者往往兼有气实证状，如自汗、短气、不耐劳、易感冒等。舌质淡，苔白，脉弦或弦细。

【病因病机】感受风寒湿邪，以感受风寒为主，且寒湿邪久滞筋肉之间，其疼痛症状明显且病程较长。常因久卧寒湿之处，或大汗之处，或大汗之后浸渍冷水所得。

【证候分析】风寒湿邪入侵，久滞筋肉之间，故见筋肉疼痛症状明显且病程较长，畏寒，得暖虽疼痛可暂时减轻，逾时则疼痛；因病程较长，患者往往兼有气实证状，如自汗、短气、不耐劳、易感冒等。舌质淡，苔白，脉弦或弦细。

【治法方剂】祛寒湿补气血。方用乌头汤加苍术、白术、茯苓、防己等。

3.瘀血

【证候表现】若因闪扭所致，则有明显外伤史；若无闪扭外伤，肩痛剧烈，疼痛性质为刺痛，虽经温经散寒、祛风湿止痛等法治疗，但效甚微，经久不愈的，亦为瘀血肩痛。闪扭瘀血肩痛可有轻度肿胀或无肿胀，其闪扭损伤局部压痛明显。久病瘀血肩痛则无肿胀，疼痛范围比较广泛，也无明显压痛点，二者均可因疼痛而引起肩关节活动轻度障碍。

【病因病机】闪扭瘀血肩痛有明显外伤史，起病突然。

【证候分析】闪扭瘀血肩痛有明显外伤史，起病突然，局部可有肿胀、压痛，疼痛性质也多为刺痛，影响上肢活动。

【治法方剂】活血祛瘀止痛。方用桃红四物汤加姜黄、乳香、没药、土鳖虫等。

（三）鉴别诊断

1.风寒肩痛与痰湿肩痛的鉴别

（1）风寒肩痛　以感受风寒为主，邪在肌肤，尚属表浅，其疼痛较轻而兼有麻木感。

（2）痰湿肩痛　以感受寒湿为主，寒湿之邪久滞筋肉之间，其疼痛症状明显且病程较长。

2.瘀血肩痛与痰湿肩痛的鉴别

（1）瘀血肩痛　有明显外伤史，起病突然，局部可有肿胀、压痛，疼痛性质多为刺痛。

（2）痰湿肩痛　疼痛剧烈，病程较长，经筋僵硬，肌肉萎缩。

十三、肩不举

（一）概念

肩不举是指肩关节功能活动障碍，上肢不能抬举。

（二）常见证候

1.痹痛

【证候表现】较严重的肩臂疼痛，经久不愈可导致肩不举。此证肩痛症状先发生，肩痛日久不除遂并发肩不能抬举。肩部常觉寒凉，畏寒，喜暖，得暖虽疼痛可暂时减轻，逾时则疼痛寒凉感觉依旧。因病程较长，往往肌肉萎缩，经筋僵硬。舌质淡，苔白，脉弦或弦细。

【病因病机】常见于老年人，肩部感受风寒湿邪，尤其是寒湿之邪气客于经脉分肉之中，阳气为之遏阻

【证候分析】虽常见于老年人，但青壮年身体虚弱者也可发生。是因为肩部感受风寒湿邪，尤其是寒湿之邪气客于经脉分肉之中，阳气为之遏阻所造成的。故肩部常觉寒凉，遇湿冷而疼痛愈重，日久不愈则发生肩关节活动障碍，甚至上肢不能抬举。此证是先有肩痹疼痛症状，因病程较长，遂逐渐影响上肢使其不能抬举。

【治法方剂】温经散寒止痛为主，且病程既久，往往气滞则血瘀，常配以活血祛瘀药物，如姜黄、乳香、没药、五灵脂、桃仁、红花、土鳖虫等，可用蠲痹汤、五积散加减。若久病兼有血虚者，可用蠲痹四物汤加减。

2.肩凝

【证候表现】又称肩凝、冻结肩、漏风肩、老年肩。此证发生于老年人，尤以更年期以后的妇女多见。多发于一侧，间或有两侧同时发病。

患者常常不能叙述出明显原因，忽然感觉肩部疼痛及肩关节活动障碍。症状发展较为缓慢,数日或数月时间内,肩关节功能即发生严重障碍,遂致上肢不能抬举,而且疼痛亦随肩关节功能活动障碍程度的不断发展而日益加重。白天疼痛尚可忍受，入夜疼痛剧烈而影响睡眠,甚至不能入睡。越痛而肩臂越不敢抬举,肩关节越不活动,疼痛也越剧烈,甚至“近之则痛剧”,形成了恶性循环。疼痛多连及上臂以及肘手部位。日久不愈,则肩臂筋肉萎缩、僵硬,以致肩关节完全不能活动,故梳头、穿衣、脱衣均感困难。肩部发凉,手心常自汗出。脉细,舌象无明显改变,若兼有气血不足,则舌质淡白;若兼有瘀血,则舌紫暗或有瘀斑。

【病因病机】感受风寒湿邪的病史,或因偶感风寒湿邪,轻度闪扭伤而诱发。

【证候分析】为更年期之后的老年妇女常见的肢体疼痛疾病之一,多无感受风寒湿邪的病史,或因偶感风寒湿邪、轻度闪扭伤而诱发。肩痛与肩关节功能活动障碍同时发生，随着肩关节功能活动障碍日益严重而疼痛程度也逐日加重,甚至影响睡眠,日常生活如梳头、穿衣、脱衣都感到困难。肩部筋肉萎缩、僵硬,肩关节活动范围日见减小,甚至上肢完全不能抬举。其疼痛以夜间为剧,以至难于忍受。

【治法方剂】温经散寒、活血止痛的药物、针灸等治疗方法,虽可暂时减轻疼痛症状,但上肢功能活动恢复困难。其药物治疗同痹痛肩不举,肢体功能活动的恢复必须依靠患者忍痛做适当的自动功能活动锻炼,或进行按摩,使挛缩僵硬的肩部筋肉恢复正常,功能活动范围也就能够逐渐增加,随着肩关节功能活动的恢复,肩痛症状也就逐渐减轻以至完全消除。

3.胸痹

【证候表现】此证为肩不举之较重者。患者素有胸痹证,短气、心悸、胸闷、心前区痛,甚至胸痛彻背,且多有瘀血症状表现,胸痛性质为刺痛，舌质紫黯或有瘀斑。通常发生于老年人。肩痛，同时患侧手指肿胀疼痛，肩不能举，同侧手指因疼痛、肿胀也不能屈伸。疼痛剧烈，入夜尤甚，甚至彻夜难眠。但肘关节常不受影响。患侧上肢多汗，以手部汗出较多。病久不愈，上肢肌肉萎缩，手指及指甲呈蜡黄色，强直变形（多呈屈曲状）而不能屈伸。

【病因病机】常见于老年人，疼痛剧烈而牵掣整个上肢及手部，病久不愈，或仅因轻度感受风寒湿邪及轻度闪扭等原因而诱发。

【证候分析】常见于老年人，疼痛剧烈而牵掣整个上肢及手部，病久不愈则上肢肌肉萎缩、僵硬。久病则瘀，故见胸痛性质为刺痛，舌质紫黯或有瘀斑等瘀血表现，或仅因轻度感受风寒湿邪及轻度闪扭等原因而诱发。

【治法方剂】活血祛瘀行气止痛为主。方用枳实薤白桂枝汤加丹参、赤芍、五灵脂、乳香、没药等，或用抵当汤加减。

4.损伤

【证候表现】成人因闪扭损伤肩部筋肉，而致肩关节功能活动障碍不能抬举的，必有明显损伤史，损伤局部可有肿胀，有的也可没有肿胀形迹，局部压痛明显。发病突然，病程较短，随着闪扭损伤的痊愈，肩部功能活动也就随之而愈了。若为儿童，尤其是学龄前的5~7岁儿童，忽然患上肢不能抬举，勉强被动抬举则痛不可忍，患儿欲使病侧上肢抬举，先向患侧倾斜躯体，接着再向健侧倾斜，借躯体的左右摆动，勉强将患肢“悠起”，但上肢活动范围仍然不能达到与肩平齐。仔细观察，可见肩部微肿，或有轻度青紫瘀血，肱骨上端有明显压痛，此为儿童肱骨上端无移位骨折的特有表现。

【病因病机】成人损伤肩不举有明显外伤史，发病突然，受损伤局部明显压痛。若儿童尤其是5~7岁的学龄前儿童，忽患上肢不能抬举，局部肿胀也不明显，肱骨上端压痛。此系因跌仆外伤致使肱骨上端发生无移位骨折所引起。

【证候分析】成人损伤肩不举有明显外伤史，发病突然，受损伤局部明显压痛。若儿童尤其是5~7岁的学龄前儿童，忽患上肢不能抬举，患儿很少叙述肩痛，家长往往在给患儿穿脱衣服时才发现上肢不能抬举，勉强被动抬举患肢则发生疼痛，患儿往往借助于躯体的左右倾斜摆动而将患肢“悠起”，是本证的典型症状表现。局部肿胀也不明显，肱骨上端压痛。此系因跌仆外伤致使肱骨上端发生无移位骨折所引起。

【治法方剂】活血散瘀止痛为主。方用复元活血汤、七厘散等。儿童损伤肩不举，只需加强保护患肢，如用绷带将患肢悬吊于胸前，逾月自然痊愈。

(三)鉴别诊断

1.痹痛肩不举与肩凝肩不举的鉴别

(1)痹痛肩不举　先有肩痹疼痛症状，因病程较长，遂逐渐影响上肢使其不能抬举。

(2)肩凝肩不举　肩痛与肩关节功能活动障碍同时发生，关节功能活动障碍日益严重而疼痛程度也逐日加重，甚至影响睡眠，日常生活如梳头、穿衣、脱衣都感到困难。

2.肩凝肩不举与胸痹肩不举的鉴别

(1)肩凝肩不举　肩凝肩不举常发生于更年期之后的妇女，而胸痹肩不举则男、女均可发生，并且伴有胸痹症状，如胸痛或胸痛掣背、心悸、短气、舌色紫黯或有瘀斑。

(2)胸痹肩不举　肩、手部疼痛均较严重，并且手指肿胀，往往呈蜡黄色，经久不愈则手指呈半屈曲状强直，很难恢复。

十四、臂痛

(一)概念

臂痛是指整个上肢,即肩以下,腕以上(不包括掌、指)部位发生疼痛的症状。

(二)常见证候

1.风寒湿痹

【证候表现】臂部肌肤、筋脉、关节疼痛,或痛胀肿麻。风胜者疼痛走窜,时上时下,苔薄白,脉浮;寒胜者疼痛较甚,局部肤冷,筋脉牵强,苔白,脉紧;湿胜者疼痛重着,局部微肿,苔白腻,脉濡;热胜者疼痛焮热,局部红肿,苔黄,脉数。

【病因病机】外感风寒湿邪,侵袭臂部肌肉,关节,筋脉,导致经络闭阻,气血运行不畅。

【证候分析】外感风寒湿邪,侵袭臂部肌肉,关节,筋脉,导致经络闭阻,气血运行不畅,不通则痛,发为痹证。由于三气各有偏胜,故臂痛临床表现形式亦不相同。风气胜者,疼痛走窜,时上时下;寒气胜者,疼痛较重,局部肤冷,寒凝脉涩,且寒性收引,故臂部筋脉牵强;湿气胜者,酸痛重着,局部浮肿,湿为阴邪,其性黏腻,故酸甚于痛。风为阳邪,易化燥热,寒极湿遏亦可热化,或素体阳盛,均能形成热痹。热痹臂痛,疼痛焮热,局部红肿。

【治法方剂】风胜者,治拟祛风通络,散寒祛湿,方用防风汤加减;寒胜者,治宜散寒止痛,祛风除湿,方用乌头汤加减;湿胜者,治宜除湿通络,祛风散寒,方用羌活胜湿汤加减;热痹者,治宜清热通络,祛风胜湿,方用白虎加桂枝汤加减。

2.气血不足

【证候表现】臂部酸痛麻木，以酸麻为主，肢体无力，肌肤不泽，并见头晕目眩，神疲乏力，纳谷少馨，舌淡苔薄，脉细弱。

【病因病机】体虚久病，脾胃亏损，气血生化之源不足。

【证候分析】气血生化之源不足，无以濡养臂部肌肉、筋脉、关节，故臂部酸痛麻木，而以酸麻为主，关节筋脉无力，肌肤不泽，神疲乏力。由于气血不足，抗御外邪功能减弱，易被风寒湿邪侵袭，故臂痛之症多见。

【治法方剂】补益气血，调理脾胃。方用八珍汤加减。

3.外伤血瘀

【证候表现】臂痛，局部肿胀，苔薄，脉弦。若久病气虚，血行瘀滞，可见局部肌肤不仁，肌肉萎缩，舌苔薄腻，或边有瘀点，脉细弦或细涩。

【病因病机】跌仆外伤而致，臂部疼痛、肿胀，手不可近，或伴肌肉、筋脉、关节损害、撕裂。

【证候分析】跌仆外伤而致，血不循经而外溢，故瘀血内积，局部肿胀青紫，不通则痛。可见局部肌肤不仁，肌肉萎缩，舌苔薄腻，或边有瘀点，脉细弦或细涩。

【治法方剂】行瘀活血，搜剔络道。方用桃红四物汤加乌梢蛇、全蝎、土鳖虫、地龙等虫类药物。

4.痰湿流经

【证候表现】臂痛肢重，肤胀微肿，并见形寒肢冷，眩晕泛恶，胸闷便溏，口不渴，舌淡胖苔薄白腻，脉沉濡或濡缓。

【病因病机】脾肾阳虚，痰饮内停，流注经脉，阻遏气血运行。

【证候分析】痰湿阻遏气血运行而致臂痛。脾虚，则清阳不升，故眩晕胸闷，泛恶，便溏，舌苔白腻，脉濡缓。肾虚，则温煦失司，故形寒肢冷，肤胀微肿，舌淡胖，脉沉濡。

【治法方剂】偏于脾虚，治宜健脾化饮，祛痰和络，方用苓桂术甘汤合指迷茯苓丸加减；偏于肾虚，温肾助阳，蠲饮化痰，方用金匮肾气丸合二陈汤加减。

（三）鉴别诊断

气血不足臂痛与风寒湿痹臂痛的鉴别

（1）气血不足　属虚，必有全身虚证，重在补虚。

（2）风寒湿痹　属实证，臂痛每单独出现，全身症状少见或不见，则以祛邪为主。

十五、手指挛急

（一）概念

俗称“鸡爪风”，是指手指拘急挛曲难以伸直，而腕部以上活动自如。

（二）常见证候

1.血不养筋

【证候表现】手指挛急兼有麻木感，面色少华，眩晕，皮肤不泽，神疲乏力，唇舌淡，苔薄白，脉弦细无力。

【病因病机】多见失血之后或体质素亏，如吐血、便血、产后出血过多、生育多、营养不良等情况，由于营血亏虚，不能濡养筋脉。

【证候分析】营血亏虚，不能濡养筋脉，面色少华，眩晕，皮肤不泽，神疲乏力，唇舌淡，苔薄白，脉弦细无力，则筋急拘挛。

【治法方剂】养血舒筋，可用朱丹溪治挛急法。方选四物汤。

2.血燥筋伤

【证候表现】手指挛急兼有灼热感，皮肤干燥，口唇皴裂，口渴欲饮，心烦，便秘，舌红津少，无苔或少苔，脉弦细数。

【病因病机】多在热病后期或气郁化燥时出现，因阴血亏耗，筋膜失荣，而气郁化燥易耗阴伤筋。

【证候分析】阴血亏耗，筋膜失荣，皮肤干燥，口唇皴裂，口渴欲饮，心烦，便秘，舌红津少，无苔或少苔；而气郁化燥易耗阴伤筋，致手指挛急兼有灼热感。

【治法方剂】润燥养血柔筋。方选养血地黄丸，或滋燥养荣汤。

3.寒湿伤筋

【证候表现】手指挛急兼有酸楚疼痛，畏寒肢冷，遇阴雨天加剧，舌黯红，苔薄白润，脉弦紧，或弦滑。

【病因病机】寒犯筋脉，引起形体拘急，关节挛急。

【证候分析】寒为阴邪，其性收引凝滞，寒犯筋脉，会引起形体拘急，关节挛急，屈伸不利等症。但寒有内寒、外寒之别；外寒夹湿，又有寒重、湿重之分。外寒所致的手指挛急，必有明显的外因，如手指较长时间受寒冷气候的影响，或在水中作业。其特点为：手指挛急兼有肿痛，寒盛的以痛为主，湿盛的以肿为主，皮肤呈苍白或乌青色，每遇天寒加剧。内寒则常因脏气渐虚伤及肾阳，肾阳失却温通经脉的作用，使手指关节拘急疼痛。其特点为：多在慢性疾病过程中出现，症见手指挛急疼痛，夜间加剧，形寒肢冷，得温则减等。

【治法方剂】治外寒以散为主，即散寒湿、舒筋脉。寒盛痛重的选用薏苡仁汤，湿盛肿甚的选用蠲痹汤加白芥子、萆薢；治内寒以温为主，即温肾阳、舒筋脉。方选桂枝附子汤合黄芪桂枝五物汤。

(三)鉴别诊断

血不养筋手指挛急与血燥筋伤手指挛急的鉴别

(1)血不养筋　呈缓慢进展过程，多是先麻木后挛急，伴有头晕目眩,心悸怔忡,面色萎黄等。

(2)血燥筋伤　先有灼热感后出现挛急,伴有皮毛干枯,肌肤瘙痒,口渴,心烦,便秘等。

十六、手颤

(一)概念

手震颤动摇,一手单发,或两手并发者,即称手颤。

(二)常见证候

1.肝风

【证候表现】手震颤不已,伴有头晕头痛,烦躁不眠,舌红少苔,脉弦数有力,或沉细数。

【病因病机】肝阳偏亢之体,盖肝主筋,肝阳亢盛,阳动生风,随风而动。

【证候分析】肝阳亢盛,阳动生风。实证手颤多骤然发作,且震颤较剧,伴有头晕头痛,脉有力,舌体偏硬,舌质黯红。

【治法方剂】平肝息风止颤。方选羚角钩藤汤,或天麻钩藤汤。

2.风痰

【证候表现】手颤兼有麻木,胸胁满闷,干呕恶心,口黏,时有烦怒,舌苔白腻,脉弦滑。

【病因病机】多见于素体阴虚内热或热邪久稽下焦者,肝肾之阴被灼,阴虚不能潜阳,阳动生风。

【证候分析】阴虚内热,阴虚不能潜阳,阳动生风。虚证手颤发生于热病后期者为多,震颤较缓,伴有精神不振,心悸,咽干口燥,脉细数,舌干绛少苔。

【治法方剂】滋阴熄风止颤。方选二甲复脉汤。

3.风寒

【证候表现】手颤兼有疼痛,恶风寒,颈项不舒,有汗或无汗,舌苔薄白,脉浮或弦紧。

【病因病机】外风侵袭。

【证候分析】有明显的外界气候因素,起病后兼有风寒外感症状,恶风寒,颈项不舒,有汗或无汗,舌苔薄白,脉浮或弦紧。手颤且疼,此证多见于青年人。

【治法方剂】宜祛风散寒。可选黄芪桂枝五物汤加葛根。

4.脾虚

【证候表现】手颤迟缓,握力减弱,四肢困倦,或伴有腹胀泄泻,舌体胖大,舌质淡,苔薄白,脉沉缓无力或弦缓。

【病因病机】脾为生痰之源,脾虚湿聚,则易生痰,痰饮内伏,痰动风生,则现手颤。

【证候分析】脾虚风动手颤时颤时止,手不能持物,手握无力,有疲劳困乏感,并有纳差,口淡等;风痰手颤兼有麻木,如蚁行,手指有郁胀感,并有呕恶胸满,口黏苔腻等。

【治法方剂】健脾培土定风。可用六君子汤加钩藤、当归、白芍、防风等。

5.血虚风动

【证候表现】手颤发麻,面白无华,头眩,心悸,失眠,唇舌淡白,苔薄白,脉细无力。

【病因病机】多发生于慢性亏损疾病,阴血不足。

【证候分析】偏于心肝血虚,特点是手颤发麻,皮肤发痒,兼有头晕目眩,心悸失眠等血虚证。

【治法方剂】养血熄风止颤。方选定振丸。

6.阴虚风动

【证候表现】手指蠕动,神疲心悸,口咽发干,形体消瘦,舌红绛,少苔或无苔,脉细数。

【病因病机】多发生于热病后期。

【证候分析】手颤伴有明显的内热证,如口咽发干,皮肤干燥,脉细数,舌红绛,甚而舌卷。

【治法方剂】滋阴熄风止颤。方选二甲复脉汤。

(三)鉴别诊断

1.肝风手颤与阴虚风动手颤的鉴别

(1)肝风手颤　实证。多骤然发作,且震颤较剧,伴有头晕头痛,脉有力,舌体偏硬,舌质黯红。

(2)阴虚风动　虚证。发生于热病后期者为多,震颤较缓,伴有精神不振,心悸,咽干口燥,脉细数,舌干绛少苔。

2.风痰手颤与风寒手颤的鉴别

(1)风痰手颤　经络内有深伏之痰饮,指征为形体肥胖,面部虚浮,时而指端发麻,或四肢郁胀,伸展不舒,或咽喉不爽,如有破絮附着,舌体肥大,苔白腻。多见于老年人。

(2)风寒手颤　起病后兼有风寒外感症状,手颤且疼,此证多见于青年人。

3.脾虚风动手颤与风痰手颤的鉴别

(1)脾虚风动　脾虚风动手颤时颤时止,手不能持物,手握无力,有疲劳困乏感,并有纳差,口淡等。

(2)风痰手颤　兼有麻木,如蚁行,手指有郁胀感,并有呕恶胸满,口黏苔腻等。

4.血虚风动手颤与阴虚风动手颤的鉴别

(1)血虚风动　手颤轻,多发生于慢性亏损疾病,偏于心肝血虚。

(2)阴虚风动　手颤重,多发生于热病后期,多肝肾阴虚。

十七、朱砂掌

(一)概念

两手掌大小鱼际处,肤色红赤,压之退色,皮肤变薄者称为“朱砂掌”。

(二)常见证候

1.肝肾阴虚

【证候表现】手掌大小鱼际肤色鲜红，低热或午后潮热，头晕耳鸣,形体消瘦,面色晦黯,失眠多梦,口干舌燥,齿龈出血,小便黄赤,舌质红而瘦小,舌苔少或无苔,脉细数。

【病因病机】湿热久稽,久郁化火,肝肾之阴亏耗,或慢性病迁延不愈,久病及肾,肾精受损,肝失濡养,肝肾阴虚而生内热,热伤血络,络损血溢。

【证候分析】肝肾之阴亏,肝肾阴虚而生内热,低热或午后潮热,头晕耳鸣,形体消瘦,面色晦黯,失眠多梦,口干舌燥,齿龈出血,小便黄赤,舌质红而瘦小;热伤血络,络损血溢。

【治法方剂】滋养肝肾阴血为主,佐以活血化瘀。方用杞菊地黄丸加醋鳖甲、生桃仁、生郁金。

2.瘀血郁阻

【证候表现】手掌大小鱼际肤色暗红,面色黧黑,两胁下瘕块,质硬，刺痛，腹部青筋外露，颈项和胸部常见蛛纹血丝，齿衄或鼻衄，脉沉弦或弦大，舌质黯红瘦小而少苔。

【病因病机】七情失调，肝郁气滞，或湿热久恋肝胆，疏泄失职，日久气滞成瘀，血络凝滞。

【证候分析】气滞血瘀，面色黧黑，两胁下瘕块，质硬，刺痛，腹部青筋外露，颈项和胸部常见蛛纹血丝；血络凝滞，手掌大小鱼际肤色暗红。

【治法方剂】活血化瘀，行气止痛。治宜方选膈下逐瘀汤，大黄䗪虫丸化裁。

十八、股阴痛

(一)概念

股阴痛是指大腿内侧发生疼痛的症状，可为单侧或为双侧，由于经脉连属关系，常可罹及外阴。

(二)常见证候

1.湿热浸淫

【证候表现】股阴部切割样、灼热疼痛，常可痛及外阴，兼见身热不扬，四肢困重，面黄虚浮，妇女可有赤黄带下，亦可兼见痛处红肿或外阴渗出黄水，常伴有肌肤不仁。如为双侧则形成马鞍形疼痛及麻木区，舌红体胖大，苔黄腻，脉滑数。日久可见下肢痿软，尿涩痛或淋漓。

【病因病机】外感湿热病邪，湿热蕴结于足三阴经，经络闭阻不通。

【证候分析】湿热蕴结，身热，舌红，苔黄腻，脉滑数；湿热蕴结于足三阴经，经络闭阻不通，股阴部切割样、灼热疼痛。

【治法方剂】清热、燥湿、活络法。方用二妙散加味，如薏米、黄芩、牛膝、萆薢、鸡血藤、丹参、川芎、地龙、泽泻、云苓等均可选用。

2.寒湿浸淫

【证候表现】股阴部抽掣或拘急冷痛，兼见首如裹，四肢困重，面色晦滞，颜面虚浮，手足苍白而冷，妇女尚可见带下清稀，可伴见肌肤不仁，少数病人可于股内侧形成阴疽，亦可罹及双侧阴股，麻木疼痛，日久可见足跗肿，两下肢无力，舌体胖大，淡白或晦滞，苔白厚腻，脉沉滑缓。

【病因病机】外感寒湿之邪，或患病日久阳气衰微，寒湿凝滞经脉，不通则痛。

【证候分析】寒湿凝滞经脉，恶寒，舌淡紫胖大，苔白厚腻，脉沉缓；不通则痛，股阴部抽掣或拘急冷痛。

【治法方剂】温经、利湿、活络法。方用胃苓汤或除湿汤加味，酌加桂枝、附子、地龙等。

3.气虚血瘀

【证候表现】平素气虚，面色苍白，口唇指甲淡白，舌淡白，畏风自汗，少气懒言，精神疲惫，股阴刺痛，或可有麻木，肌肤苍白，汗毛脱落，或可见肌肤暗红，粗糙，脉细涩，可伴尿失禁。

【病因病机】多素有气血亏虚，经脉失养而血行迟滞，造成瘀血阻滞不通。

【证候分析】气血亏虚，面色苍白，口唇指甲淡白，少气懒言，精神疲惫，舌淡白；经脉失养而血行迟滞，造成瘀血阻滞不通，则股阴刺痛，或有麻木，肌肤苍白，汗毛脱落，或可见肌肤暗红，粗糙。

【治法方剂】补气活血化瘀法。用黄芪桂枝五物汤加味，如桃仁、红花、丹参、鸡血藤、川芎、地龙等。

4.肾阳虚衰

【证候表现】病人多见于股阴疼痛日久，腰酸，足膝无力，股阴部抽掣冷痛，常可连及阴囊，有时遗尿或脱肛，重则下肢无力或肌肉瘦削，耳鸣失聪，尺脉弱。

【病因病机】多为久病阳气衰败，经脉失去阳气温煦，寒凝而经络闭阻。

【证候分析】阳气衰败，经脉失去阳气温煦，寒凝而经络闭阻，股阴部抽掣冷痛，常可连及阴囊，有时遗尿或脱肛，重则下肢无力或肌肉瘦削。

【治法方剂】温阳通络法。可用金匮肾气丸加味，如鸡血藤、丹参、红花、地龙等。

（三）鉴别诊断

1.湿热浸淫股阴痛与寒湿浸淫股阴痛的鉴别

（1）湿热浸淫　股阴部呈切割样疼痛，得凉稍舒，妇人可有赤黄带下；湿热者，身热，舌红，苔黄腻，脉滑数。

（2）寒湿浸淫　股阴部呈抽掣样拘急冷痛，得温则舒，妇人带下清稀；寒湿者，恶寒，舌淡紫胖大，苔白厚腻，脉沉缓。

2. 气虚血瘀股阴痛与肾阳虚衰股阴痛的鉴别

（1）气虚血瘀　痛如锥刺，兼见瘀血之象，股阴部可见皮肤紫黯，粗糙，且兼见气虚之象（少气懒言、语声低微、神疲倦怠、畏风自汗、面色苍白、舌淡脉虚）。

（2）肾阳虚衰　股阴部抽掣冷痛，局部肤色苍白，得温痛减，遇冷加重，兼见肾虚之象（形寒肢冷、腰酸腿软、腰膝冷痛、耳鸣遗精、尺脉弱等症状）。

十九、腿肿痛

(一)概念

腿肿痛是指下肢肿胀疼痛。

(二)常见证候

1.湿寒

【证候表现】两腿肿痛,或一侧腿肿痛,遇寒加剧,关节不得屈伸,皮色不变,身体沉重,恶风不欲去衣,脉弦紧或弦迟,苔白滑。

【病因病机】或坐卧湿地,或冒受雨露,或水中浸渍,或居处潮湿,加之素体阳虚,从寒化湿,阻遏络脉,下肢受伤害。

【证候分析】素体阳虚,感受寒邪,从寒化湿,阻遏络脉,患肢发凉,遇寒加剧,关节不得屈伸,皮色不变,身体沉重,恶风不欲去衣。

【治法方剂】除湿散寒。方选乌头汤,或除风湿羌活汤。

2.湿热

【证候表现】两腿或单腿肿痛,扪之发热,足心欲踏凉地,小便短赤,大便干,脉弦滑数,苔黄腻。

【病因病机】或坐卧湿地,或冒受雨露,或水中浸渍,或居处潮湿,加之素体阴虚,从热化湿,阻遏络脉,下肢受伤害。

【证候分析】素体阴虚,从热化湿,阻遏络脉,两腿或单腿肿痛,扪之发热,足心欲踏凉地,小便短赤,大便干。

【治法方剂】清热祛湿。方选拈痛汤,或三妙丸。

3.瘀血

【证候表现】双侧或一侧腿肿胀痛,或肿胀刺痛,按之痛甚,皮肤失柔，或皮色黯紫，脉沉涩，舌紫黯或舌边有瘀斑。

【病因病机】或因外邪留而不去，由经入络，络脉瘀滞而作肿痛，或因内伤七情，气机郁滞，血脉不畅而作肿作痛，或因跌仆闪挫亦可引起。

【证候分析】络脉瘀滞，血脉不畅，腿肿痛或肿胀刺痛，或夜间增剧，且每伴有脉涩，舌紫，患肢皮肤发紧失柔。

【治法方剂】活血化瘀。方选身痛逐瘀汤。

（三）鉴别诊断

湿寒腿肿痛与湿热腿肿痛的鉴别

（1）湿寒腿肿痛　患肢发凉，遇寒加剧，脉弦紧或弦迟，苔白腻或滑。

（2）湿热腿肿痛　患肢发热，尤以足心为甚，疼痛与天气变化关系不大，脉弦滑数，苔黄腻。

二十、膝肿痛

（一）概念

膝肿痛是指膝部肿大疼痛。

（二）常见证候

1.气血虚损

【证候表现】膝部肿痛，四肢瘦软无力，面色萎黄，头晕，心悸，舌质淡红或嫩红，舌苔薄白，脉沉细。

【病因病机】多发生于它病之后，起病缓慢，病后虚羸，三阴俱损，外邪渐侵于内，稽留膝部。

【证候分析】膝关节为肝脾肾三经所系，肝主筋，脾主肉，肾主骨，膝为筋、肉、骨之大会。病后虚羸，三阴俱损，外邪渐侵于内，稽留膝部，则病膝肿痛，伴有肢体瘦软，舌淡，苔薄白，脉沉细等虚证。

【治法方剂】宜补气血、温经脉、散风湿。方选大防风汤。

2.肝肾虚损

【证候表现】两膝肿大疼痛，腰酸痛，下肢肌肉消瘦，步履艰难，头晕神疲，舌体瘦或胖大，舌质淡或黯，苔薄白，脉沉细无力。

【病因病机】多发生于它病之后，起病缓慢，病后虚羸，三阴俱损，肝肾虚损尤甚，外邪渐侵于内，稽留膝部。

【证候分析】病后虚羸，则损伤肝肾，肝肾亏虚则见两膝肿大疼痛，腰酸痛，下肢肌肉消瘦，步履艰难，头晕神疲，舌体瘦或胖大，舌质淡或黯，苔薄白，脉沉细无力。

【治法方剂】补肝肾、填精髓、散寒湿。方选三气饮。

3.湿热蕴结

【证候表现】两膝肿大疼痛，局部扪之有热感，面色黄并浮有油垢，小便色黄，大便先干后溏，舌质嫩红，苔薄黄，脉滑数或濡数。

【病因病机】风湿侵袭，露卧受凉，或受渍于水湿之中，从热化为湿热。

【证候分析】湿热稽留，蕴结经脉，聚于膝部，发为肿痛，面色黄并浮有油垢，小便色黄，大便先干后溏，舌质嫩红，苔薄黄，脉滑数或濡数。

【治法方剂】清热渗湿，疏利关节。方选加味二妙散。

4.寒湿阻滞

【证候表现】两膝肿大，疼痛较剧，难以行走，形寒肢冷，面色白中略带青，舌质紫黯，苔白滑，脉沉紧或沉迟。

【病因病机】风湿侵袭，露卧受凉，或受渍于水湿之中，从寒化为寒湿。

【证候分析】寒湿稽留，深伏于膝，气血阻滞，发为肿痛，疼痛较剧，难以行走，形寒肢冷，面色白中略带青，舌质紫黯，苔白滑，脉沉紧或沉迟。

【治法方剂】散寒温经，除湿活血。方选五积散，或阳和汤。

5.热毒内攻

【证候表现】膝关节红肿剧痛，势如虎咬，屈伸困难，伴有身热心烦，口渴，小便短赤，大便干结，舌质赤，苔黄偏干，脉滑数。

【病因病机】一为外伤所致，或跌伤，或撞伤，或击伤，使局部青紫，血行迟滞，瘀热生毒；一为风毒外侵，与血热相搏，热毒内攻。

【证候分析】前者有外伤史，膝关节红肿热痛，扪之灼手，按之皮软，热随痛增，病随热剧，日久关节内积液增多，溃破后脓出如浆，或流出黄水，起病速，愈后缓，后者以膝之两旁肿痛明显，痛势如锥，手不可近，伴发热心烦，古名“膝眼风”。

【治法方剂】外伤而致的膝肿痛，治宜清热解毒、活血利关节。方选五味消毒饮合活络效灵丹，溃破后以十全大补汤双补气血。“膝眼风”则宜清热解毒、消肿止痛。方选仙方活命饮加牛膝。

6.湿毒积留

【证候表现】膝关节漫肿沉痛，兼有头沉身重，肢体困胀，脘腹满闷，时有呕恶，大便不实，舌质淡红或淡黯，苔白腻而润，脉沉缓或弦滑。

【病因病机】毒邪内攻，与血热相搏。

【证候分析】湿为阴，热为阳，湿毒者起病缓，热毒者起病速，湿毒者膝关节漫肿不红，热毒者膝关节红肿。

【治法方剂】利湿祛风、活血解毒。方选薏苡仁汤。

（三）鉴别诊断

1. 气血虚损膝肿痛与肝肾虚损膝肿痛的鉴别

（1）气血虚损　病势较轻，肌肉失丰，但未至削脱，尚可行步。

(2)肝肾虚损　病势较重，肌肉消瘦，渐至但存皮骨，起步艰难。

2. 湿热蕴结膝肿痛与寒湿阻滞膝肿痛的鉴别

(1)湿热蕴结　膝部扪之有热感，每遇阴雨天，湿热者变化不显。

(2)寒湿阻滞　膝部扪之发凉，每遇阴雨天，疼痛加剧。

3. 热毒内攻膝肿痛与湿毒积留膝肿痛的鉴别

(1)热毒内攻　膝关节红肿剧痛，伴有身热心烦，口渴，小便短赤，大便干结。

(2)湿毒积留　膝关节漫肿沉痛，兼有头沉身重，肢体困胀，脘腹满闷，时有呕恶，大便不实。

二十一、胫酸

(一)概念

胫酸是指小腿酸软无力。

(二)常见证候

1.肾气虚

【证候表现】两胫发瘦，局部有风吹样凉感，腰膝软弱无力，伴面色黧黑，气短，小便频数，溺有余沥，或伴有阳痿，脉沉弱，舌质淡红，苔薄白。

【病因病机】房劳过度，或年老精血衰竭，或久病体虚，耗伤肾脏之气。肾主骨，骨生髓，精髓不能充养。

【证候分析】肾气虚，腰膝软弱无力，可见有凉感，畏风，面色黧黑，溺有余沥；肾主骨，骨生髓，精髓不能充养，故胫发酸困。或伴有阳痿，脉沉弱，舌质淡红，苔薄白。

【治法方剂】益气补肾。方用大菟丝子丸。

2.肾阴虚

【证候表现】两胫发酸，且有灼热感，五心烦热，头晕耳鸣，伴面色潮红，口咽发干，夜梦遗精，脉细数，舌红少苔。

【病因病机】房劳过度，或年老精血衰竭，或久病体虚，耗伤肾脏之阴。肾主骨，骨生髓，精髓不能充养。

【证候分析】肾阴虚，可见五心烦热，头晕耳鸣，面色潮红，脉细数舌红少苔；肾主骨，骨生髓，精髓不能充养，故发为胫酸，伴夜梦遗精。

【治法方剂】滋阴补肾。方选知柏地黄丸。

3.湿热下注

【证候表现】两胫发酸，且有郁胀疼痛感，扪之发热，伴面色萎黄，浮有油垢，小便短赤，脉濡数，舌苔黄腻。

【病因病机】感受水湿之邪，湿浊入皮困肉，不得发越，化热伤气耗阴，使精髓难以充丰。

【证候分析】感受水湿之邪，湿浊入皮困肉，不得发越，化热伤气耗阴，使精髓难以充丰，故见胫酸。辨证要点为胫酸伴有郁胀疼痛，扪之发热，面黄如有油垢，脉濡数，舌苔黄腻。

【治法方剂】清利湿热，佐以益气活血。方选当归拈痛汤。

（三）鉴别诊断

肾气虚胫痠与肾阴虚胫酸的鉴别

（1）肾气虚胫酸　可见有凉感，畏风，面色黧黑，溺有余沥之肾气虚的表现。

（2）肾阴虚胫酸　可见五心烦热，头晕耳鸣，面色潮红，脉细数之肾阴虚的表现。

二十二、下肢青筋突起

(一)概念

下肢青筋突起是肢青筋突起是指下肢筋脉怒张隆起。

(二)常见证候

1.湿热瘀滞

【证候表现】下肢红肿,灼热疼痛,青筋突起,或见湿疹,溃疡,伴发热,口苦,肢体酸困,小便短赤,大便不调,舌苔黄腻,脉弦数。

【病因病机】感受湿热之邪,或过食肥甘酒酪,酿成湿热,湿热下注,经脉瘀滞。

【证候分析】湿热瘀滞经脉,除下肢青筋突起外,并见红肿,灼热疼痛,发热、口苦,肢体酸困,小便短赤,大便不调,舌苔黄腻,脉弦数等湿热内蕴的表现。

【治法方剂】清热利湿,活血通络。方选萆薢化毒汤加减。

2.寒湿瘀滞

【证候表现】下肢肿重,青筋突起,麻木冷痛,步行艰难,阴寒天气更甚,尿清便溏,舌苔白腻,脉象濡缓。

【病因病机】坐卧湿地,涉水冒雨,寒湿之邪,侵入筋脉,气血痹阻。

【证候分析】寒湿瘀滞筋脉,气血痹阻。除下肢青筋突起外,伴麻木冷痛,步行艰难,阴寒天气更甚,尿清便溏,舌苔白腻,脉象濡缓等寒湿凝滞的表现。

【治法方剂】宣散寒湿,理气通络。方选鸡鸣散化裁。

3.气虚血瘀

【证候表现】下肢重胀,青筋突起,伴倦怠乏力,少气懒言,面白无华,唇舌色淡,舌苔薄白,脉虚无力。

【病因病机】体质素弱或久病气虚,兼以长期站立负重,下肢血行不畅。

【证候分析】气虚无以行血,血行不畅。除下肢青筋突起外,常伴倦怠乏力,少气懒言,面白无华,唇舌色淡,舌苔薄白,脉虚无力等气虚的表现。

【治法方剂】益气活血,和营通络。方用补阳还五汤化裁。

(三)鉴别诊断

湿热瘀滞下肢青筋突起与寒湿瘀滞下肢青筋突起的鉴别

(1)湿热瘀滞　可见红肿,灼热疼痛,发热,口苦,肢体酸困,小便短赤,大便不调,舌苔黄腻,脉弦数等湿热内蕴的表现。

(2)寒湿瘀滞　可见麻木冷痛,步行艰难,阴寒天气更甚,尿清便溏,舌苔白腻,脉象濡缓等寒湿凝滞的表现。

二十三、足痛

(一)概念

足痛是指踝关节以下发生的疼痛,包括足心痛、足跟痛、足趾痛等都属足痛范围。

(二)常见证候

1.肝肾亏虚

【证候表现】一侧或两侧足跟痛,或足心痛,局部不红不肿,不耐久立、行走。头晕耳鸣,腰膝酸软,两眼昏花,舌淡或红,脉沉细无力或弦细数。

【病因病机】先天禀赋不足，或强力劳动损及筋骨，或纵欲无度，肝肾不足。肝藏血，主筋，肾藏精，主骨，肝肾亏虚，骨髓失养。

【证候分析】肝藏血，主筋，肾藏精，主骨，肝肾亏虚，骨髓失养，可见足痛；肝肾不足，则头晕耳鸣，腰膝酸软，两眼昏花。

【治法方剂】滋补肝肾。偏肾阳虚者（不耐久立、足冷）可用右归丸加味；偏肾阴虚者（足胫时热）方选左归丸化裁。

2.气虚血亏

【证候表现】足跟疼痛，皮不红肿，日间活动痛缓，入夜疼痛加重，神疲肢倦，面色苍白，畏风自汗，舌质淡胖，边有齿痕，脉细弱或细涩。

【病因病机】久病或大病之后，或失血过多，气虚血亏，血虚不荣所致。

【证候分析】气虚血亏，血虚不荣，可见心悸气短，神疲倦怠，面白无华，足跟疼痛。

【治法方剂】益气养血法。方用十全大补汤加减。

3.寒湿凝滞

【证候表现】发于足趾，走路时下肢沉困无力，痛甚则跛行，小腿瘦胀重着，肌肤冷而苍白，渐次变为紫黯，患肢怕冷，麻木刺痛，入夜尤甚，舌淡苔白，日久不愈可成脱疽。

【病因病机】汗出冷水洗足，或久立寒湿之地，寒湿入侵。

【证候分析】湿与寒结，气血凝滞，脉络闭阻不通，不通则痛，其症每于夜间加重，患足冷痛甚则跛行。

【治法方剂】温经散寒、祛湿为主，佐以活血通脉。方选当归四逆汤合附子汤化裁。日久，可因气血阻滞而导致血瘀，或郁久化热。挟瘀者可见局部青紫，治应加入活血化瘀之剂。方用桃红四物。久郁化热者，症见局部焮红，灼热肿痛，口干口苦，治宜清热利湿，宣通经络。方选四妙散加味。

4.风湿痹阻

【证候表现】足部疼痛，遇阴雨寒冷加重，常兼有四肢关节疼痛，肿胀，屈伸不利，下肢困重，舌苔薄白，脉浮缓或濡缓。

【病因病机】风与湿合，浸淫肌肤，留滞经络。

【证候分析】风与湿合，浸淫肌肤，留滞经络而成痹证，故常伴有全身关节疼痛，或肿胀变形。

【治法方剂】祛风化湿，蠲痹通络。方用麻杏苡甘汤或蠲痹汤加减。日久，可因气血阻滞而导致血瘀，或郁久化热。挟瘀者可见局部青紫，治应加入活血化瘀之剂。方如桃红四物。久郁化热者，症见局部焮红，灼热肿痛，口干口苦，治宜清热利湿，宣通经络，方选四妙散加味。

(三)鉴别诊断

1. 肝肾亏虚足痛与气虚血亏足痛的鉴别

(1)肝肾亏虚　疼痛部位多在足跟，多伴见肝肾亏实证状(头晕耳鸣、腰膝酸软无力、两目昏花、视力减退等)。

(2)气虚血亏　疼痛部位多在足跟，多兼见气血亏虚之症状(心悸气短、神疲倦怠、面白无华等)。

2. 寒湿凝滞足痛与风湿痹阻足痛的鉴别

(1)寒湿凝滞　每于夜间加重，患足冷痛甚则跛行。

(2)风湿痹阻　常伴有全身关节疼痛，或肿胀变形，遇阴雨寒冷加重。

二十四、足颤

(一)概念

足颤是指一足或双足震颤动摇。

(二)常见证候

1.血虚风动

【证候表现】足颤动，头晕目眩，心悸，怔忡，或下肢麻木，舌淡红，苔薄，脉细。

【病因病机】多见于年迈之人。年老气血已衰，血虚不能荣养筋脉，风从内生。

【证候分析】血虚不能荣养筋脉，风从内生，足颤不能随意停止，起病缓慢，素有血虚证(头晕目眩、心悸、怔忡等)，或兼见血不荣筋之麻木。

【治法方剂】养血熄风。方选定振丸。

2.风寒湿侵

【证候表现】足颤动且有痛感，伴有恶风寒，肢体紧困不舒，四末不温，脉弦紧，舌淡黯红，苔薄白而润。

【病因病机】多见于青壮年。有明显的风寒湿邪侵淫因素，或躯体感受风寒，或足受水湿侵渍，风性善动，湿性就下，寒性凝涩，风寒湿三气杂至，经络受邪，气血阻滞，津液不布，筋脉失荣。

【证候分析】经络受邪，气血阻滞，津液不布，筋脉失荣，起病急骤，足颤且痛，时颤时止。感受风寒的兼有风寒表证，如恶风寒，头身疼，水湿侵渍的患足颤且肿痛，皮色黯青，但躯体兼证不多。

【治法方剂】风寒所致，治宜散寒解表，佐以通络。方选五积散；水湿所致，治宜除湿散寒，佐以通络，方选鸡鸣散；治疗风寒湿侵足颤，均宜与温经活血药相伍使用。方用当归四逆汤较宜。

第四章　背腰症状

一、背痛

（一）概念

背痛是指背部因某种原因引起疼痛的一种自觉症状。

（二）常见证候

1.风寒侵袭

【证候表现】背痛板滞，牵连颈项，项背强痛，肩胛不舒，或肩背重滞兼有恶寒，舌苔薄白，脉浮紧，或弦细而紧。

【病因病机】素体虚弱，风寒乘袭太阳经，寒主凝滞，经络闭阻，气血运行不畅，不通则痛。

【证候分析】风寒侵袭，经络闭阻，气血运行不畅，故见背部痛板滞，颈项强痛，肩胛不舒。其临床辨证要点为风寒侵袭背痛，背痛板滞，兼有恶寒，脉浮紧，若肩背痛不可回顾者，此为手太阳经受邪，如背痛项强，腰似折，颈似拔，此足太阳经不通。

【治法方剂】祛风散寒。选用羌活胜湿汤加减。

2.气血凝滞

【证候表现】睡后背部酸痛，肘觉麻木，起床活动后痛减，舌青苔白，脉沉细或细涩。

【病因病机】老年人或久病体弱人，气虚血少，气无力推动血行，血流不畅，气滞血凝，经络失养。

【证候分析】气滞血凝，经络失养，则背部酸痛，睡后背部酸痛，入夜痛甚，活动后减轻，其脉沉涩或沉细。

【治法方剂】益气养血为主，佐以活络。宜用蠲痹汤，配服小活络丹，或配按摩治疗。

二、背冷

(一)概念

背冷是指背部自觉冷凉感而言。

(二)常见证候

1.外感风寒

【证候表现】背恶寒，发热，头身痛，苔薄白，脉浮紧。

【病因病机】外感初期，风寒侵袭肌表，寒邪外束。

【证候分析】多因外感初期，风寒侵袭肌表，寒邪外束，则见背恶寒，发热，头痛等症。苔薄白，脉浮紧。

【治法方剂】解表祛风散寒。用九味羌活汤加减。

2.阳虚阴盛

【证候表现】背冷喜暖，口淡不渴，面色苍白，手足逆冷，小便清长，大便稀溏，舌质淡苔白而滑润，脉沉迟。

【病因病机】素体虚弱，阳气衰微，寒从内生。

【证候分析】多因素体虚弱，阳气衰微，寒从内生，故见背冷，肢厥，脉沉迟等阴寒之象。

【治法方剂】温经助阳，祛寒化湿。选用附子汤。

3. 痰饮内伏

【证候表现】背恶寒,冷如冰,咳嗽或喘,痰多稀薄色白,头目眩晕,不欲饮水或喜热饮而不多,腹胀纳少,全身倦怠乏力,或四肢浮肿,舌苔白滑,脉沉滑。

【病因病机】久病体弱,年老气衰之人,脾肾阳气不足,脾阳虚,健运失司,而水湿停留,凝聚成饮,痰饮留积之处,阳气被阻遏不能展布,心之俞在背,饮留而阳气不达。

【证候分析】久病体弱,脾肾阳气不足,健运失司,而水湿停留,凝聚成饮,痰饮留积之处,阳气被阻遏不能展布,心之俞在背,饮留而阳气不达,则见背心一片冷痛。其临床特点为背恶寒冷如冰,咳嗽或喘,痰多稀薄色白,头目眩晕,不欲饮水或喜热饮而不多,腹胀纳少,全身倦怠乏力,或四肢浮肿,舌苔白滑,脉沉滑。

【治法方剂】健脾除湿。可用茯苓饮。

(三)鉴别诊断

1. 外感风寒背冷与阳虚寒盛背冷的鉴别

(1)外感风寒　兼有表证,如发热,头身痛,脉浮等。

(2)阳虚寒盛　必兼有阳虚阴盛之证(口淡不渴,面色苍白,手足逆冷,小便清长,大便稀溏,舌质淡苔白而滑润)。

2. 痰饮内伏背冷与阳虚寒盛背冷的鉴别

(1)痰饮内伏　兼有脾肾阳实证状(头目眩晕,不欲饮水或喜热饮而不多,腹胀纳少,全身倦怠乏力,或四肢浮肿)。

(2)阳虚寒盛　必兼有阳虚阴盛之证(口淡不渴,面色苍白,手足逆冷,小便清长,大便稀溏,舌质淡苔白而滑润)。

三、背热

(一)概念

背热是指背部感觉发热的一种症状。

(二)常见证候

1.肺火

【证候表现】背部发热,午后加重,喉干咳嗽,咳吐黄痰,胸背胀痛,大便秘结,面赤舌红,苔黄,脉数。

【病因病机】肺火炽盛,热邪郁于肺中,气机不利。

【证候分析】肺居上焦,背为肺之分野,肺火炽盛,则背部发热。热邪郁于肺中,气机不利则胸背胀痛,肺失肃降则为咳嗽,热灼肺津则喉干痰黄。午后阳气盛,热势愈甚其症亦加。肺与大肠相表里,肺热伤津则大便秘结。面赤舌红,苔黄脉数,皆热盛之象。

【治法方剂】清降肺火。方用家秘泻白散。

2.阴虚

【证候表现】背有热感,晚间热增,腰背酸痛,手足心热,夜寐盗汗,舌红少苔,脉象细数。

【病因病机】肾阴亏虚。

【证候分析】以阴虚为主,肾虚则腰背酸痛,手足心热,夜眠盗汗,舌红少苔,脉象细数。

【治法方剂】滋阴清热。方用知柏地黄丸。

(三)鉴别诊断

阴虚背热与肺火背热的鉴别

(1)阴虚背热　为虚热,以阴虚为主,肾虚则腰背酸痛,手足心热,夜眠盗汗,舌红少苔,脉象细数。

(2)肺火背热　为实热,肺火背热因热邪犯肺,故胸背胀痛,背热兼咳;阴虚背热多因肾阴不足,常兼腰背酸痛,手足心热。

四、腰脊痛

(一)概念

腰,上连背膂,下接鸠尾,中为脊柱,其两侧平脐部位即是腰部,为一身持以转动开合之枢纽。若因某种原因引起腰脊部疼痛,称为腰脊痛。

(二)常见证候

1.太阳风寒

【证候表现】病人素无腰痛,因外感风寒,发病急骤,腰脊强痛而有拘急感,并伴有头痛,项强,肩背痛,甚或尻、腘、踹部,周身关节均痛。发热,恶寒,无汗或有汗,舌苔薄白,脉浮紧。

【病因病机】感受风寒之邪,寒邪外束肌表,侵袭足太阳膀胱经脉及督脉。

【证候分析】足太阳膀胱经起于目内眦、入络脑、出项下、挟脊、抵腰中、循膂、入腘中、贯踹内,风寒之邪侵入太阳经脉,轻者腰脊强痛,项背强几几,重者项如拔、脊痛、腰似折、腘如结、踹如裂,即项背腰尻腘踹皆痛。督脉起于鸠尾之端,贯脊上项入风府,总督一身之阳。太阳为三阳之表,诸阳之会,且与督脉相交连。故风寒侵袭,首犯太阳、督脉,表现为“头项痛,腰脊强”。兼有发热,恶寒,脉浮紧诸证表现。

【治法方剂】辛温解表。可用麻黄汤,九味羌活汤等方加减。

2.风寒湿痹

【证候表现】腰痛,且多伴有尻尾及下肢疼痛,疼痛时轻时重,得暖则舒,遇寒冷或阴雨天气,以及秋冬季节则加重,起病或急或缓,一般腰部转侧活动功能正常,或稍受限制。疼痛性质多为钝痛或隐痛,且常伴有僵硬“发板”的感觉。若因感受寒邪较甚,则疼痛部位多固定不移,疼痛程度也较重,甚至不能俯仰转动,脉沉而有力;若因湿邪较重,其疼痛多不甚,有沉重酸楚感觉,遇阴雨冷湿天气则加重,其脉缓;若因感受风邪,疼痛部位游走不定,其疼痛也时轻时重。风寒湿痹腰痛经久不愈,往往伴有腰骶或下肢麻木,甚至下肢肌肉萎缩。

【病因病机】风寒湿邪客袭腰部,久滞太阳经脉,致使经脉气血滞涩不通。

【证候分析】若感受风邪为主,则疼痛较轻,疼痛部位游走不定。然风邪常与寒邪、湿邪相伴随,故临床常见风寒痹痛或风湿痹痛。若感受寒邪为主,则腰痛症状亦重,且疼痛部位固定不移,遇暖可暂时减轻,遇寒冷则加剧,其脉沉弦或紧。若感受湿邪为主,则腰痛沉重酸楚,其脉沉缓。

【治法方剂】感受风邪为主,可服羌活汤。感受寒邪为主,治宜温经散寒。可用姜附汤加减。久病兼虚,气血不足,则需益肾、双补气血,挟正祛邪。可用独活寄生汤。

3.劳损肾虚

【证候表现】腰痛绵绵不休,休息后可暂时轻减,稍遇劳累则疼痛加重,且伴有不同程度的短气,身重,头晕,耳鸣,脱发,牙齿松动,膝软,足跟痛,梦遗,滑精,阳痿,或妇人月经不调等症状。肾阳虚者则畏冷,肢凉,喜暖,舌质淡白或胖嫩,脉沉细。肾阴虚者,则有低热,五心烦热,面部烘热,盗汗,尿赤,口干,舌红,脉细数等症状。

【病因病机】身体长期体力负担过重,或较长时间勉强从事力所不能及的劳动，或起居失节、房劳过度所致的劳损肾虚。

【证候分析】身体长期体力负担过重，或较长时间勉强从事力所不能及的劳动，尤其是从事腰部长时间固定于同一姿势（如久坐，久立，弯腰）的劳动，而损伤肾气，造成肾虚腰痛。或因为起居失节，房劳过度所致的劳损肾虚腰痛。肾气又有肾阴、肾阳之分。肾阳虚腰痛，则必表现为寒象（畏寒，肢凉，喜暖，便溏甚或五更泄泻，小便清长或频数，舌淡白，脉沉细），即所谓阳虚则寒。这种寒证并非寒邪有余，而是因为肾阳不足所造成的，故当温补肾阳。若肾阴虚腰痛，则必表现有虚热征象（低热，五心烦热，盗汗，尿赤，口干，舌红，脉细数），即所谓阴虚则热，这种热证亦非阳热有余，乃肾阴不足所致，治当滋补肾阴。

【治法方剂】肾阳虚腰痛。可用右归丸。肾阴虚腰痛可用六味地黄丸、左归丸。

4.闪挫瘀血

【证候表现】起病突然，有明显外伤史，疼痛剧烈。根据闪挫部位，或脊痛，或腰痛，或腰腿疼痛，影响腰部活动，不能俯仰转侧，动则痛甚。若因闪扭所伤，外无肿迹可察；若因挫伤，则局部可有瘀血肿痛。

【病因病机】因闪挫而致，起病突然而有明显的外伤史。

【证候分析】若因闪扭所致者，则称为闪腰腰痛。腰部无明显肿胀，但当体位变动或深呼吸，咳嗽，喷嚏时而感到剧烈刺痛，是因闪扭后经脉气滞不通所致。若因跌仆或钝器打击所致的挫伤腰痛，受损伤部位常常有不同程度的瘀血肿胀，或肤色青紫，局部压痛明显，功能活动障碍。

【治法方剂】闪扭所致者，治疗应以行气止痛为主。可用立效散。因跌仆或钝器打击所致者，治疗当以活血化瘀止痛为主。方用桃红四物加减，亦可用趁痛散。

（三）鉴别诊断

太阳风寒腰痛与风寒湿痹腰痛的鉴别

（1）太阳风寒　兼项背或腘踹疼痛，甚或周身骨节疼痛，必有发热，恶寒，脉浮紧等表现。

（2）风寒湿痹　若感受风邪为主，则疼痛较轻，疼痛部位游走不定。然风邪常与寒邪、湿邪相伴随，故临床常见风寒痹痛或风湿痹痛。若感受寒邪为主，则腰痛症状亦重，且疼痛部位固定不移，遇暖可暂时减轻，遇寒冷则加剧，其脉沉弦或紧。若感受湿邪为主，则腰痛沉重酸楚，其脉沉缓。

五、腰酸

（一）概念

腰部酸楚不适，绵绵不已，且伴有腰部轻度疼痛，又称腰酸痛。

（二）常见证候

1.肾虚

【证候表现】轻者腰部酸楚不适，绵绵不已，遇劳累则症状加重，卧床休息后可稍有缓解；重者尚伴有痠困而痛，腰膝无力，肢酸膝冷，足跟疼痛等；甚者脱发，牙齿松动，阳痿，遗精，舌质淡，脉沉细。

【病因病机】年老肾气不足，或因房劳过度致使肾气所伤。

【证候分析】肾虚腰酸伴有不同程度的腰部疼痛，其病情轻者，疼痛较轻，病情重者疼痛亦重。肾虚腰酸与肾虚腰痛二者之间关系密切，肾虚腰酸可为肾虚腰痛的初始阶段，肾虚腰痛是肾虚腰酸进一步发展的结果。

【治法方剂】治宜补肾固本。方用青娥丸，二至丸，七宝美髯丹等。若兼有肾阳虚（畏寒，水肿，面色㿠白，五更泄泻，尿清长，短气，阳痿，舌淡胖润，脉沉迟）或肾阴虚（五心烦热，舌红少苔，口干，头晕耳鸣、盗汗，遗精，尿赤，脉细数）者，其治疗可参阅腰脊痛条的肾虚腰痛。

2.劳损

【证候表现】腰酸常固定于腰部某一部位,腰部酸楚症状因劳累而加重,卧床休息后腰酸并不能明显缓解,晨起症状较重,轻度活动之后即感觉减轻。除腰酸症状之外,亦可伴有轻度腰痛,但全身无其他异常表现。

【病因病机】因劳动时腰部长期固定于同一姿势,腰部肌肉长时间负担过重所致。

【证候分析】因劳动时腰部长期固定于同一姿势,腰部肌肉长时间负担过重所致。于轻度活动后症状减轻。

【治法方剂】除去病因,适当进行导引,按摩,针灸及太极拳等运动即可获愈,经久不愈且症状较重者,多兼有肾气不足,治同肾虚腰酸。

六、腰冷重

(一)概念

腰部感觉沉重发凉,故称腰冷重。

(二)常见证候

1.肾着

【证候表现】患者感觉身体沉重,腰及腰以下部位发凉,甚者腰冷如冰,如坐冷水中。同时伴有腰痛,下腹部常感沉重发胀,舌质淡或胖,有齿痕,舌苔白腻或滑,脉沉细或缓。

【病因病机】久卧寒湿之处,或冒雨着湿,或劳动汗出之后进行冷水洗浴,或没有及时更换湿衣所致,湿邪气着于肾之外府的腰部。

【证候分析】着即附着之意,肾着即寒湿邪气着于肾之外府的腰部所引起的腰部冷重，非寒湿之邪内着于肾脏。肾着是指病因而言，乃因久卧寒湿之处，或冒雨着湿，或劳动汗出之后进行冷水洗浴，或没有及时更换湿衣所致。寒湿客于下焦，湿胜故体重。寒湿阴邪遏阻阳气，故常伴有腰痛。

【治法方剂】祛水湿、温中散寒为主。轻者可用薏苡仁粥，重者可用渗湿汤，或甘草干姜茯苓白术汤（又名肾着汤），若兼肾阳虚者可加附子。

2.阳虚

【证候表现】腰凉，如有冷风吹入。伴有腰酸或轻度疼痛，肢凉，畏寒，膝软，足跟疼痛，脱发，牙齿松动，腹泻，尿清长，甚者阳痿，遗精，妇女月经不调。舌淡，脉沉细，以尺部为著。

【病因病机】肾阳不足，阳虚则寒。

【证候分析】肾阳不足，阳虚则寒，常觉腰部寒凉重坠，如冷风吹入，绵绵不休，甚者腰冷如冰，得热则减，得寒则剧。常伴有腰痛，膝软，足跟疼痛，脱发，牙齿松动，或腹泻，尿清长，或遗精，阳痿，妇女月经不调。舌淡，脉沉细。诸症表现均为肾之元气不足，命门火衰，阴寒内盛所致。

【治法方剂】壮火之源，温补肾阳。可用姜附汤加杜仲、肉桂，或用八味肾气丸、右归丸等方。

3.风水

【证候表现】腰冷重，腰脚浮肿，腰以上活动自如，腰以下屈伸不利，且四肢少力，一身尽重，或关节烦疼，不时汗出，或头汗出，恶风不欲去衣，舌淡苔白，脉浮。

【病因病机】内湿素盛而复感受风湿之邪。

【证候分析】内湿素盛而复感受风湿之邪，腰脚乃至阴部俱肿。腰冷重，腰脚浮肿，腰以上活动自如，腰以下屈伸不利，且四肢少力，一身尽重，或关节烦疼，可有脉浮，汗出，恶风，表虚之证明显可见。

【治法方剂】益气固表行湿利水。方用防己黄芪汤。

(三)鉴别诊断

1.肾着腰冷重与阳虚腰冷重的鉴别

(1)肾着腰冷重　为外感寒湿之邪，水湿客于腰部，湿胜则重，治以祛湿邪为主，其治在脾。

(2)阳虚腰冷重　为肾阳不足，阳虚则寒，法当扶正为主，其治在肾。

2.肾着腰冷重与风水腰冷重的鉴别

(1)肾着腰冷重　脉沉而无表证症状，可有脉浮，汗出，恶风，表虚之证明显可见。多兼有腰痛症状。

(2)风水腰冷重　腰脚乃至阴部俱肿，很少兼有腰痛。

七、腰膝无力

(一)概念

腰膝无力即腰膝软弱无力，轻者称腰软、膝软，因二症往往同时发生，故又称为腰膝无力，重者称腰膝痿弱。

(二)常见证候

1.肝肾虚

【证候表现】腰膝部无力或兼有腰酸，腰痛，膝冷，悠悠戚戚，绵绵不已，休息后略见轻减，稍遇劳累则加重。手足清冷，畏寒，喜暖，耳聋，耳鸣，小便清长或频数，大便溏或腹泻，脱发，牙齿松动；甚者遗精，阳痿。自觉困倦神疲，短气，劳动后更甚，舌质淡，脉沉细。

【病因病机】多因房事失于节制，耗伤肾精肝血而造成。或因久病、大病之后，元气未复，致使肾精肝血不足，筋骨失其濡养。

【证候分析】慢性劳损之症，多因负重远行，或久立伤骨，久行伤筋所致。临床所见多因房事失于节制，耗伤肾精肝血而造成。或因久病、大病之后，元气未复，致使肾精肝血不足，筋骨失其濡养，而导致腰膝无力。临床常见以肾阳不足的表现者居多，故可见肢凉，腰寒膝冷，耳聋，耳鸣，小便清长，大便泄泻，甚至遗精，阳痿，舌淡，脉沉细等肾阳不足的证候。

【治法方剂】养肝血，补肾气。方用续断丸或滋阴补肾丸加减，亦可常服梁公酒。

2.寒湿

【证候表现】腰膝部软弱无力，兼有腰凉膝冷，或腰膝酸困沉重疼痛。遇阴雨冷湿则加重，得温暖即可减轻。舌象正常或苔白，脉沉细或缓。

【病因病机】寒湿之邪客于腰膝，以湿邪为重。

【证候分析】寒湿之邪客于腰膝，以湿邪为重，属于痹证中湿痹的范围。寒湿之邪困着，阻遏阳气，可出现腰膝无方，酸楚疼痛的症状，脉沉细或缓。并多兼有腰部沉重，膝关节酸楚不适，腰膝发凉，得暖则轻减，遇阴雨冷湿则加重等症。

【治法方剂】此证初期多为实证，治当除湿通痹，方用除湿蠲痹汤加减。久病常兼肝肾两亏，气血不足，治宜益肝肾，补气血，强腰膝，祛寒湿，方用独活寄生汤加减。无论新久虚实，可服用五积交加酒。

3.湿热

【证候表现】腰膝部无力，下肢痿弱，不耐久行久立，或兼膝足红肿作痛，小便短赤，大便秘结，舌苔黄或腻，脉弦或数。

【病因病机】湿热邪气流注下焦。

【证候分析】多由湿热邪气流注下焦所致。常见于痿证及脚气诸病之症。临床表现多为湿热证候,除腰膝痿弱无力外,若兼膝足红肿,小便短赤,大便秘结,舌苔黄腻,脉数等症则为实证;若兼发热,五心烦热,盗汗,口干,舌红,脉细数等症则为虚证。

【治法方剂】实证用二妙丸,苍术散或拈痛汤加减,虚证用虎潜丸加减。

(三)鉴别诊断

寒湿腰膝无力与湿热腰膝无力的鉴别

(1)寒湿腰膝无力　为寒证。腰膝发凉,得暖则轻减,遇阴雨冷湿则加重。

(2)湿热腰膝无力　为热证。兼膝足红肿,小便短赤,大便秘结,舌苔黄腻,脉数等症,或兼有发热,五心烦热,盗汗,口干,舌红,脉细数等症。

八、腰如绳束

(一)概念

腰部周围如绳紧束,称腰如绳束。

(二)常见证候

1.带脉为病

【证候表现】患者感觉腰间如绳紧束,并伴有腰痛。除此之外,可无任何其他症状,苔脉亦正常。

【病因病机】带脉气结不通。

【证候分析】除腰部如绳紧束并兼有腰部筋肉作痛症状之外,余无他症表现。

【治法方剂】舒缓带脉之急。方选调肝散。

2.肝经湿热

【证候表现】腰如绳束，围腰一周的皮肤肌肉灼痛如刺，抚摸或摩擦时疼痛剧烈，不敢活动，甚至因疼痛而不敢深呼吸及咳嗽，打喷嚏，但压迫时紧束和疼痛感觉则减轻。兼有肝经湿热证状，如胁痛，口苦，面赤，目红，耳聋，尿赤或痛，便秘，舌苔黄或厚腻，脉弦或数等。

【病因病机】肝经湿热侵及带脉。

【证候分析】肝经湿热侵及带脉为病，腰部如绳紧束，腰周的皮肤作痛，有烧灼感，并兼有肝经湿热证的症状表现。

【治法方剂】清泻肝经湿热。方用龙胆泻肝汤。

（三）鉴别诊断

带脉为病腰如绳束与肝经湿热腰如绳束的鉴别

（1）带脉为病腰如绳束　腰部如绳紧束并兼有腰部筋肉作痛症状之外，余无他症表现，这是因为带脉气结不通所致。

（2）肝经湿热腰如绳束　腰部如绳紧束，腰周的皮肤作痛，有烧灼感，并兼有肝经湿热证的症状表现。

第五章　胸腹症状

一、尾闾痛

（一）概念

闾（骶、尻）上连腰脊，下接尾骨，因某种原因造成尾闾部位的疼痛称尾闾痛或尾骶痛。

（二）常见证候

1. 挫伤

【证候表现】有明显挫伤史，根据挫伤的程度不同，其疼痛症状轻重亦异。多数患者表现症状明显，尾闾部剧痛，疼痛掣及腰部。功能活动障碍，不能俯仰转动，行走步履困难，不能平卧，以及自如翻身，甚至因疼痛而不敢咳嗽，打喷嚏，以及大声说话。同时多伴有大便秘结，食欲减退等症，但很少有其他全身症状。

【病因病机】常见于中年体胖的妇女，有明显的跌仆挫伤史。

【证候分析】常见于中年体胖的妇女，有明显的跌仆挫伤史，起病突然而疼痛剧烈，局部除疼痛外，很少有明显血肿或瘀斑发生，但尾闾部尤其是尾部压痛明显，伴有大便秘结。

【治法方剂】活血祛瘀，止痛通便。可用鸡鸣散，症状严重者可用桃仁承气汤或大承气汤。急性期过后，往往遗留尾闾部轻度疼痛，遇劳累寒冷则症状加重,可用坎离砂热敷。

2. 先天不足

【证候表现】疼痛症状较轻,不影响功能活动,多半有尾闾部酸楚不适感。若因损伤而诱发者,症状往往较明显,疼痛以骶部为甚。有的患者有自幼遗尿而至成年后仍不愈的症状。除尾闾部疼痛外,也很少伴有其他全身症状。

【病因病机】因先天不足骶骨未能完全闭合所致。

【证候分析】先天不足骶骨未能完全闭合,常因劳累或损伤而诱发。起病较缓慢而疼痛症状亦不甚剧,有的则伴有肾气不足的遗尿等症状。

【治法方剂】平补肾气。用填骨万金煎等方。

二、喷嚏

(一)概念

俗称打喷嚏。

(二)常见证候

1. 外邪犯肺

【证候表现】喷嚏,或伴有鼻塞流涕,或有咳嗽气喘,发热恶寒,头痛身困,脉浮等症状。

【病因病机】多为风邪犯肺,而令肺失宣肃,鼻窍不利。

【证候分析】风邪犯肺又有偏寒偏热的不同,偏寒者,痰涕清稀,口不渴,恶寒重发热轻;偏热者,痰涕黄稠,口渴,发热重恶寒轻。

【治法方剂】风邪犯肺治宜疏散,偏寒者疏散风寒,宣肺解表。可选葱豉汤加白芷、藿香治之;偏热者疏风清热,宣肺解表。可选银翘散加减。

2. 肺气虚弱

【证候表现】喷嚏，鼻痒，倦怠乏力，气短声低，自汗，舌质淡，苔薄白，脉虚弱。

【病因病机】肺气不足，鼻失所养，鼻窍不利。

【证候分析】此证为肺气不足，鼻失所养，鼻窍不利所致，所以除喷嚏外，还出现倦怠乏力，气短声低，自汗，脉虚弱等见证。

【治法方剂】益肺固表。方选玉屏风散加减。

三、喉中痰鸣

（一）概念

简称痰鸣、喘鸣或曰痰声辘辘，是指痰涎壅盛，聚于喉间，气为痰阻，因而呼吸鸣响。

（二）常见证候

1.痰壅气塞

【证候表现】胸膈满闷，喘急气粗，痰声辘辘，甚不得卧，不欲饮食，舌苔白腻，脉滑。

【病因病机】多因脾虚失运，水蓄成痰，脾为生痰之源，肺为贮痰之器，喉为肺气出入之门户。痰涎壅阻，肺气不能宣降，痰气相搏。

【证候分析】痰涎壅阻，肺气不能宣降，痰气相搏，其痰涎清稀，量多色白，兼见食少腹胀，便溏乏力，舌苔白腻，或质淡胖，边有齿痕，脉滑或细等脾虚证候。

【治法方剂】健脾化痰，止咳平喘。用二陈汤、三子养亲汤。

2.痰热阻肺

【证候表现】发热胸闷，气急喘促，鼻翼翕动，喉间痰鸣，声如曳锯，痰黄质稠，舌质红，苔黄腻，脉数。

【病因病机】多因肺热炽盛，灼津为痰，火气炎上，痰随火升，结于胸膈，上逼咽喉。

【证候分析】肺热炽盛，灼津为痰，火气炎上，痰随火升，结于胸膈，上逼咽喉，其痰液色黄质稠，不易咯出，兼见身热烦躁，口渴欲饮，舌苔黄腻，质红，脉数等热象。

【治法方剂】清热化痰，止咳平喘。用麻杏石甘汤、定喘汤加减。

3.痰火化风

【证候表现】猝然眩晕，甚则昏倒，不省人事，口眼㖞斜，四肢不举，或半身麻木，舌本强硬，喉间痰鸣，舌质红，苔黄腻，脉洪数而滑。

【病因病机】痰郁化火，火热生风，痰火挟风上扰，蒙闭清窍。

【证候分析】平素常感头昏头痛，耳鸣目眩，或急躁易怒，心烦多梦。偶因恼怒或饮酒引动痰火化风，猝然发病昏仆，待清醒后，每每有半身不遂，口眼㖞斜，舌强语謇等后遗症。

【治法方剂】醒神、开窍，化痰清火，平肝熄风。方用至宝丹合涤痰汤，羚羊角散加减。

4.痰蒙清窍

【证候表现】眩晕头痛，胸闷不适，旋即突然昏倒，喉间痰鸣，口吐涎沫，四肢抽搐，舌质暗淡，苔厚腻，脉滑或弦。

【病因病机】因痰浊上扰，阻塞灵窍，心神被蒙。

【证候分析】多因肝气失调，阳升风动，触及积痰，上蒙清窍所致。风痰聚散无常，故不定时或无诱因反复发作，发作前先感头昏，胸闷，心烦，乏力，继则突然昏倒，双目上视，牙关紧闭，喉中痰鸣，口吐涎沫，肢体抽搐，待其气反则苏醒，饮食起居一如常人。

【治法方剂】化痰定痫。方用定痫丸,礞石滚痰丸加减。

5.脾肾两虚

【证候表现】少气懒言,呼多吸少,痰涎清稀,喉间痰鸣,畏寒肢冷,食少便溏,舌质淡,苔白,脉弱。

【病因病机】痰源于肾,动于脾,多因脾虚气弱,健运失司,肾气不足,气化无能,水邪上泛,聚湿为痰。

【证候分析】脾虚气弱,健运失司,肾气不足,气化无能,水邪上泛,聚湿为痰,痰涎上壅阻肺而致喘息痰鸣,必兼口淡无味,食少便溏,身倦乏力等脾气不足及动则气喘,腰膝酸软,畏寒肢冷,脉弱尺微等肾气不足之候。

【治法方剂】补脾益肾,理肺化痰。方用金水六君煎加减。

(三)鉴别诊断

1.痰壅气阻喉中痰鸣与痰热阻肺喉中痰鸣的鉴别

(1)痰壅气阻　其痰涎清稀,量多色白,兼见食少腹胀,便溏乏力,舌苔白腻,或质淡胖,边有齿痕,脉滑或细等脾虚证候。

(2)痰热阻肺　痰液色黄质稠,不易咳出,兼见身热烦躁,口渴欲饮,舌苔黄腻,质红,脉数等热象。

2.痰火化风喉中痰鸣与痰蒙清窍喉中痰鸣的鉴别

(1)痰火化风　猝然发病昏仆,待清醒后,每每有半身不遂,口眼㖞斜,舌强语謇等后遗症。

(2)痰蒙清窍　不定时或无诱因的反复发作,发作前先感头昏,胸闷,心烦,乏力,继则突然昏倒,双目上视,牙关紧闭,喉中痰鸣,口吐涎沫,肢体抽搐,待其气反则苏醒,饮食起居一如常人。

四、咳痰

(一)概念

咳痰是指痰液由咳嗽而吐出,即来自肺、肺系(气管)的痰液,由于咳嗽经喉、口而排出。

(二)常见证候

1.肺热咳痰

【证候表现】咳出之痰色黄、黏稠,有块,或痰中带血。证见发热咳嗽,胸痛喘促或鼻翼翕动,面红目赤,咽喉红肿疼痛,口渴唇燥,尿短赤,大便燥结,舌红,苔黄,脉滑数或数而有力。

【病因病机】因外感温热之邪,或由于过食油腻肥甘,积痰蒸热。

【证候分析】肺热咳痰主要兼见火热之象,如发热口渴,面红目赤,尿黄便干,舌红苔黄,脉数。

【治法方剂】治法:清热肃肺,豁痰止咳。麻杏石甘汤合泻白散加减。

2.肺寒咳痰

【证候表现】咳出之痰色白清稀,患者形寒肢冷,恶寒重而发热轻,咳嗽胸痛,喘促,面色青白,亦可见面唇黧黑,咳逆倚息,短气不得卧,舌淡白或紫暗,苔白滑,脉沉弦或紧。

【病因病机】每由形寒饮冷,寒饮内停或素体阳虚阴盛,寒邪内伏于肺,复感风寒而发。

【证候分析】肺寒咳痰主要兼见寒象,如形寒肢冷,面白目清,舌淡白,脉沉弦等。

【治法方剂】治法:疏风散寒,宣肺止咳。杏苏散或华盖散加减。

3.风邪犯肺

【证候表现】痰液清稀多泡沫,伴见发热恶寒,咳嗽,鼻塞流涕,咽干痒,头身痛,舌边尖红,苔薄白,脉浮紧或浮数。

【病因病机】多为外感风邪,可为风热或风寒袭肺,肺为娇脏,一旦受风邪(风寒或风热)侵袭,则导致肺气失宣,水液潴留而为痰浊。

【证候分析】风邪犯肺属表证,可见咳嗽,鼻塞流涕,咽痒,兼头痛,发热恶寒为要;若风寒犯肺,症见恶寒重,发热轻,无汗;若风热犯肺则发热重,恶寒轻,咽喉红肿疼痛,恶风,有汗,舌苔薄白或薄黄,脉浮紧或浮数。

【治法方剂】风热犯肺,治以桑菊饮为主方,风寒犯肺,可用金沸草散加减。

4.阴虚肺燥

【证候表现】痰少黏稠难于咳出,咳痰带血或咳血。燥邪所致者,兼见发热或恶风寒,胸痛,唇焦,鼻燥,咽干,口渴;如为阴虚所致,则见手足心热,虚烦不寐,潮热盗汗,两颧红赤,舌鲜红少苔或苔黄而燥,脉浮数或沉细数。

【病因病机】外感温热之邪伤肺灼津,而致阴虚肺燥,或久咳耗伤肺阴,肺失清肃之职,肺气上逆。

【证候分析】痰少黏稠而难于咳出,有时咳血或咳痰带血,兼阴虚之症状(颧红,咽干,尿黄便干,潮热盗汗,舌红少苔,脉细数等)。

【治法方剂】治法:滋阴润肺,化痰止咳。清燥救肺汤、养阴清肺汤或百合固金汤加减。

5.湿邪犯肺

【证候表现】咳痰量多,白滑易于咳出,四肢困重无力,眩晕,嗜卧,面虚浮,脘闷纳呆,便溏,口甜黏,多见于咳嗽日久,或老年病人,舌体胖大有齿痕,色晦暗,苔白腻,脉滑缓。

【病因病机】多由脾虚引起，脾虚不运，水湿聚而为痰，痰浊上渍于肺。

【证候分析】多由脾虚引起，“脾为生痰之源，肺为贮痰之器”，脾虚不运，水湿聚而为痰，痰浊上渍于肺而致咳痰。痰多、白滑易于咳出，极少见咳血。表现为脾虚（纳呆，便溏，无力）及湿盛（肢困，脘闷，舌胖大，苔白腻等）之证。

【治法方剂】治法：燥湿化痰，理气止咳。可用二陈汤合三子养亲汤加减。

6.湿热蕴肺

【证候表现】咳吐脓血痰或咳痰腥臭，高热或潮热，胸闷疼痛，转侧不利，甚则喘不能卧，有汗，口干咽燥而不渴，烦躁，舌红苔黄腻，脉滑数或数而有力。

【病因病机】外感湿热之邪或痰热素盛，或恣食酒酪，恣啖辛辣，湿热蕴结上蒸于肺。

【证候分析】湿热蕴肺，可见咳吐脓血痰或咳痰腥臭，高热或潮热，胸闷疼痛，转侧不利，甚则喘不能卧，有汗，口干咽燥而不渴，烦躁，有湿热之象，如脘腹胀闷，纳呆，苔腻等。

【治法方剂】治法：清热燥湿，化痰止咳。银翘散加黄芩、黄连等。

（三）鉴别诊断

1.风邪犯肺、肺热、肺寒咳痰的鉴别

（1）风邪犯肺　泡沫样痰，伴见发热恶寒，咳嗽，鼻塞流涕，咽干痒，头身痛。

（2）肺热咳痰　黄色黏稠之痰，兼见火热之象，如发热口渴，面红目赤，尿黄便干，舌红苔黄，脉数。

（3）肺寒咳痰　白色清稀之痰，兼见寒象，如形寒肢冷，面白目清，舌淡白，脉沉弦等。

2.阴虚肺燥咳痰与湿邪犯肺咳痰的鉴别

(1) 阴虚肺燥　痰少黏稠而难于咳出，有时咳血或咳痰带血,兼阴虚之症状(颧红,咽干,尿黄便干,潮热盗汗,舌红少苔,脉细数等)。

(2)湿邪犯肺　痰多,白滑易于咳出,极少见咳血。兼脾虚(纳呆,便溏,无力)及湿盛(肢困,脘闷,舌胖大,苔白腻等)之证。

3.湿热蕴肺咳痰与肺热咳痰的鉴别

(1)湿热蕴肺　吐大量脓痰或脓血痰,湿热之象,如脘腹胀闷,纳呆,舌红,苔黄腻。

(2)肺热咳痰　吐黄痰,或黏稠有块,舌红或绛,苔黄而燥。

五、咳嗽

(一)概念

或称咳,或称咳嗽,则往往与上气并称。

(二)常见证候

1.风寒束表

【证候表现】咳嗽,鼻塞流清涕,喉痒声重,痰稀色白,头痛发热,恶寒或恶风,骨节疼痛,舌苔薄白,脉浮紧或浮缓。

【病因病机】风寒之邪束表犯肺,肺气失宣。

【证候分析】风寒之邪束表犯肺,肺气失宣可见咳嗽,肺气不利,津液失布故痰稀色白,鼻流清涕,风寒外束,腠理闭塞,则见头疼,发热,恶风寒等。

【治法方剂】疏风散寒、宣肺止咳。方选杏苏散加减。若有表邪未解,里热已炽,形成表有寒、里有热之寒包火证,而见咳嗽喘促,口干苦，痰黄。甚者咳引胸痛，痰色暗红，喘甚于咳者，宜用解表清热之麻杏石甘汤加味。

2.风热袭肺

【证候表现】症见咳嗽不爽，痰黄或黄白而稠。口干，咽痛，头痛，鼻塞，身热恶风有汗，或微恶风寒，舌苔薄黄，脉浮数。

【病因病机】风热邪气犯肺，肺失清肃，热灼津液。

【证候分析】风热邪气犯肺，肺失清肃，热灼津液，故咳而不爽，痰稠而黄，并口渴，咽痛，风热上扰清空，头部气血逆乱，则头痛；正邪交争，功能亢奋，故体温升高而见发热；邪气袭表，卫外功能失常则恶风，风热之邪主升发、疏泄，使腠理开泄，而见汗出。

【治法方剂】疏风解热、宣肺止咳。方选桑菊饮加减。

3.燥邪伤肺

【证候表现】症见咳嗽，痰少黏稠难出，或痰中带血丝，或干咳无痰，咳甚则胸痛，鼻燥咽干，或咽喉痒痛，形寒身热，舌尖红，苔黄，脉浮数或细数。

【病因病机】常见于气候干燥之秋季，或过食辛燥食物所致。燥热之邪，耗伤津液，肺失清润，气机不利，而见干咳无痰，或痰少黄黏，甚则胸痛，燥热之邪损伤肺络。

【证候分析】常见于气候干燥之秋季，燥热之邪，耗伤津液，肺失清润，气机不利，而见干咳无痰，或痰少黄黏，甚则胸痛，燥热之邪损伤肺络，则痰中带血丝，燥热伤津，可见鼻燥，咽干或痛，舌干少津；燥热之邪客于肌表，卫气不固而见形寒，身热等表证。

【治法方剂】肺润燥止咳。方选桑杏汤加减。

4.暑湿咳嗽

【证候表现】症见咳嗽，痰多而稠。胸闷，身热，汗多不解，头胀，口渴不多饮，心烦面赤，溲短而黄，舌苔薄黄质红，脉濡数。若暑多于湿，则咳声清高,身热面赤,心烦,舌红,脉数。

【病因病机】暑湿犯肺,壅塞肺气而嗽,湿邪伤脾,脾失健运而生痰。

【证候分析】必在长夏暑令发病,暑湿犯肺,壅塞肺气而嗽,湿邪伤脾,脾失健运而生痰,故见痰多。因暑为阳邪,其性炎热,热重而痰黄黏;暑湿伤表,可见身体重着,汗多而身热不解,头胀,咽痛等表症;热伤津液而口渴,但湿蕴在里,故有时渴不多饮。

【治法方剂】清暑宣肺、化湿和脾。方选三物香薷饮合小半夏加茯苓汤。若咳声清高,无痰或痰少者,以伤于暑邪为主,湿邪较轻,治以清解暑热,方选清络饮加味。

5.肺热咳嗽

【证候表现】症见咳而气喘,痰黄稠,甚或痰中带血,口鼻气热,口苦咽干,或觉咽痛,或胸痛胸闷,舌苔黄,脉弦数。

【病因病机】肺为热邪所迫,肺气上逆。

【证候分析】肺为热邪所迫,肺气上逆,则咳多兼喘,胸闷或痛,并有肺热之表现(如痰稠而黄,口苦咽疼,口渴,便干,舌红苔黄,脉数等)。

【治法方剂】清肺化痰。方选泻白散加味。

6.肺燥咳嗽

【证候表现】症见干咳无痰,咳引胸疼,声音嘶哑,鼻燥咽干,舌质红,苔薄而干,脉细略数。

【病因病机】燥邪伤肺,消灼津液,致使津液亏损,肺失滋养,气道干燥。

【证候分析】燥邪伤肺,消灼津液,致使津液亏损,肺失滋养,气道干燥,则干咳无痰,鼻燥咽干,声音嘶哑,咳引胸疼等。

【治法方剂】清热润燥,生津止咳。方选清燥救肺汤加减。

7.痰湿咳嗽

【证候表现】症见咳嗽,痰多色白,痰出即咳止,伴胸脘胀闷,饮食减少,或有恶心呕吐,或见面肿。舌苔白腻,脉濡滑。

【病因病机】痰湿壅盛,咳由痰致。

【证候分析】痰湿壅盛,咳由痰致,故有痰出即咳止的特点。其为痰湿壅盛与脾失健运(饮食减少,胸脘胀闷,或呕恶面浮)的综合表现。

【治法方剂】健脾燥湿,化痰止咳,方选二陈汤合平胃散加减;若痰湿蕴结化热,治以清热化痰,方选苇茎汤合小陷胸汤加减;若素有痰饮或水气内蓄,兼受寒邪,形成寒饮内停,或兼外邪未净之咳嗽,而见咯白色清稀痰,胸膈满闷,甚则呕逆形寒等,治以温肺化饮,方选小青龙汤加减。

8.脾虚咳嗽

【证候表现】咳嗽,痰多色白易咳出,面白微肿,少气体倦,怕冷,脘部闷胀,食欲不振,口淡。舌苔薄白,脉细。

【病因病机】脾气虚弱,运化无权,聚湿生痰,痰湿阻肺。

【证候分析】脾气虚弱,运化无权,聚湿生痰,痰湿阻肺而咳嗽,故痰多色白易咳出,兼有脾气虚弱的表现(少气,面白微肿,食少,便溏等)。

【治法方剂】健脾益气,燥湿化痰。方选六君子汤加减。

9.肺气虚咳嗽

【证候表现】症见咳嗽,气短,痰清稀薄,面色㿠白,动则汗出,易感外邪,舌质淡嫩,苔薄白,脉虚无力。

【病因病机】素体阳气不足,肺气虚弱,或寒饮内停,损伤肺气,致肺的肃降功能失职。

【证候分析】肺气虚弱,或寒饮内停,损伤肺气,致肺的肃降功能失职，遂成咳嗽。同时有肺的功能减弱之表现，如声低弱，气短，面色㿠白等；肺合皮毛，宣发无力，则卫外不固，故自汗畏风，易患感冒等。

【治法方剂】补肺益气。方选补肺汤合玉屏风散。

10.肺阴虚咳嗽

【证候表现】久咳不止，痰少而黏，或痰中带血丝，形体消瘦，口燥咽干，或咳声嘶哑。若阴虚火旺者，可见潮热，盗汗，少气，胸部隐痛。舌质红少苔，脉细数。

【病因病机】素体阴虚火旺，或痰热内阻，或热病之后肺阴耗伤，气失清肃。

【证候分析】肺失滋润，而肺气上逆，故干咳少痰，咳声嘶哑，口燥咽干；阴虚火旺，则兼见午后潮热，盗汗，五心烦热等，且易动阴血，肺络伤而咳痰带血丝。

【治法方剂】治以养阴止咳，方选沙参麦冬汤。若阴虚火旺，痰中带血丝者，宜养阴清热，润肺止咳，方选百合固金汤。

11.肾阳虚咳嗽

【证候表现】咳嗽，痰清稀呈泡沫状，咳甚则遗溺，气短，劳累则加重。面白微肿，或肢体浮肿。苔白质淡，脉沉细。

【病因病机】素体阳虚或年老体弱，咳久不止，病及于肾。

【证候分析】肾主骨、藏精而纳气，肾阳虚则纳气无力，故多咳而兼喘，或常先喘而引起咳嗽，呼吸困难，甚则感觉气从脐下逆奔而上，劳累后则诸症加重，肾主水，肾阳虚则水湿上泛为痰，而痰有咸味。肾司二便，肾气不固，故咳甚则遗溺。

【治法方剂】温补肾阳，方选肾气丸加五味子、补骨脂等；若咳喘甚，痰多味咸者当补肾化痰，方选金水六君煎。

12.肝火犯肺

【证候表现】咳嗽气逆，痰出不爽，或如梅核，或如败絮难以咳出。

咳时面红并引及胁痛。咽喉干燥,烦躁易怒。舌边尖红,苔薄黄而干,脉弦数。

【病因病机】郁怒伤肝,肝失疏泄,肝旺侮肺,肺气上逆。

【证候分析】其症状特点为肝气郁结之表现(胸胁懑闷或痛,情志怫郁,烦躁易怒等)与肺气上逆之症状(咳嗽气逆或咳而喘迫等),以及气郁痰结之表现(痰出不爽,或痰如梅核、败絮等)互见。

【治法方剂】舒肝解郁、行气化痰,方选逍遥散合半夏厚朴汤加减;若郁而化火,口苦痰黄,舌红,脉弦而数,宜清肝泻火、润肺化痰,方选清金化痰汤合黛蛤散。

(三)鉴别诊断

1.风寒束表咳嗽与风热袭肺咳嗽的鉴别

(1)风寒束表　咳嗽,痰稀色白,鼻流清涕,见头疼,发热,恶风寒等。

(2)风热袭肺　咳而不爽,痰稠而黄,并口渴,咽痛。

2.燥邪伤肺咳嗽与暑湿咳嗽的鉴别

(1)燥邪伤肺　干咳无痰,或痰少黄黏,甚则胸痛,痰中带血丝,鼻燥,咽干或痛,舌干少津。

(2)暑湿咳嗽　痰黄黏,汗多而身热不解,头胀,咽痛等表证。

3.肺热咳嗽与肺燥咳嗽的鉴别

(1)肺热咳嗽　有肺热之表现(如痰稠而黄,口苦咽疼,口渴,便干,舌红苔黄,脉数等)。

(2)肺燥咳嗽　干咳无痰,鼻燥咽干,声音嘶哑,咳引胸疼等。

4.痰饮咳嗽与脾虚咳嗽的鉴别

(1)痰饮咳嗽　有脾失健运(饮食减少,胸脘胀闷,或呕恶面浮)的表现。

(2)脾虚咳嗽　痰多色白易咳出,兼有脾气虚弱的表现(少气,面白微肿，食少，便溏等）。

5.肺气虚咳嗽与肺阴虚咳嗽的鉴别

（1）肺气虚　有肺的功能减弱之表现，如声低弱，气短，面色㿠白等。

（2）肺阴虚　兼见午后潮热，盗汗，五心烦热等，且易动阴血，肺络伤而咳痰带血丝。

六、咳血

（一）概念

咳血是指肺、肺系（气管）出血，经咳嗽而出，故多痰血相兼，或痰中带有红丝。

（二）常见证候

1.外感咳血

【证候表现】突然咳痰带血，恶寒发热，咽痒，头晕头痛，胸痛，或鼻燥，口干，舌苔薄黄，脉象浮数，或舌苔薄白，脉象浮紧。

【病因病机】素体肺阴不足，虚热内蕴，感受风热、暑热、秋燥之邪，失于清解，内外热势相助，灼伤肺络。或素体肺有实热，外感风寒之邪，风寒外束，阳气被郁，内郁之阳与肺热相合，助长肺热化火，灼伤肺络。

【证候分析】素体肺阴不足，虚热内蕴，若感受风热、暑热、秋燥之邪，失于清解，内外热势相助，灼伤肺络，则发生咳血；或素体肺有实热，外感风寒之邪，风寒外束，阳气被郁，内郁之阳与肺热相合，助长肺热化火，亦可灼伤肺络而咳血，此又称“寒包火证”。外感风热咳血，必有身热口渴；外感风寒咳血，定见头痛恶寒。

【治法方剂】外感风热咳血，桑杏汤主之；外感风寒咳血者，麻黄人参芍药汤主之。

2.肺热壅盛

【证候表现】咳痰色黄带血，咯血量多，血色鲜红，口干而渴，咽干痛，多伴有发热，胸胁引痛，急躁易怒，便秘溲赤，舌质红，苔黄，脉弦滑数。

【病因病机】外感六淫失于宣解，郁而化热、化火、化燥；或郁怒伤肝，肝郁化火，木火刑金；或因饮酒炙熔积热于胃，上熏于肺，皆可致肺热壅盛，热伤肺络，火载血升。

【证候分析】六淫失于宣解，郁而化热、化火、化燥；或郁怒伤肝，肝郁化火，木火刑金；或因饮酒炙熔积热于胃，上熏于肺，以上诸因皆可致肺热壅盛，热伤肺络，火载血升，产生咳痰带血。肺热盛为主者，仅有咽干痛，口干渴，痰黄咳促等兼症；若出现急躁善怒，胸胁牵痛，口苦咽干者，则为肝火内盛。

【治法方剂】清肺泻火，佐以止血。泻白散合十灰散主之。

3.瘀阻肺络

【证候表现】咳痰带血或吐血沫，心悸，咳逆倚息不得卧，胸闷刺痛，口唇青紫，面色晦滞，目眶黧黑，舌质紫黯或有瘀斑，脉沉弦涩或弦迟结代。

【病因病机】多为咳血病久，络伤血溢，肺内留瘀，或素患停痰伏饮，壅塞于肺，遂致肺内气壅血瘀，瘀阻肺络则络伤。

【证候分析】为咳血病久，络伤血溢，肺内留瘀，或素患停痰伏饮，壅塞于肺，遂致肺内气壅血瘀，瘀阻肺络则络伤，血随痰而咳出，且多见血泡沫样痰。

【治法方剂】治法：化瘀止血。方用金水六君煎加活血止血药治疗。

4.脾肺气虚

【证候表现】咳血久延不愈，血量较少，血色暗淡，咳嗽痰白，面色㿠白，畏冷，神倦肢乏，心悸气短，声细懒言，纳少无味，大便溏，舌淡苔薄白，脉沉细或芤。

【病因病机】气不摄血。

【证候分析】气不摄血，血量少而色暗淡，咳嗽痰白，面色㿠白，畏冷，神倦肢乏，心悸气短，声细懒言，纳少无味，大便溏。

【治法方剂】益气摄血。参苓白术散主之。

5.阴虚火旺

【证候表现】干咳少痰或痰黏难以排出，咳血鲜红，血多痰少，反复咳血不已。午后颧红，低热心烦，手足心热，咽干欲饮，盗汗乏力，或有遗精多梦，或有阴股间热，腰脊痛，舌质红，少苔或无苔，脉细数，两尺脉无力。

【病因病机】多由素体阴虚，或热病后，酒色过度，致肾阴亏损，肾阴亏则火炎灼金，肺燥络损。

【证候分析】本病之标在肺，本在肾。其证有肺阴虚与肾阴虚之分，皆属内伤虚损证范畴。肺阴虚为主者，仅有咳嗽气短，咽干，午后潮热，五心烦热，盗汗等表现；若兼肾阴亦不足，则有遗精多梦，腰脊痛等症；肾阴严重不足者，可有阴股间热，盗汗亦以两大腿内侧为著。

【治法方剂】滋阴降火。百合固金汤主之。

(三)鉴别诊断

1.肺热壅盛咳血与外感风热咳血的鉴别

(1)肺热壅盛　无恶寒发热，多伴有胸胁引痛，急躁易怒，便秘溲赤，舌质红，苔黄，脉弦滑数。

(2)外感风热　有恶寒发热，咽痒，脉浮等表证。

2.肺热壅盛咳血与阴虚火旺咳血的鉴别

(1)肺热壅盛　本证之热为实火,实火之热势高,烦渴便秘。

(2)阴虚火旺　本证之热为虚火,虚火为内伤真阴,真阴既伤,则阳无所附,虚火遂生,仅表现为低热,手足心热等,且多在午后发热。

3.脾肺气虚咳血与阴虚火旺咳血的鉴别

(1)脾肺气虚　血量少而色暗淡,兼见面色㿠白,畏冷,神倦肢乏,心悸气短,声细懒言,纳少无味,大便溏。

(2)阴虚火旺　血量多而色鲜红,兼见午后颧红,低热心烦,手足心热,咽干欲饮,盗汗乏力。

七、气喘

(一)概念

气喘简称喘,是以呼吸急促为特征的一个临床症状,严重时甚至张口抬肩,鼻翼翕动,不能平卧。

(二)常见证候

1.风寒闭肺

【证候表现】喘急胸闷,伴有咳嗽,咳痰清稀色白,初起多兼见恶寒发热,无汗,头身疼痛,口不渴,舌苔薄白,脉象浮紧。

【病因病机】风寒之邪侵袭皮毛,内合于肺,肺失宣降,水津不能通调输布。

【证候分析】风寒闭肺,故见喘咳胸闷,咳痰清稀;风寒外束,肺卫郁闭,故有风寒表证。

【治法方剂】辛温解表,宣肺平喘。可用华盖散化裁。

2.风热犯肺

【证候表现】喘急烦闷，伴有咳嗽，咳痰黄稠；或见发热，汗出恶风，口渴，胸痛。舌苔薄白或薄黄，脉象浮数。

【病因病机】风热之邪侵袭皮毛，内合于肺，热盛气壅，肺失宣降，热盛伤津，炼液成痰，痰热交阻。

【证候分析】由于风热之邪侵袭皮毛，内合于肺，热盛气壅，肺失宣降，热盛伤津，炼液成痰，痰热交阻所致，故见喘咳烦闷，咳痰黄稠，口渴胸痛；风热郁蒸肌表，腠理疏泄，故见风热表证。

【治法方剂】清热解表，宣肺平喘。方选麻杏石甘汤加减。

3.表寒里热

【证候表现】喘急胸闷，发热恶寒，头身疼痛，又见心烦口渴，痰稠不爽，舌苔黄白相间，脉象浮数。

【病因病机】表寒未解，肺有郁热。

【证候分析】由于表寒未解，肺有郁热所致，既有风寒闭肺之证候，又有心烦口渴，痰稠不爽之里热表现。

【治法方剂】辛温解表，宣肺平喘，清解里热。方选华盖散加石膏、黄芩之类。

4.痰浊阻肺

【证候表现】喘促气粗，痰声辘辘，伴有咳嗽痰稠，咳痰不爽，胸中窒闷，或见恶心纳呆，舌苔白腻，脉滑。

【病因病机】肺失输布，聚津成痰，或脾失健运，湿聚成痰，痰浊壅肺。

【证候分析】肺失输布，聚津成痰，或脾失健运，湿聚成痰，恶心纳呆，舌苔白腻，脉滑；痰浊壅肺，喘促气粗，痰声辘辘，伴有咳嗽痰稠，咳痰不爽，胸中窒闷。

【治法方剂】祛痰降气平喘。方选三子养亲汤合二陈汤加减。

5.气郁伤肺

【证候表现】喘促胸闷，咽喉如梗，胸胁胀痛，伴有精神抑郁，急躁易怒，失眠心悸等症，舌苔薄白，脉弦。

【病因病机】肝失疏泄，肝气上冲犯肺，升多降少。

【证候分析】肝失疏泄，胸胁胀痛，伴有精神抑郁，急躁易怒，失眠心悸等症；肝气上冲犯肺，升多降少，出现喘促胸闷，咽喉如梗，胸胁胀痛。

【治法方剂】疏肝解郁，降气平喘为治。五磨饮子主之。

6.肺气阴两虚

【证候表现】喘促气短，动则气喘加重，语声低弱，自汗恶风，容易感冒，口干面红，舌质淡红，脉弱。

【病因病机】气阴两伤所致，气失所立，卫外不固。

【证候分析】气阴两虚，所以出现语声低弱，自汗恶风，容易感冒；肺阴不足，故见口干面红。临床所见肺虚之气喘，虽多为气阴两虚，但又常以肺气虚为主，或以肺阴虚为主之别。

【治法方剂】益肺定喘。可予生脉散加味治之。

7.肾不纳气

【证候表现】喘促日久，气息短促，呼多吸少，动则尤甚，伴有腰膝酸软，面青肢冷，舌质淡，脉沉细。

【病因病机】肾阳不足，摄纳失司，气不归元。

【证候分析】肾阳不足，摄纳失司，气不归元所致，故呼多吸少，并伴有腰膝酸软，面青肢冷等肾阳不足之证。

【治法方剂】补肾纳气。可选人参胡桃汤、黑锡丹等方治之。

8.肾虚痰阻

【证候表现】喘咳短气，呼多吸少，痰多胸闷，伴有腰酸肢冷，小便频数，舌苔白腻，脉沉细或濡滑无力。

【病因病机】痰涎壅盛于上,肾气亏损于下。

【证候分析】肾阳不足,腰酸肢冷,小便频数;痰涎壅盛于上,喘咳短气,呼多吸少,痰多胸闷。

【治法方剂】降逆化痰,温肾纳气。以苏子降气汤加减。

9.阳虚水泛

【证候表现】喘咳气急,不能平卧,伴有心悸畏寒,腰酸肢冷,尿少水肿,舌质胖淡,苔白滑,脉象沉细。

【病因病机】肾阳不足,水不化气,上凌心肺。

【证候分析】肾阳不足,心悸畏寒,腰酸肢冷,尿少水肿;水不化气,上凌心肺,喘咳气急,不能平卧。

【治法方剂】温阳化水之法。方选真武汤化裁。

(三)鉴别诊断

1.风寒闭肺气喘与风热犯肺气喘的鉴别

(1)风寒闭肺　其痰清稀,兼有恶寒发热,无汗,头身疼痛,脉浮紧等表寒证。

(2)风热犯肺　其痰黄稠,兼有发热,微恶风寒,汗出,脉浮数等表热证。

2.痰浊阻肺气喘与气郁伤肺气喘的鉴别

(1)痰浊阻肺　痰多而黏。

(2)气郁伤肺　伴有咽喉如梗,胸胁胀痛等肝气郁结的表现及精神抑郁,急躁易怒等症状。

3.肺气阴两虚气喘与肾不纳气气喘的鉴别

(1)肺气阴两虚　为单纯肺虚的表现。

(2)肾不纳气　具有肾阳不足之表现。

4.肾虚痰阻气喘与阳虚水泛气喘的鉴别

(1)肾虚痰阻　喘兼有痰涎壅盛的症状。

(2)阳虚水泛　气喘兼有心悸,尿少,浮肿等表现。

八、哮

(一)概念

哮是以呼吸急促,喉中哮鸣如哨鸣音为特征的一个临床常见症状。

(二)常见证候

1.寒痰阻肺

【证候表现】属“冷哮”范畴,遇寒而发,常表现为呼吸急促,喉中哮鸣,胸膈满闷,痰白而黏,或清稀多沫,面色晦滞而青,口不渴,或渴喜热饮,舌苔白滑,脉象浮紧,或兼见恶寒,发热,无汗,头身疼痛等表证。

【病因病机】内有壅塞之气,外有非时之感,膈有胶固之痰,三者相合,阻塞气道,搏击有声,发为哮病。

【证候分析】其痰色白而黏,或清稀多沫,出现面色晦滞而青,口不渴,或渴喜热饮等寒象,兼表证以恶寒为主。

【治法方剂】温肺散寒,化痰止哮。方选小青龙汤化裁。

2.热痰阻肺

【证候表现】此证属“热哮”范畴,遇热而发,其主要临床表现有呼吸急促,喉中哮鸣,声高气粗,烦闷不安,痰黄稠黏,咳吐不爽,面红自汗,口渴欲饮,舌质红,苔黄腻,脉滑数,或兼见发热,微恶风寒,头痛等表证。

【病因病机】风热之痰壅塞于肺，病因于热，或素体阳盛，痰从热化。

【证候分析】其痰色黄稠黏，咳吐不爽。出现面红自汗，口渴欲饮，舌红苔黄等热象，兼表证以发热为主，而微恶风寒。

【治法方剂】治宜宣肺清热，化痰止哮。可用越婢加半夏汤加减。

3.寒热错杂

【证候表现】呼吸急促，喉中哮鸣，痰黄稠黏，或白黏难咳，胸闷心烦，兼见恶寒发热，无汗，头身疼痛，舌苔黄白，脉浮紧而数。

【病因病机】热痰伏肺，寒痰郁而化热，内伏于肺，风寒之邪外束于表。

【证候分析】内有痰黄稠黏，或痰白黏难咳，胸中烦热之痰热证，外有恶寒发热，无汗，头身疼痛之表寒证，即表寒里热证。

【治法方剂】散寒清热，宣肺化痰。可选定喘汤加减。

4.阳虚痰阻

【证候表现】亦属“冷哮”范畴，表现为呼吸急促，喉中哮鸣，气短难续，动则尤甚，面自汗出，形寒肢冷，舌质淡白胖嫩，或淡紫，脉沉弱无力。

【病因病机】哮病久发，痰气瘀阻，寒痰伤及脾肾之阳。

【证候分析】多见面自汗出，形寒肢冷，口淡不渴，气短难续，动则尤甚，尿清便溏，舌质淡白胖嫩，或淡紫，脉沉弱无力等阳虚内寒之证。

【治法方剂】温阳益气，佐以降气化痰。以金匮肾气丸合三子养亲汤加减治之。

5.阴虚痰阻

【证候表现】亦属“热哮”范畴，主要表现为呼吸急促，喉中哮鸣，痰黏而少，形瘦咽干，虚烦盗汗，舌红少津，舌苔薄黄，脉象细数。

【病因病机】哮病久发，痰热耗灼肺肾之阴，阴虚火旺。

【证候分析】多见形瘦咽干，潮热盗汗，五心烦热，午后颧红，舌红少津，脉象细数等阴虚之证。

【治法方剂】养阴清热，降气化痰。方选麦门冬汤加味。

（三）鉴别诊断

1.寒痰阻肺哮喘与热痰阻肺哮喘的鉴别

（1）寒痰阻肺　其痰色白而黏，或清稀多沫。

（2）热痰阻肺　其痰色黄稠黏，咳吐不爽。

2.阳虚痰阻哮喘与阴虚痰阻哮喘的鉴别

（1）阳虚痰阻　痰多色白清稀，兼见面自汗出，形寒肢冷，口淡不渴，尿清便溏。

（2）阴虚痰阻　痰多色黄稠黏，兼见形瘦咽干，潮热盗汗，五心烦热，午后颧红，舌红少津。

3.寒痰阻肺哮喘与阳虚痰阻哮喘的鉴别

（1）寒痰阻肺　咳痰色白清稀，全身有明显寒象，实寒，无明显的气虚表现。

（2）阳虚痰阻　咳痰色白清稀，全身有明显寒象，虚寒，有气短难续，倦怠乏力，自汗，动则诸症加重，舌质淡胖，脉沉弱无力等气虚的表现。

4.热痰阻肺哮喘与阴虚痰阻哮喘的鉴别

（1）热痰阻肺　咳痰色黄黏稠，全身有明显热象，实热，无明显的阴血不足的表现。

（2）阴虚痰阻　咳痰色黄黏稠，全身有明显热象，虚热，有形瘦咽干，潮热盗汗，五心烦热，颧红，舌红少津，脉象细数等阴虚内热之征。

九、胸痛

（一）概念

中医胸痛是指胸部正中或偏侧作痛。

（二）常见证候

1.心气虚弱

【证候表现】胸痛隐隐，时轻时重，时作时休，胸闷不舒，心悸，短气，自汗，倦怠，活动后加重，面色㿠白，舌质淡，脉细或虚大无力。

【病因病机】心气不足。

【证候分析】心气虚弱可见心悸，气短，自汗，舌淡，脉细等表现，其胸痛程度不剧，呈隐隐作痛。

【治法方剂】补益心气，方用保元汤加减。若兼血虚可加当归、阿胶等药，若兼瘀血可加川芎、赤芍等药物。

2.寒凝气滞

【证候表现】胸痛胀闷，疼痛时轻时重，甚至胸痛彻背，掣及左肩，臂部作痛。症状重者可有面色苍白，自汗，畏寒，四肢清冷，或厥逆，舌淡润或胖大而有齿痕，脉沉迟或结代。

【病因病机】心阳虚衰。

【证候分析】其疼痛程度较剧，且觉胸部满闷，甚者胸痛彻背，由于胸阳不振，阳虚寒凝，气机痹阻所致。临床可见面色㿠白，自汗，畏寒，肢冷，舌淡，脉迟等心阳虚弱的表现。

【治法方剂】温通心阳，方用宽胸丸，或赤石脂丸。严重者阳盘欲脱，胸痛如割，冷汗淋漓，四肢厥逆，脉微欲绝，急当回阳救逆，方用参附汤，或参附龙牡汤。

3.**心血瘀阻**

【证候表现】胸痛剧烈，多为刺痛，固定不移，甚者突然发作，痛如刀割，冷汗自出，心悸怔忡，慌恐不宁，缓解后体倦神疲，精神萎靡，舌青紫晦黯或有瘀斑，脉沉细或涩，或结代。

【病因病机】心气虚弱，无力鼓动心血运行，或因心阳不足，寒凝气滞，血涩不通。

【证候分析】其疼痛性质为刺痛，且固定不移，临床可见舌紫黯或有瘀斑，脉迟涩等瘀血表现。

【治法方剂】活血化瘀。方用血府逐瘀汤合失笑散加减。

4.**气阴两虚**

【证候表现】胸膺隐痛，绵绵不休，时轻时重，心悸不宁，多梦失眠，自汗、短气或气喘，活动后尤为明显。自觉发热，舌干少津，小便黄赤，舌红少苔，脉细或数而无力，或结代。

【病因病机】心气、心阴俱虚。

【证候分析】心气、心阴俱虚，故有口干少津，小便黄赤，舌红少苔，脉细数无力等阴虚表现。

【治法方剂】益气养阴。方用生脉散，炙甘草汤加减。

5.**痰浊阻遏**

【证候表现】胸痛，咳嗽痰多，或咳清稀痰涎，或咳痰稠黏，短气或气喘，甚者彻背而痛，不能平卧，舌苔白润或滑，脉滑。

【病因病机】心气之不足，或胸阳不振，痰浊遏阻脉络。

【证候分析】除胸痛外，必兼见咳嗽，气喘，痰多，舌苔白润，脉滑等湿痰内盛的表现。

【治法方剂】化痰通阳。方用瓜蒌薤白半夏汤、枳实薤白桂枝汤。

6.**肺部痈脓**

【证候表现】胸痛隐隐，咳吐黄痰，或脓血，气味腥臭，口燥渴而不欲饮，或烦满，汗出，乍寒乍热，舌红，脉滑或滑数。

【病因病机】热毒伤肺、肉腐为脓而成肺痈。

【证候分析】由于热毒伤肺、肉腐为脓而成肺痈，故除胸痛之外，必见咳吐稠痰脓血，其味腥臭，以及胸中烦热，口燥咽干，舌红，脉滑数等热毒内蕴的症状。

【治法方剂】清热解毒排脓。方用千金苇茎汤加银花、连翘、鱼腥草等，或用肺炎二号方加减。

（三）鉴别诊断

1.心气虚弱胸痛、寒凝气滞胸痛与心血瘀阻胸痛的鉴别

（1）心气虚弱　其胸痛程度不剧，呈隐隐作痛。可见心悸，气短，自汗，舌淡，脉细等表现。

（2）寒凝气滞　疼痛程度较剧，且觉胸部满闷，甚者胸痛彻背。可见面色㿠白，自汗，畏寒，肢冷，舌淡，脉迟等心阳虚弱的表现。

（3）心血瘀阻　其疼痛性质为刺痛，且固定不移。可见舌紫黯或有瘀斑，脉迟涩等瘀血表现。

2.痰浊阻遏胸痛与心血瘀阻胸痛的鉴别

（1）痰浊阻遏　兼见咳嗽，气喘，痰多，舌苔白润，脉滑等湿痰内盛的表现。

（2）心血瘀阻　见刺痛，痛处固定，舌紫，脉涩等症。

3.气阴两虚胸痛与心气虚弱胸痛的鉴别

（1）气阴两虚　心气、心阴俱虚，故有口干少津，小便黄赤，舌红少苔，脉细数无力等阴虚表现。

（2）心气虚弱　仅心气不足，可见心悸，气短，自汗，舌淡，脉细等。

十、胸闷

(一)概念

胸闷又可称胸痞、胸满、胸中痞满,是指自觉胸中堵塞不畅、满闷不舒。

(二)常见证候

1.外感风寒

【证候表现】发热,恶寒,头痛,身疼,咳嗽或喘,胸闷不舒,舌苔白,脉浮或紧。若素有伏饮于肺,复感寒邪于外,则咳喘明显,胸闷憋气,烦躁,甚至倚息不得安卧。

【病因病机】肺气壅滞。

【证候分析】外感风寒者,除胸闷不舒外,必兼发热,恶寒,脉浮紧的表寒证症状。

【治法方剂】辛温发散。方用麻黄汤等加减。

2.邪热壅肺

【证候表现】发热重,微恶寒或不恶寒,口渴欲饮,上气咳逆,咳吐黄痰,喘鸣迫塞,胸闷憋气,或溲赤便干,舌红苔黄,脉数有力。

【病因病机】肺气壅滞。

【证候分析】邪热壅肺者,多由外感风热未解,邪热入里,壅遏肺脏所致,故见高热,烦渴,胸闷,喘急,舌红,苔黄,脉数有力等里实热证表现。若内有伏饮,外复感受风寒者,除表证外,其咳喘必甚,且痰多色白,或泡沫样痰,甚至烦躁,倚息不得卧。(方用小青龙加石膏汤加减)?

【治法方剂】清泄里热。方用麻杏石甘汤加减。

3.肺痈

【证候表现】胸闷多兼胸中隐隐作痛，发热，咳嗽，吐痰黄浊腥臭，或吐脓血，咽干，口燥，不渴，舌红苔黄，脉数或滑。

【病因病机】肺气壅滞。

【证候分析】肺痈所致者，必有胸闷而痛，咳吐腥臭黄痰或吐脓血，口燥，苔黄，脉滑数等肺痈病证表现。

【治法方剂】清肺解毒排脓。方用千金苇茎汤加减。

4.心血瘀阻

【证候表现】胸闷憋气，以夜间为甚，或伴有胸痛隐隐，或痛引肩臂。心悸，或短气，舌紫黯或有瘀血斑点，脉弱或结代。

【病因病机】心脉瘀血，痹阻不通。

【证候分析】心脉痹阻，血脉不通，胸闷憋气，以夜间为甚，伴有胸痛隐隐，或痛引肩臂。心悸，或短气，舌紫黯或有瘀血斑点。

【治法方剂】蠲涤痰饮、活血祛瘀。方用枳实薤白桂枝汤。

5.肝气郁滞

【证候表现】胸闷不舒，常太息以呼出为快，伴有胁痛，头目眩晕，口苦，咽干，或寒热往来。情绪急躁易怒。或妇女月经不调。舌正常或有薄黄苔，脉弦细。

【病因病机】肝气郁滞不舒。

【证候分析】肝气郁滞不舒所致，胸闷而兼胁痛，太息，头晕目眩，口苦，咽干，性情急躁易怒，妇女月经不调，脉弦细等，均是肝气不舒的临床表现。

【治法方剂】疏肝解郁。方用柴胡疏肝散加减。

十一、心中懊侬

（一）概念

即自觉心中烦热、闷乱不安的症状，由于病位在胸膈心窝间，故称心中懊侬。

（二）常见证候

1.热扰胸膈

【证候表现】心中懊侬，烦热不宁，胸中窒塞，胃脘痞满，按之濡软，或呕逆，或少气，舌质红，苔微黄，脉沉数无力。

【病因病机】多因太阳病发汗吐下后，外邪传里化热，热扰胸膈，心神不宁。

【证候分析】外邪传里化热，热扰胸膈，心神不宁，心中懊侬，烦热不宁，胸中窒塞，胃脘痞满。

【治法方剂】宣郁清热。方选栀子豉汤，少气者用栀子甘草豉汤，呕逆明显的用栀子生姜豉汤。

2.湿热郁蒸

【证候表现】心烦懊侬，身目发黄，鲜明如橘子色，汗出不彻，食欲不振，恶心欲吐，食后腹胀，小便短赤，舌苔黄腻，脉濡数。

【病因病机】由外邪内侵，郁而不达，中焦受阻，脾失健运，或饮食不节，损伤脾胃，湿郁化热，湿热蕴结，上蒸心胸。

【证候分析】湿郁化热，湿热蕴结，身目发黄，鲜明如橘子色，汗出不彻，食欲不振，恶心欲吐，食后腹胀，小便短赤，上蒸心胸，心烦懊侬。

【治法方剂】清利湿热。方用茵陈蒿汤。

3.阳明燥结

【证候表现】心中懊侬,烦躁不安,脘腹胀满,腹痛拒按,大便秘结,小便短赤,舌红,苔黄起刺,脉沉实有力。

【病因病机】热邪与燥屎内结,燥热之气挟浊上冲。

【证候分析】由于热邪与燥屎内结,燥热之气挟浊上冲所致,故懊侬兼见腹满不大便,日晡潮热,苔黄燥起芒刺。

【治法方剂】峻下通腑。方用大承气汤。

4.热实结胸

【证候表现】心下硬满,懊侬不宁,甚则从心中至少腹硬痛拒按,午后微有潮热,口渴,便秘,或项强,或喘息,或头汗出,苔黄厚,脉沉迟有力或沉紧。

【病因病机】外邪入里,或表邪不解,误用攻下,致使邪热内陷,与宿聚之水饮互结而成。

【证候分析】由外邪入里,或表邪不解,误用攻下,致使邪热内陷,与宿聚之水饮互结而成,故除懊侬外兼见心下至少腹硬满疼痛,手不可近,或颈项强,但头汗出等症状,虽有便秘,但燥结较轻。

【治法方剂】泻热逐水破结。方用大陷胸汤。

5. 气阴两伤

【证候表现】心胸烦闷不安,少气多汗,咽干呛咳,呕逆烦热,口干喜饮,或虚烦不得眠,舌红少苔,脉数弱无力。

【病因病机】热病之后或余热未清而气液已伤。

【证候分析】多见于热病之后或余热未清而气液已伤,所以既有余热内恋之心胸烦闷不安,脉数,舌红等症,又有气阴两伤之少气多汗,咽干呛咳,口干喜饮等症。

【治法方剂】益气养阴。方用竹叶石膏汤。

6.阴虚火旺

【证候表现】心中烦热闷乱,五心烦热,盗汗失寐,两颧红赤,头晕耳鸣,口干咽燥,腰酸腿软,舌红无苔,脉细数。

【病因病机】素体阴液不足,或思虑过度。

【证候分析】气郁化火,或罹受外邪,入里化热,遂成阴虚火旺之症。五心烦热,盗汗,颧赤,舌红无苔,时时燥热等为阴虚火旺证的特点。

【治法方剂】滋阴降火。方选知柏地黄汤,或随证选用酸枣仁汤、大补阴丸等。

(三)鉴别诊断

1.热扰胸膈心中懊憹与湿热郁蒸心中懊憹的鉴别

(1)热扰胸膈　兼见气机不畅之象,如胸中窒塞,胃脘痞满,按之柔软。

(2)湿热郁蒸　由于湿热交蒸,使肝胆疏泄失职,身易发黄,其他如汗出不彻,小便短赤,腹胀呕恶,尤为湿热不解的常见症状。

2.阳明燥结心中懊憹与热实结胸心中懊憹的鉴别

(1)阳明燥结　兼见腹满不大便,日晡潮热,苔黄燥起芒刺。

(2)热实结胸　兼见心下至腹硬满疼痛,手不可近,或颈项强,但头汗出等症状,虽有便秘,但燥结较轻。

3.气阴两伤心中懊憹与阴虚火旺心中懊憹的鉴别

(1)气阴两伤　少气多汗,咽干呛咳,口干喜饮等症。

(2)阴虚火旺　五心烦热,盗汗,颧赤,舌红无苔,时时燥热等为阴虚火旺证的特点。

十二、心悸

(一)概念

心悸是指心动悸不宁,俗称心跳。

(二)常见证候

1.心气虚损

【证候表现】心悸不宁,面色㿠白,胸满少气,神疲乏力,口唇淡白,手足不温,善欠或太息,自汗懒言,脉弱无力。

【病因病机】年老脏气衰弱,或因久病不复,或因过汗、过下损伤气血。

【证候分析】多由老年脏气衰弱,或因久病不复,或因过汗、过下损伤气血而成。心悸,短气,自汗,活动或劳累加重。兼见面色㿠白,体倦乏力,舌质淡,舌体胖嫩,苔白,脉虚。

【治法方剂】养心益气,安神定志。方用琥珀养心丹或养心汤。

2.心阳不振

【证候表现】心悸气短,少气无力,声低息短,胸中痞闷,入夜为甚,畏寒喜温,甚则肢厥,小便清长,大便不实,脉沉微,或沉缓,舌质淡,苔白湿润。

【病因病机】老年脏气衰弱,或因久病不复,或因过汗、过下损伤气血。

【证候分析】心阳不振,不能鼓动气血,故见心悸,短气,自汗,活动或劳累加重。除上述共同症状外,兼见形寒肢冷,心胸憋闷,面色苍白,舌质淡或紫黯,脉微弱或结代。

【治法方剂】温补心阳。方用桂枝甘草龙骨牡蛎汤。

3.心阴不足

【证候表现】心悸烦躁，头晕目眩，颧红耳鸣，口干咽痒，失眠多梦，低热盗汗，脉细数，舌质红，少苔或光剥。

【病因病机】阴血化生之源不足，或续发于失血之后，或过度劳神，以致营血亏虚，阴精暗耗。

【证候分析】阴血化生之源不足，营血亏虚，阴精暗耗。血虚导致心失所养，则见心悸，心烦，易惊，失眠，健忘等症。低热，盗汗，五心烦热，口干，舌红少津，脉细数为阴血不足之象。

【治法方剂】滋阴降火，宁心安神。方用定心汤或补元益阴汤。

4.心血不足

【证候表现】心悸怔忡，面色不华，心烦不寐，手足乏力，精神不振，唇淡爪白，脉细而弱，舌质淡，苔薄白。

【病因病机】阴血化生之源不足，或续发于失血之后，或过度劳神，以致营血亏虚，阴精暗耗。

【证候分析】阴血化生之源不足，以致营血亏虚，阴精暗耗。营血亏虚，则见心悸，心烦，易惊，失眠，健忘。眩晕，面色不华，唇舌色淡，脉细弱为血虚之象。

【治法方剂】养心益血，安神定志。方用归脾汤或河车大造丸。

5.惊恐扰心

【证候表现】心悸善惊，惕而不安，多梦易醒，脉小数，舌质淡红，苔薄白。

【病因病机】突然惊恐，惊则气乱，以致心神不能自主，坐卧不安。

【证候分析】由于突然惊恐，惊则气乱，以致心神不能自主，坐卧不安而生心悸；又“恐则气下”，恐伤肾，精气虚怯，以致心悸不宁。

【治法方剂】镇惊安神，补心扶虚。方用桂枝去芍药加蜀漆龙骨牡蛎救逆汤。

6.心血瘀阻

【证候表现】心悸短气,胸闷胁痛,重则痛引肩臂,面唇紫黯,四肢逆冷,口干咽燥,脉涩结代,舌质青,或见瘀点,或紫绛,苔白或黄。

【病因病机】心气虚或心阳虚,血运无力,或七情过激,劳累受寒,以致血脉阻滞而形成心血瘀阻。

【证候分析】多由心气虚或心阳虚,血运无力所致,或七情过激,劳累受寒,以致血脉阻滞而形成心血瘀阻。其辨证要点为心悸,伴有胸胁刺痛或闷痛,并常引臂内侧疼痛,尤以左臂痛为多见,一般痛势较剧,时作时止,重者并有面唇青紫,四肢逆冷,舌质黯红或见紫色斑点,苔少,脉微细或涩。

【治法方剂】行气活血,化瘀通络。方用血府逐瘀汤或冠心Ⅱ号。

7.痰火扰心

【证候表现】心悸烦躁,口舌糜烂疼痛,口苦咽干,头晕失眠,或吐血,衄血,脉滑数,或弦数,舌尖红,舌苔黄或黄腻。

【病因病机】情志之火内发,或六淫化火内郁,或因过食辛辣,过服温补药物。

【证候分析】多见于情志之火内发,或六淫化火内郁,或因过食辛辣,过服温补药物所致。其辨证要点为心烦而悸,急躁失眠,口舌糜烂,或舌强难言,舌红苔腻,脉数滑。

【治法方剂】清热豁痰,宁心安神。方用温胆汤或加味定志丸。

8.水气凌心

【证候表现】心悸胸满,头目眩晕,小便短涩,舌质淡,苔水滑,脉沉弦。

【病因病机】心阳虚而水饮上泛。其证可分为二:一是心阳不振,加之脾肺气虚,不能布散津液,留而为饮,或水气上冲;另一是心阳不振,又加肾阳之虚,下焦水寒无所制伏,形成水邪上泛。

【证候分析】一是心阳不振,加之脾肺气虚,不能布散津液,留而为饮,或水气上冲。其辨证要点为心下逆满,气上冲胸,心悸气短,头目眩晕,胸中发闷,咳嗽,咳吐稀白痰,舌苔水滑,脉沉弦。二是心阳不振,又加肾阳之虚,下焦水寒无所制伏,形成水邪上泛,其辨证要点为头眩心悸,伴有小便不利,筋惕肉瞤等证,脉沉,舌质淡,苔白滑,或见肩背酸凝,或见腹痛下利,或见肢体浮肿。

【治法方剂】一治宜通阳化饮,方用苓桂术甘汤加减;二治宜温阳散寒、利水消阴,方用真武汤加减。

(三)鉴别诊断

1.心气虚损与心阳不振心悸的鉴别

(1)心气虚损　症见面色㿠白,体倦乏力,舌质淡,舌体胖嫩,苔白,脉虚。

(2)心阳不振　症见形寒肢冷,心胸憋闷,面色苍白,舌质淡或紫黯,脉微弱或结代。

2.心阴不足与心血不足心悸的鉴别

(1)心阴不足　兼见低热,盗汗,五心烦热,口干,舌红少津,脉细数。

(2)心血不足　兼见眩晕,面色不华,唇舌色淡,脉细弱。

十三、心下悸

(一)概念

心下悸是指心下(胃)惕惕然跳动而言。

(二)常见证候

1.水气凌心

【证候表现】心下经常跳动,多饮则甚,头眩,呕吐,小便不利,脉弦滑，舌体胖大，苔滑白润。

【病因病机】胃有停饮，不得布散，上凌于心。

【证候分析】水气凌心，心下悸，饮水悸甚，小便不利，伴有头眩，脉弦滑，舌胖大。

【治法方剂】蠲饮通阳。方选茯苓甘草汤，或半夏麻黄丸。

2.心阳不振

【证候表现】心下悸动不宁，按之稍安，兼有气短，胸闷，畏寒，四肢不温，舌质淡红，脉小弱。

【病因病机】阳气内弱，心下空虚，正气内动。

【证候分析】以病人“叉手自冒心”“欲得按”为特点，伴有气短，畏寒，脉小弱。

【治法方剂】温通心阳。方选桂枝甘草汤，或茯苓桂枝白术甘草汤。

3.阴虚火旺

【证候表现】心下悸动，时发时止，伴有五心烦热，两颧绯红，头晕耳鸣，脉细数，舌质红，苔少。

【病因病机】以阴虚为本，火旺为标，火为阳，阳主动，阴精乏其所承，相火妄动。

【证候分析】以阴虚为本，火旺为标，火为阳，阳主动，阴精乏其所承，相火妄动而见心悸，其心下悸与五心烦热，脉细数并见，并有两颧绯红，舌苔少等特点。

【治法方剂】滋阴降火。用知柏地黄丸。

4.痰火相搏

【证候表现】心下悸动烦乱，易惊，口苦，失眠多梦，或呕吐痰涎，脉滑数，舌质红，苔黄腻。

【病因病机】痰饮停于中焦，碍其经络不得输通，而郁火与痰相击于心下。

【证候分析】以痰为本，火为标，“痰饮停于中焦，碍其经络不得输通，而郁火与痰相击于心下”（《证治准绳》），则见心下悸。其心下悸动烦乱，易惊，口苦，脉滑数，苔黄腻是其特点。

【治法方剂】清热豁痰，导痰汤主之。

（三）鉴别诊断

1.水气凌心心下悸与心阳不振心下悸的鉴别

（1）水气凌心　饮水悸甚，小便不利，伴有头眩，脉弦滑，舌胖大。

（2）心阳不振　以病人“叉手自冒心”“欲得按”为特点，伴有气短，畏寒，脉小弱。

2.阴虚火旺心下悸与痰火相搏心下悸的鉴别

（1）阴虚火旺　其心下悸与五心烦热，脉细数并见，并有两颧绯红，舌苔少等特点。

（2）痰火相搏　其心下悸动烦乱，易惊，口苦，脉滑数，苔黄腻是其特点。

十四、心下痞

（一）概念

心下痞是指心下胃脘部满闷不舒的症状。

（二）常见证候

1.热痞

【证候表现】心下痞，按之濡，心烦口渴，或见吐衄，小便黄赤，舌苔薄黄，其脉关上浮。

【病因病机】太阳病误下,脾胃受伤,遂使客气上逆,阻塞心下。

【证候分析】热痞有心烦口渴,溲赤,苔黄之热证可寻。

【治法方剂】宜泄热消痞。方选大黄黄连泻心汤。

2.寒热痞

【证候表现】心下痞,按之濡,兼见恶寒,汗出,舌苔薄白,其脉浮弱或数。

【病因病机】太阳病叠经误下,脾胃受伤,遂使客气上逆,阻塞心下。

【证候分析】寒热痞除有热扰心下而见痞症外,必兼恶寒汗出之阳虚证。

【治法方剂】清热扶阳消痞。方选附子泻心汤。

3.痰气痞

【证候表现】心下痞满,恶心呕吐,头晕目昏,大便不利,舌苔白腻,脉滑。

【病因病机】痰与饮同源,水湿所聚,稠者为痰,稀者为饮。痰与饮结于心下,胃气失于和降,清气不得上升。

【证候分析】痰与饮同源,水湿所聚,稠者为痰,稀者为饮。痰与饮结于心下,胃气失于和降,清气不得上升,遂可致痞。痰气痞有恶心呕吐,苔腻。

【治法方剂】化痰消痞。方用半夏泻心汤。

4.饮气痞

【证候表现】心下痞满,纳少不馨,干噫食臭,腹中作响,大便溏薄,舌苔薄白,脉沉弱。

【病因病机】痰与饮同源,水湿所聚,稠者为痰,稀者为饮。痰与饮结于心下,胃气失于和降,清气不得上升。

【证候分析】痰与饮同源,水湿所聚,稠者为痰,稀者为饮。痰与饮结于心下，胃气失于和降，清气不得上升，遂可致痞。饮气痞有肠鸣，苔薄白。

【治法方剂】散饮消痞。方选生姜泻心汤。

5.客气上逆痞

【证候表现】心下痞，心烦不安，干呕食少，或兼下利，舌苔薄白，脉略弦。

【病因病机】伤寒、中风，表不解而误用下法，胃中空虚，客气上逆，心下痞硬。

【证候分析】伤寒、中风，表不解而误用下法，胃中空虚，客气上逆，心下痞硬，若误认心下痞硬为下之不尽，继而再下，则痞更甚。心烦不安，坐卧不宁是其特点。

【治法方剂】缓急消痞。甘草泻心汤主之。

（三）鉴别诊断

1.热痞与寒热痞的鉴别

（1）热痞　有心烦口渴，溲赤，苔黄之热证可寻。

（2）寒热痞　有热扰心下而见痞症外，必兼恶寒汗出之阳虚证。

2.痰气痞与饮气痞的鉴别

（1）痰气痞　痰气痞有恶心呕吐，苔腻。

（2）饮气痞　饮气痞有肠鸣，苔薄白。

十五、呵欠

（一）概念

疲倦欲睡或乍醒时，张口舒气，称为呵欠，多属正常生理现象。若不拘时间，又不在困倦之时，频频呵欠，则属病理表现。

（二）常见证候

1.肝郁气滞

【证候表现】时时欠伸，抑郁少欢，精神不振，表情淡漠，胸闷胁痛，嗳气腹胀，或咽中梗塞，如有炙脔，或精神恍惚，善悲喜哭，脉弦细。

【病因病机】情怀抑郁，思虑不解，忧愁烦闷，肝失疏泄，气机失调。

【证候分析】抑郁，思虑，忧烦，致肝失疏泄，精神不振，表情淡漠，胸闷胁痛，嗳气腹胀，或精神恍惚，善悲喜哭，气机失调而致时时欠伸。

【治法方剂】疏肝理气，解郁散结，方选柴胡疏肝散加川楝子、郁金。若久郁伤神，精神恍惚，悲忧善哭，睡眠不安者，可用甘麦大枣汤加合欢皮、枣仁、茯神、龙齿。

2.气滞血瘀

【证候表现】频频呵欠，胸部憋闷，或心前区刺痛，心悸气短，头晕耳鸣，健忘，性情急躁，舌质红或紫黯，脉多沉涩，或见结代。

【病因病机】多因病久及血，脉络瘀滞，阳气被阻，不能宣发。

【证候分析】病久及血，脉络瘀滞，阳气被阻，不能宣发所致。症见呵欠乍作，伴胸部憋闷，或隐痛，心悸气短，口唇隐青等症状。

【治法方剂】活血化瘀，理气破滞。方选血府逐瘀汤加减。

3.脾肾阳虚

【证候表现】精神疲惫，连连呵欠，伴见形寒肢冷，面色㿠白，食少腹胀，大便溏泄，夜尿增多，或小便清长，舌淡唇青，脉沉细。

【病因病机】先天禀赋不足，或久病体虚，脾肾阳衰，中焦虚寒，阳虚阴盛，阴阳相引。

【证候分析】多因先天禀赋不足,或久病体虚,脾肾阳衰,中焦虚寒,阳虚阴盛,阴阳相引所致。症见神倦欠伸,形寒怯冷,脉沉细无力。

【治法方剂】健脾温阳,补肾益火。方用右归丸加味。

(三)鉴别诊断

肝郁气滞呵欠与气滞血瘀呵欠的鉴别

(1)肝郁气滞　精神不振,表情淡漠,胸闷胁痛,嗳气腹胀,或咽中梗塞,如有炙脔,或精神恍惚,善悲喜哭。

(2)气滞血瘀　心悸气短,头晕耳鸣,健忘,心前区憋闷或刺痛。

十六、嗳气

(一)概念

指胃中气体上出咽喉所发出的一种声长而缓的声音,俗称"打饱嗝",古称"噫"。

(二)常见证候

1.食滞停胃

【证候表现】嗳气有酸腐臭味,嗳声闷浊或恶心,嗳气不连续发作,胸脘痞闷,不思饮食,大便有酸腐臭味或秘结,舌苔厚腻,脉象滑实。

【病因病机】饮食不节,停滞胃脘,中焦气机受阻,胃气上逆。

【证候分析】饮食不节,停滞胃脘,嗳气有酸腐臭味,胸脘痞闷,不思饮食,大便有酸腐臭味或秘结;中焦气机受阻,胃气上逆,故见嗳声闷浊。

【治法方剂】消食导滞、理气和中法。方用保和丸。

2.肝气犯胃

【证候表现】嗳气频繁,嗳声响亮,胸闷不舒,胁肋隐痛,舌苔薄白,脉弦。

【病因病机】由于忧思恼怒,肝气郁结,横逆犯胃,胃气上逆。

【证候分析】忧思恼怒,肝气郁结,横逆犯胃,故见胸闷不舒,胁肋隐痛,脉弦等症;胃气上逆,故见嗳声响亮,嗳气频繁。

【治法方剂】疏肝理气、降逆和胃法。方用柴胡舒肝汤。

3.脾胃虚弱

【证候表现】嗳气断续,嗳声低弱,呕泛清水,不思饮食,面色㿠白或萎黄,舌质淡薄白苔,脉象虚弱。

【病因病机】素体虚弱或病后失调,脾胃气虚,纳运失常,胃气不和。

【证候分析】由于素体虚弱或病后失调,脾胃气虚,纳运失常,胃气不和,故嗳气断续,嗳声低弱。呕泛清水,不思饮食,面色㿠白或萎黄,舌质淡苔薄白,脉象虚弱。

【治法方剂】补益脾胃为主。方用健脾散。

(三)鉴别诊断

食滞停胃嗳气与肝气犯胃嗳气的鉴别

(1)食滞停胃　嗳声闷浊,兼见胸脘痞闷,不思饮食,嗳气带酸臭味,大便亦有酸腐臭味等伤食证的特点。

(2)肝气犯胃　嗳声响亮,嗳气频繁,兼见胸闷不舒,胁肋隐痛,脉弦等证。

十七、吞酸

(一)概念

指胃中酸水上泛后随即咽下。

(二)常见证候

1.肝气犯胃

【证候表现】吞酸时作,胃中有烧灼感,反复发作,兼见胸胁不舒,口苦咽干,心烦易怒,舌苔薄黄,脉弦数。

【病因病机】由于恼怒伤肝,肝郁气滞,横逆犯胃。

【证候分析】由于恼怒伤肝,肝郁气滞,横逆犯胃,故吞酸时作,胃中有烧灼感,同时兼见胸胁不舒,心烦易怒,口苦咽干等肝气郁结的表现。

【治法方剂】清肝理气,和胃降逆。方用左金丸加柴胡、栀子、瓦楞子、青皮、郁金之类。

2.饮食积滞

【证候表现】吞酸时作,胃中有烧灼感,嗳腐食臭,脘痞厌食,舌苔黄厚而腻,脉滑。

【病因病机】饮食不节,食积伤胃,中焦气机受阻,胃失和降。

【证候分析】由于饮食不节,食积伤胃,中焦气机受阻,胃失和降,故吞酸时作,胃中有烧灼感,同时兼见嗳腐食臭,脘痞厌食,苔厚腻等伤食证的表现。

【治法方剂】消食导滞,理气和中。方用保和丸加减。

3.寒湿内阻

【证候表现】吞酸时作,兼见胸闷脘痞,不思饮食,舌苔白滑,脉象弦滑。

【病因病机】过食生冷,或外受湿邪,湿阻中焦,气滞不畅,脾胃纳运失常。

【证候分析】由于过食生冷,或外受湿邪,湿阻中焦,气滞不畅,脾胃纳运失常,故见胸中痞闷,不思饮食,气机不畅,吞酸时作。

【治法方剂】养肝胃、理气和中。方用香砂六君子汤。

(三)鉴别诊断

肝气犯胃与饮食积滞吞酸的鉴别

(1)肝气犯胃　兼见胸胁不舒,心烦易怒,口苦咽干等肝气郁结的表现。

(2)饮食积滞　兼见嗳腐食臭,脘痞厌食,苔厚腻等伤食证的表现。

十八、呃逆

(一)概念

呃逆是指胃气上逆,咽喉间频频呃呃作声。

(二)常见证候

1.胃寒呃逆

【证候表现】呃声沉缓有力,胃脘不舒,得热则减,得寒则甚,口中和,苔白润,脉象迟缓。

【病因病机】饮食不节,过食生冷,或外感寒邪深入胃肠,停滞于胃，胃阳被遏，纳降失常。

【证候分析】发生胃寒呃逆，属寒实证。呃声沉缓有力。因胃阳被遏，阳气受阻，故兼见胃脘痞满，得热则胃脘痞满减，得寒则痞满加重，口淡腻等胃寒兼证。

【治法方剂】温中散寒。方选丁香散。如寒重可加肉桂、吴茱萸以温阳散寒，降逆止呃；如夹痰滞不化，胸闷，嗳腐，可加厚朴、枳实、陈皮等，以行气化痰消滞。

2.胃火呃逆

【证候表现】呃声洪亮，冲逆而出，口臭烦渴，小便短赤，大便秘结，舌苔黄，脉象滑数。

【病因病机】嗜食辛辣之品，胃腐积热，或外感热邪结于胃腑，或情志不畅，气郁化火，肝火犯胃，以致胃火上冲。

【证候分析】胃火上冲而为呃逆，属实热证。呃声响亮有力，胃火上冲，故呃声洪亮，冲逆而出。同时兼见口臭心烦，小便短赤，大便难，舌苔黄，脉滑数。

【治法方剂】清降泄热。方选竹叶石膏汤加柿蒂，以化痰降逆。如大便秘结，可加大黄，通利大肠以使热下泄。

3.脾肾阳虚

【证候表现】呃声不断，气不接续，手足不温，面色苍白，食少困倦，腰膝无力，小便清长，大便溏，舌质淡，苔白润，脉沉弱。

【病因病机】脾肾阳虚，肾不纳气，虚气上逆。

【证候分析】呃逆声低不断，气不接续，兼见畏寒肢冷，手足不温，小溲清长等。

【治法方剂】补益脾肾，和胃降逆。方用旋覆代赭汤。如脾肾阳虚，畏寒肢冷，大便溏，可加附子、白术、干姜，以温阳健脾而平逆气。

4.胃阴不足

【证候表现】呃声气促而不连续,口舌干燥,烦渴不安,舌质红绛,脉象细数。

【病因病机】阴液不足,胃失濡养,气失和降。

【证候分析】呃声急促而不连续,兼见口舌干燥,烦渴不安,舌红绛等。

【治法方剂】生津养胃,方选益胃汤加枇杷叶、石斛、柿蒂,以降逆止呃;如胃气大虚,不思饮食,则用橘皮竹茹汤,益气和中。

(三)鉴别诊断

1.胃寒呃逆与胃火呃逆的鉴别

(1)胃寒呃逆　呃声沉缓有力,兼见胃脘痞满,得热则胃脘痞满减,得寒则痞满加重,口淡腻等胃寒兼证。

(2)胃火呃逆　呃声响亮有力,兼见口臭心烦,小便短赤,大便难,舌苔黄,脉滑数。

2.脾肾阳虚呃逆与胃阴不足呃逆的鉴别

(1)脾肾阳虚　属阳虚证。呃逆声低不断,气不接续。兼见畏寒肢冷,手足不温,小溲清长等。

(2)胃阴不足　属阴虚证。呃声急促而不连续。兼见口舌干燥,烦渴不安,舌红绛等。

十九、嘈杂

(一)概念

嘈杂又称心嘈(或嘈心),是胃脘部感觉不适的一种常见症状。

（二）常见证候

1.伤食嘈杂

【证候表现】嘈杂吞酸，嗳腐恶心，胃中兀兀欲吐，恶闻食臭，脘有胀满。若予吐出则诸症悉减，或口臭，苔腻，或大便酸臭。舌苔脉象也可正常。

【病因病机】痰因火动，食郁有热。

【证候分析】痰因火动则口臭苔腻，食郁有热则大便酸臭。

【治法方剂】可用消导通滞之药。方用保和丸加减。

2.胃热嘈杂

【证候表现】嘈杂而胃中有明显辛辣感，或常有酸热感觉，口臭，吞酸，或每晨起吐酸水数口，日间正常，或便秘，舌苔黄，脉洪或滑。

【病因病机】为热证，痰因火动，食郁有热。

【证候分析】痰因火动则胃中有明显辛辣感，食郁有热，则口臭吞酸。

【治法方剂】治法：清热化痰和中用越鞠丸合左金丸加减。

3.胃寒嘈杂

【证候表现】嘈杂口泛清水而酸，或伴有胃脘疼痛，遇寒冷或进冷食则加重，若得热饮热食则减轻或缓解，脘腹痞满，或食欲不振，体乏肢困。少气，面白，舌淡，脉细。

【病因病机】为寒证，中焦虚寒。

【证候分析】脾胃虚寒，运化失司故嘈杂口泛清水而酸，遇寒重，得热轻；寒邪日久，耗损阳气，故体乏肢困，少气面白，舌淡脉细。

【治法方剂】治法：温中散寒和中用香砂六君子汤加减。

4.肝胃不和

【证候表现】嘈杂吞酸，胸闷脘胀，胁痛，口苦，恶心。舌苔薄黄，脉弦细。

【病因病机】肝郁不舒，横逆犯胃，而致肝胃不和。

【证候分析】若肝郁不舒，横逆犯胃，而致肝胃不和嘈杂者，必兼肝气郁滞，如胸闷，胁痛，口苦，恶心，脉弦诸症状。

【治法方剂】疏肝和胃。方用逍遥散合左金丸加减，或用柴平煎加减。

二十、恶心

（一）概念

恶心是指欲吐不吐，欲罢又不止的一种症状。

（二）常见证候

1.胃寒恶心

【证候表现】恶心或时兼胃痛，或不时泛恶清水、涎沫，得暖则感舒适，遇寒则诸症加重，且有食少，便溏，少气，困倦，舌淡，脉弱等症状。

【病因病机】或由素体中焦阳虚不足，或因过食寒凉而损伤胃气。

【证候分析】胃寒者，或由素体中焦阳虚不足，或因过食寒凉而损伤胃气，前者病程长而虚证明显，后者病程短而无明显虚象。恶心而常兼胃痛，胃阳不足，寒湿不化，故时泛清水、涎沫，遇寒则诸症加重，得暖则缓解。中阳不足者，则有食少，便溏，少气，困倦，舌淡，脉弱等中焦阳虚不足之症状。

【治法方剂】温中散寒降逆。方用附子理中汤加减，或吴茱萸汤加减。

2.胃热恶心

【证候表现】恶心或时兼嘈杂，吞酸，口臭，且有溲赤，便秘，舌苔黄,脉弦或滑。

【病因病机】或由素嗜膏粱厚味,里热内盛,或感冒暑热,外邪入里。

【证候分析】由素嗜膏粱厚味,里热内盛,或感冒暑热,外邪入里,以致胃热气逆恶心,遂有口臭,吞酸,溲赤,便秘,苔黄,脉数等热证表现。

【治法方剂】里热内盛恶心可用承气汤类加减,而暑热入里恶心可用竹叶石膏汤加减。

3.胃阴虚恶心

【证候表现】恶心,或兼剧烈呕吐,口渴欲饮,或饮水即吐,不能食,短气,困倦,舌红少苔,脉细数。

【病因病机】由于热病后期,或经大手术后,胃阴严重不足。

【证候分析】多由于热病后期,或经大手术后,胃阴严重不足,遂致剧烈恶心呕吐,不能饮食,甚至水入即吐,口渴,舌红,脉细数,为胃阴不足症状。

【治法方剂】养胃阴、降逆气。方用益胃汤合橘皮竹茹汤加减。

4.肝胃不和

【证候表现】恶心,或兼呕吐,胸闷,胁痛,口苦,咽干,食欲不振,或妇女月经不调,舌苔薄黄,脉弦细。

【病因病机】肝气郁滞,横逆犯胃。

【证候分析】肝气郁滞,横逆犯胃所致,故必兼有胸闷,胁痛,口苦,咽干,脉弦等肝气郁滞症状。

【治法方剂】疏肝和胃。方用柴平汤,或四逆散合二陈汤加减。

5.伤食恶心

【证候表现】恶心欲吐,嗳腐吞酸,恶闻食臭,胃脘胀满,不欲饮食,舌、脉往往正常。

【病因病机】暴食伤胃所致,致使胃气不降。

【证候分析】暴食伤胃所致,致使胃气不降,上逆而为恶心,嗳腐吞酸,恶闻食臭,胃脘胀满,不欲饮食,舌、脉往往正常。

【治法方剂】消食导滞。方用楂曲平胃散,或枳实导滞丸等方加减。

(三)鉴别诊断

1.胃寒恶心与胃热恶心的鉴别

(1)胃寒恶心　得暖则感舒适,遇寒则诸症加重,且有食少,便溏,少气,困倦,舌淡。

(2)胃热恶心　兼嘈杂,吞酸,口臭,且有溲赤,便秘。

2.肝胃不和恶心与伤食恶心的鉴别

(1)肝胃不和　必兼有胸闷,胁痛,口苦,咽干,脉弦等肝气郁滞症状。

(2)伤食恶心　兼有嗳腐吞酸,恶闻食臭,胃脘胀满,不欲饮食。

二十一、干呕

(一)概念

干呕是指欲吐而呕,无物有声,或仅呕出少量涎沫的症状。

(二)常见证候

1.胃热

【证候表现】干呕频作,其声洪亮,心下痞塞,口苦心烦,渴而欲饮,或兼有腹满作痛,大便秘结,舌质红赤,苔黄燥或少苔,脉实大或细数。

【病因病机】外邪侵袭，由表入里，客于阳明，邪从热化，与谷气相搏，逆而上冲，胃失和降。

【证候分析】外邪侵袭，邪从热化，与谷气相搏，逆而上冲，胃失和降，故干呕频作，属实证。若病后余热未尽，或误服燥药，伤及胃阴，亦使胃气不得和降而上逆，造成干呕，属虚证。

【治法方剂】实证，治宜清热通腑，和胃降逆，方选调胃承气汤。虚证，治宜养胃生津，和降逆气，方用竹叶石膏汤。

2.胃寒

【证候表现】干呕，声音低弱，偶然呕出少量涎沫，脘腹冷痛，或心下痞满，不欲饮，便溏，气短懒言，口淡不渴，舌质淡，苔薄白，脉沉弦或细弱。

【病因病机】有虚实之分。实证乃外感寒邪，直中胃腑，或过食生冷，以致寒凝气滞，胃失和降。虚证乃脾胃素虚，或过用寒药克伐胃气，以致脾胃虚寒，升降失常，胃气上逆。

【证候分析】有虚实之分。实证乃外感寒邪，直中胃腑，或过食生冷，以致寒凝气滞，胃失和降，引起干呕，必见脘腹冷痛，苔白，脉沉弦。虚证乃脾胃素虚，或过用寒药克伐胃气，以致脾胃虚寒，升降失常，胃气上逆，而干呕，见心下痞满，兼见不欲食，便溏，气短懒言，舌淡，脉细弱。

【治法方剂】实证，治宜温中散寒，和胃降逆，方用半夏干姜散加减；虚证，治宜补脾益胃，降逆安中，方选理中汤加丁香、茯苓、半夏等。

3.肝郁

【证候表现】干呕声音不扬，时作时止，每遇情志波动而发作，兼有胸胁烦闷，纳呆，舌质淡红，苔薄白，脉弦细。

【病因病机】忧思郁怒，肝气郁结，横逆犯胃，以致胃气失和。

【证候分析】病起于肝郁，故常随情志波动引发，肝失调达，故见胸胁烦闷，肝气犯胃，故不欲食，舌苔薄白，脉弦细。

【治法方剂】疏肝理气，和胃降逆。方选四七汤加减。

4.食滞

【证候表现】干呕食臭，欲吐不能，胸痞厌食，脘腹胀满，大便多秽臭，舌苔厚腻，脉弦滑。

【病因病机】饮食不节，过食醇酒厚味，食滞胃脘，胃气不得和降，气逆上冲。

【证候分析】有明显伤食原因，胃气不得和降，气逆上冲。症见干呕食臭，欲吐不能，脘腹胀满，大便秽臭，常呕出食物为快。

【治法方剂】和胃理气，消食导滞。方用保和丸加减。

二十二、呕吐

(一)概念

呕吐是指胃气上逆所出现的症状。

(二)常见证候

1.外邪干胃

【证候表现】或外感风寒，或感受暑湿之气。外感风寒者，呕吐必兼发热，恶寒，头痛，身痛，舌苔白，脉浮紧等症状；感受暑湿呕吐者，必见发热重，恶风或不恶风，头痛，身重，脘闷恶心，舌苔白腻或黄，脉浮而数等症状。

【病因病机】外感寒邪，或暑湿伤卫。

【证候分析】外邪一指寒邪袭表，一为暑湿伤卫，前者为表寒实证，后者乃表热实证。外感寒邪者，寒邪外束肌肤，卫阳不得发越，气无从外越而上壅,胃气得寒则逆。若暑湿伤卫者,则发热而微恶风寒,因湿阻中焦,故呕吐之外,必兼脘腹痞闷,纳呆,身重,肢困,或口中甜腻,或大便溏泄,舌苔腻等症状。

【治法方剂】外感寒邪者,治当辛温解表,外寒解则呕逆愈,方用麻黄汤等方加减;若暑湿伤卫者,当疏散表邪,芳香和中化湿,方用藿香正气散加减。

2.伤食

【证候表现】呕吐,脘胃胀满,嗳腐吞酸,厌闻食臭,恶食,恶心,每以呕出为快,舌苔脉象往往正常。

【病因病机】饮食不节。

【证候分析】伤食者,发病急,呕吐而厌食,以吐出为快。

【治法方剂】消食导滞。方用保和丸、枳实导滞丸等加减。

3.胃寒

【证候表现】若素体中焦阳虚,则饭后不久每反胃呕吐,吐出物量不多,脘胃痞闷,每兼胃痛,嗳气,畏冷,形瘦肢困,舌淡,脉弱。若因暴食生冷,则脘胃痛甚,呕吐可先出清水,后则继以所食食物,以吐出为快,苔脉往往无明显变化。

【病因病机】素体中焦脾胃阳虚,因暴食生冷而重伤胃阳。

【证候分析】若素体中焦脾胃阳虚,病程长,为虚证;若因暴食生冷而重伤胃阳者,其发病急,病程短,多为实证。虚证者,形寒体瘦,脘胃疼痛,食欲减退,少气乏力,大便溏泄,舌淡,脉弱等一派脾胃虚弱之症。其呕吐量少频频,遇寒则剧,得暖则缓;实证者,脘胃疼痛剧烈,呕吐亦剧,以吐出为快,很少有其他兼症。

【治法方剂】温胃散寒降逆为主。方用理中汤、附子理中汤、良附丸等加减。

4.胃热

【证候表现】呕吐而兼吞酸、嗳腐等症状，并见口臭，脘闷，溲赤，便秘，舌苔黄或腻，脉象弦或滑有力。

【病因病机】多得之饮食厚味，或嗜酒，湿热内蕴中焦。

【证候分析】多得之饮食厚味，或嗜酒，湿热内蕴中焦，呕吐之外，当有吞酸，嗳腐，口臭，脘闷，便秘，苔黄等胃热表现。

【治法方剂】治法：清胃泄热降逆。二陈汤加炒山栀、黄连、生姜。

5.胃阴虚

【证候表现】呕吐剧烈，先吐出食物，食物吐尽继之清水，清水吐尽继之胆汁，不能饮食，甚至水入即吐，口渴不能饮，咽干，舌红，脉象细弱。

【病因病机】发于热病后期，胃阴不足，胃气上逆；或经大手术治疗后，阴液不足，胃中虚热上逆；或剧烈呕吐不愈，复伤胃阴，致使虚火上逆。

【证候分析】胃阴不足，致使虚火上逆，呕吐愈剧，甚至滴水不入。呕吐之外，必见口干欲饮，舌红少津等症状。

【治法方剂】养胃阴，降虚火。方用橘皮竹茹汤加黄连、竹沥。

6.肝胃不和

【证候表现】常恶心噫气，胸闷脘痞，呕吐时作，但吐出物量不多，胸胁疼痛，口苦，苔黄，脉弦。若情绪波动时，则呕吐症状加重。

【病因病机】恼怒伤肝，肝气犯胃，胃失和降。

【证候分析】病程长，因肝郁不舒，横逆犯胃，呕吐恶心频频，但症状不甚剧烈，兼有胸闷，脘痞，胁痛，口苦，脉结等肝气郁滞症状。

【治法方剂】疏肝和胃。方用小柴胡汤合左金丸加减。

(三)鉴别诊断

1.胃寒呕吐与胃热呕吐的鉴别

(1)胃寒呕吐　兼见胃痛，嗳气，畏冷，形瘦肢困。

（2）胃热呕吐　有吞酸，嗳腐，口臭，脘闷，便秘，苔黄等胃热表现。

2.伤食呕吐与肝胃不和呕吐的鉴别

（1）伤食呕吐　发病急，呕吐而厌食，以吐出为快。

（2）肝胃不和　病程长，呕吐恶心频频，但症状不甚剧烈，兼有胸闷，脘痞，胁痛，口苦，脉结等肝气郁滞症状。

二十三、吐血

（一）概念

吐血是指胃、食道出血，经口吐出，多挟有食物残渣。

（二）常见证候

1.胃热炽盛

【证候表现】突然吐血，量多色鲜红或紫红，夹有食物残渣，吐前多伴有烦热口渴，自觉胃脘有热上冲，或胃脘疼痛，或胸脘痞闷，胃中嘈杂吞酸，或于酒食后诱发，大便秘结或解而不畅，色黑如漆，小便色赤，唇红口臭，舌质红，苔黄厚，脉滑数。

【病因病机】平素嗜酒，或恣食辛辣煎炸肥厚之品，热蓄于胃，酒热伤胃，助火动血；或外伤暑热，扰于营血，皆可导致积热成火。

【证候分析】胃热炽盛，破血妄行，故见突然吐血，量多色鲜红或紫红，夹有食物残渣，吐前多伴有烦热口渴，自觉胃脘有热上冲，或胃脘疼痛，或胸脘痞闷，胃中嘈杂吞酸，或于酒食后诱发，大便秘结或解而不畅，色黑如漆，小便色赤，唇红口臭，舌质红，苔黄厚，脉滑数。

【治法方剂】清泄胃热、凉血止血。以三黄泻心汤合四生丸为主方。

2.肝火犯胃

【证候表现】吐血兼见心烦胸闷，善怒胁痛，口苦或口酸，多噩梦，或见唇青，或频作呃逆，舌质红，苔黄，脉弦数。

【病因病机】郁怒伤肝，肝气横逆，郁而化火，灼伤胃络；或素有胃热，复加肝郁，肝经郁火助长胃热之势，迫血妄行。

【证候分析】郁怒伤肝，肝火犯胃，故见吐血兼见心烦胸闷，善怒胁痛，口苦或口酸，多噩梦，或见唇青，或频作呃逆，舌质红，苔黄，脉弦数。

【治法方剂】清肝凉血、镇肝降逆为主。方用张锡纯泻肝降胃汤。

3.胃脘血瘀

【证候表现】吐血其色紫黑有瘀块，伴胃脘刺痛，痛处固定，拒按，面色晦黯，口渴但欲漱水不欲咽，舌有紫斑，脉弦涩。

【病因病机】多由跌仆挫伤，内脏出血，血不循经，运行阻滞，经脉损伤。

【证候分析】跌仆挫伤，伤及内脏，导致出血，血不能随经运行，阻滞经脉损伤之处。血色紫挟有瘀块，多伴胃脘刺疼，疼处固定，拒按，面色晦黯，舌多见紫斑，脉涩。

【治法方剂】活血化瘀、止血降逆。方用化瘀止血汤。

4.阴虚火旺

【证候表现】吐血反复不已，色红量多，多伴有五心烦热，口干欲饮，乏力消瘦，面赤心烦，失眠，多梦，舌红少苔，脉见细数。

【病因病机】由实证吐血反复发作不已而来，或因劳欲伤肾，酒色过度，损伤精血，致阴虚火动，虚火上浮，冲气上逆，血随虚火冲气而妄行。

【证候分析】多由实证吐血反复发作不已而来，或因劳欲伤肾，酒色过度，损伤精血，致阴虚火动，虚火上浮，冲气上逆，血随虚火冲气而妄行，发生吐血。多有肾阴不足的临床特征，如潮热，盗汗，腰酸，耳鸣，尺脉不足，梦遗，舌质红无苔等。

【治法方剂】滋水降火。方选六味地黄汤加阿胶、童便。清降不可过用寒凉，应兼顾其阴分，常选玄参、麦冬、藕汁、白茅根、生侧柏叶汁、羚羊角之属，虽清降而不损阴。

5.心脾不足

【证候表现】吐血缠绵不已，血色淡而不鲜，胃脘隐痛喜按，面色㿠白，气短神怯，四肢无力，惊悸少寐，饮食无味，时有大便色黑，或腹胀便溏，唇淡，舌质淡，少苔，脉沉细或细涩。

【病因病机】思虑过度伤脾，或劳倦不寐损伤心脾，或因呕吐不止，胃气大伤。

【证候分析】脾主统血，脾气虚则不能统摄血液，心主血脉，心气虚则主血无权，因而发生吐血缠绵不已，血色淡而不鲜，胃脘隐痛喜按，面色㿠白，气短神怯，四肢无力，惊悸少寐，饮食无味，时有大便色黑，或腹胀便溏，唇淡，舌质淡，少苔，脉沉细或细涩。

【治法方剂】归脾统血，益脾气为主。可用归脾汤。

6.脾肾阳虚

【证候表现】吐血反复发作，病程迁延，血色暗淡，伴见面白息微，四肢厥冷，畏寒欲寐，大便溏薄，小便清长，舌质淡，苔薄白而滑，脉沉微而迟或缓。甚则面赤如妆，喘促躁烦，但六脉细微，四肢厥逆。

【病因病机】病情迁延不愈，或因素体阳虚，或色欲劳倦过度，损伤脾肾之阳。

【证候分析】脾肾阳虚，阳虚则不能摄血，故可发生吐血，病程迁延，血色暗淡，伴见面白息微，四肢厥冷，畏寒欲寐，大便溏薄，小便清长，舌质淡，苔薄白而滑，脉沉微而迟或缓。甚则面赤如妆，喘促躁烦，但六脉细微，四肢厥逆。

【治法方剂】温补脾肾、固阳摄血。常用黄土汤加减。

(三)鉴别诊断

1.胃热炽盛吐血与肝火犯胃吐血的鉴别

(1)胃热炽盛　阳明实火症状(烦渴引饮,口臭,便秘,脉滑数等)突出。

(2)肝火犯胃　以肝胆实火(口苦,口酸,脉弦数)和肝气横逆(胸闷胁痛,唇青,呃逆有声)为特征。

2.心脾不足吐血与脾肾阳虚吐血的鉴别

(1)心脾不足　以气虚为主要见症,如气短神怯,肢倦便溏等。

(2)脾肾阳虚　兼见阳虚之象,如畏寒,四肢厥冷,小便清长,脉迟等。

二十四、吐蛔

(一)概念

吐蛔系指蛔虫从口中吐出。

(二)常见证候

1. 胃寒

【证候表现】吐蛔,脘腹隐隐作痛,喜热畏寒,口淡,四肢不温,便溏。舌质淡苔白,脉沉迟。

【病因病机】蛔虫不耐胃肠内寒,上窜。

【证候分析】胃寒,蛔虫不耐胃肠内寒,上窜从口而出。其症状特点为吐出蛔虫,兼见喜温恶寒,不耐寒凉生冷食物,腹痛喜按,四肢不温,大便稀溏,舌淡脉迟等胃肠寒盛之表现。

【治法方剂】温胃散寒。方选理中汤送乌梅丸。

2. 胃热

【证候表现】吐蛔，喜冷恶热，烦渴，消谷善饥，小溲赤涩。舌红苔黄，脉洪数。

【病因病机】胃肠热盛，蛔虫不耐其热而上窜。

【证候分析】胃肠热盛，蛔虫不耐其热而上窜从口而出。其症状特点为吐出蛔虫，且兼见喜冷恶热，烦渴，小溲赤涩，舌红苔黄，脉洪而数等胃肠热盛之表现。

【治法方剂】清胃泻火。方选抽薪饮。

3. 寒热交错

【证候表现】吐蛔，时烦，得食则呕，或烦闷呕吐，时发时止，手足厥冷，口干苦，舌苔黄白。

【病因病机】腹中有蛔虫寄生，再由于外感误下，或过食寒凉等，致使肠寒热交错，蛔被其扰。

【证候分析】多为腹中有蛔虫寄生，再由于外感误下，或过食寒凉等，致使胃肠寒热交错，蛔被其扰，上窜从口而出。其症状特点为得食则呕，时烦，以及上热下寒（口干口苦，或咽喉痛，恶心欲吐，兼见泄泻肢冷等症）或上寒下热（恶寒，恶心呕吐，舌苔白，兼见腹胀便秘，小溲赤涩等症）之寒热交错症状。

【治法方剂】驱寒清热。方选乌梅丸加减。

（三）鉴别诊断

胃热吐蛔与胃寒吐蛔的鉴别

（1）胃热吐蛔　兼见喜冷恶热，烦渴，小溲赤涩，舌红苔黄，脉洪而数等胃肠热盛之表现。

（2）胃寒吐蛔　兼见喜温恶寒，不耐寒凉生冷食物，腹痛喜按，四肢不温，大便稀溏，舌淡脉迟等胃肠寒盛之表现。

二十五、食欲不振

(一)概念

食欲不振是指不思饮食或食之无味,食量减少,甚至无饥饿感和进食要求。

(二)常见证候

1.肝气犯胃

【证候表现】不思饮食,呃逆嗳气,精神抑郁,胸胁胀闷或胀痛,脉弦。

【病因病机】情志不遂,肝气郁结犯胃。

【证候分析】情志不遂,肝气犯胃,其特点为不思饮食,兼见嗳气呃逆等,且其病情多与情绪变化有关。兼见肝气郁结之表现,如精神抑郁,烦躁易怒,两胁胀痛或胸闷不舒,脉弦等症。

【治法方剂】舒肝和胃。方选逍遥散合香苏散加减。

2.脾胃湿热

【证候表现】呕恶厌食,脘腹痞闷,周身疲乏倦怠,大便溏而不爽,溲黄而短,舌红,苔黄白而腻,脉濡数或滑。

【病因病机】饮食不节,过食肥甘损伤脾胃,或感受湿热,蕴结中焦而脾胃纳化升降功能失职。

【证候分析】多因饮食不节,过食肥甘损伤脾胃,或感受湿热,蕴结中焦而脾胃纳化升降功能失职所致,其特点是脘腹痞闷,呕恶,且厌油腻,恶闻食臭,周身倦怠,四肢沉重,大便溏而不爽等。

【治法方剂】清化湿热。方选三香汤加减。若舌苔腻者宜三仁汤加味。

3.胃阴不足

【证候表现】饥不欲食,口渴喜饮,唇红干燥,大便干结,小便短少,舌质红,苔少,脉细略数。

【病因病机】外感热病后期,热邪耗伤胃阴。

【证候分析】多发生在外感热病后期,热邪耗伤胃阴所致,饥不欲食,兼见口渴,唇舌干燥,干呕呃逆,大便干结,舌干少津等胃阴不足的表现。

【治法方剂】滋阴养胃。方选益胃汤加减。

4.脾胃气虚

【证候表现】不思饮食,食后腹胀,或进食少许即泛泛欲吐,气短懒言,倦怠少力,舌淡苔白,脉缓弱。

【病因病机】饮食所伤或劳倦伤气。

【证候分析】多由于饮食所伤或劳倦伤气而致,食欲逐渐减退,甚至不知饥饿,兼食后脘腹闷胀,食多则泛泛欲吐,气短疲倦等脾胃气虚的表现。

【治法方剂】健脾益气。方选异功散加减。

5.脾胃虚寒

【证候表现】饮食无味,不知饥饿,进食稍多则脘腹闷胀欲呕,脘腹隐痛或阵痛,喜暖畏寒,按之则舒,疲倦气短,四肢不温,大便溏薄,舌淡苔白,脉沉迟。

【病因病机】素体虚弱,饮食不节,贪凉饮冷等而致脾胃阳虚,阴寒内生。

【证候分析】多因素体虚弱,饮食不节,贪凉饮冷等而致脾胃阳虚,阴寒内生,故不思饮食。其症状特点为脘腹疼痛绵绵不已,或腹疼阵作,喜按,遇寒则重,得热则缓,便溏,脉迟等。

【治法方剂】温中祛寒、益气健脾。方选理中丸合良附丸加减。

6.脾肾阳虚

【证候表现】口淡，面色㿠白，气短懒言，疲乏倦怠，畏寒肢冷，腹胀或腹痛，腰酸腿软或肢体浮肿，完谷不化或五更泄泻，舌质淡舌体胖，脉沉细弱。

【病因病机】过食生冷或过用寒凉药物等伤害脾阳，脾虚日久，累及肾阳而致脾肾阳衰。

【证候分析】脾肾阳虚，其症状特点为病程长，腹中冷痛，腹满时减，得温则舒，口泛清水，气怯形寒及畏寒肢冷，腰酸腿软，或腹痛，腰痛，完谷不化，或五更泄泻，甚则腹满而胀。

【治法方剂】温补脾肾。方选二神丸加味，若兼浮肿者宜用真武汤加味。

7.伤食

【证候表现】厌食，嗳腐吞酸，脘腹饱胀，大便臭秽或秘结不通，舌苔厚腻，脉滑。

【病因病机】多有明显的伤食史，因饮食过量，或进难以消化之食物。

【证候分析】因饮食过量，或进难以消化之食物而致，而伤食，厌食，嗳腐吞酸，脘腹饱胀，大便臭秽或秘结不通。

【治法方剂】消食化滞。方选保和丸加减。若兼脾胃虚者宜加白术，若食滞化热者宜用枳实导滞丸。

（三）鉴别诊断

1.胃阴不足食欲不振与脾胃气虚食欲不振的鉴别

（1）胃阴不足　兼见口渴，唇舌干燥，干呕呃逆，大便干结，舌干少津等胃阴不足的表现。

（2）脾胃气虚　兼食后脘腹闷胀，食多则泛泛欲吐，气短疲倦等脾胃气虚的表现。

2.脾胃虚寒食欲不振与脾肾阳虚食欲不振的鉴别

(1)脾胃虚寒　脘腹疼痛绵绵不已,或腹疼阵作,喜按,便溏,脉迟等。

(2)脾肾阳虚　病程长,腹中冷痛,腹满时减,口泛清水,气怯形寒及畏寒肢冷,腰酸腿软,或腹痛,腰痛不适,完谷不化,五更泄泻,甚则腹满而胀。

二十六、善食易饥

(一)概念

善食易饥是指饮食倍于平常,且有饥饿感的一种症状。

(二)常见证候

1.胃火炽盛

【证候表现】善食易饥,口渴,形体消瘦,大便秘结,舌苔黄燥少津,舌质红,脉滑有力。

【病因病机】外感燥热之邪,或肝郁化火犯胃等,以致胃热炽盛,热盛伤阴。

【证候分析】多因外感燥热之邪,或肝郁化火犯胃等,以致胃热炽盛,热盛伤阴,而致善食易饥,口渴,形体消瘦,大便秘结,舌苔黄燥少津。

【治法方剂】清热滋阴。方选白虎加人参汤加黄连、生地黄等。

2.阳明蓄血

【证候表现】善食易饥,发热不恶寒,口燥咽干,但欲漱水不欲咽,善忘,少腹硬满,小便自利,大便色黑,虽硬而易解。面唇色暗,舌质红或见瘀斑,脉沉结而数。

【病因病机】久有瘀血,又兼新感,热邪与瘀血交结于胃肠。

【证候分析】多因久有瘀血,又兼新感,热邪与瘀血交结于胃肠,以致消谷善饥,并伴见一系列瘀血表现,如喜忘,其人如狂,少腹硬满,小便自利,面唇色暗,舌有瘀斑等。

【治法方剂】攻逐蓄血。方选抵当汤或抵当丸加减。

(三)鉴别诊断

阳明蓄血善食易饥与胃火炽盛善食易饥的鉴别

(1)阳明蓄血　见瘀血表现,口渴为渴而不欲饮,或但欲饮水而不欲咽,为大便干,色黑而反易解。

(2)胃火炽盛　兼见胃热的表现,口渴引饮,大便干结。

二十七、食后困顿

(一)概念

饭后困倦嗜睡,或进餐中疲困难支而停食入睡者,称食后困顿。

(二)常见证候

1. 脾虚气弱

【证候表现】食后困倦嗜睡,甚则停食入睡,倦怠乏力,头昏多汗,面色萎黄,食欲不振,食后腹胀,大便不实,舌质淡胖,脉虚弱无力。

【病因病机】饮食失调,脾胃虚弱,运化无力,食后谷气不消,脾阳益困,清阳不升,神气不爽。

【证候分析】因饮食失调,脾胃虚弱,运化无力,食后谷气不消,脾阳益困,清阳不升,神气不爽,故困顿欲睡,兼见脾虚气怯而致的倦怠乏力,食少便溏等症。

【治法方剂】健脾益气消食。方用香砂六君子加味。

2. **痰湿困脾**

【证候表现】食后欲睡，头重身困，胸脘痞闷，精神疲惫，食少便溏，口黏不爽，形体肥胖，舌苔白腻，脉濡缓。

【病因病机】久处湿地，或暑月湿邪弥漫，侵犯脾土，或痰湿素盛，湿邪困于中焦，脾阳为痰湿困扰不能升清气以养神，痰饮湿浊蒙蔽。

【证候分析】痰湿困于中焦，脾阳为痰湿困扰不能升清气以养神，痰饮湿浊蒙蔽，故食后困顿难支，且兼见肢体困重，脘痞口黏，苔腻，脉濡等症。

【治法方剂】健脾燥湿、化痰。方选不换金正气散加砂仁、草豆蔻。

(三)鉴别诊断

脾气虚弱食后困顿与痰湿困脾食后困顿的鉴别

(1)脾气虚弱　兼见脾虚气怯而致的倦怠乏力，食少便溏等症。

(2)痰湿困脾　兼见肢体困重，脘痞口黏，苔腻，脉濡等症。

二十八、喜食异物

(一)概念

喜食又称嗜食，大致可分两种情况：一种是嗜含某种食物或饮料，如嗜肥甘、嗜酒、嗜茶等；另一种即嗜食泥土、纸张、煤炭等异物，则称为嗜食异物。

(二)常见证候

1.**疳疾**

【证候表现】身体瘦弱，面色萎黄，喜食泥土茶盐之物，腹大青筋，腹痛泄利，舌体瘦，色红少津，脉细涩。

【病因病机】饮食不节，饥饱无常，致脾虚运化失司，不能为胃行其津液，胃纳减退，后天生化之源不足，无以营养肌肉四肢。

【证候分析】由饮食不节，饥饱无常，致脾虚运化失司，不能为胃行其津液，胃纳减退，后天生化之源不足，无以营养肌肉四肢。故身体羸瘦，腹大青筋，食少纳差，四肢乏力，大便稀溏，甚则身黄且肿，似黄疸而眼目如故，懈怠少神，好食生食，以及茶叶、土、炭之类。

【治法方剂】健脾消疳。方选益黄散。

2.虫积

【证候表现】腹痛绕脐，发作有时，或吐蛔虫，大便下虫，喜食生米、生肉、泥、炭之类，食欲不佳，舌质淡，苔花剥，脉缓或弦。

【病因病机】以腹痛虫积为主。

【证候分析】以腹痛虫积为主。腹痛绕脐，发作有时，或吐蛔虫，大便下虫，喜食生米、生肉、泥、炭之类，食欲不佳，舌质淡，苔花剥，脉缓或弦。

【治法方剂】杀虫，驱虫。方选化虫丸、乌梅丸加减。

3.情志异常

【证候表现】心情不舒，闷闷不乐，时哭时笑或烦躁狂言，撕咬衣物，喜食异物，食少纳呆，舌苔薄或厚，脉弦。

【病因病机】过度的精神刺激，肝郁不舒，气机不利，致胸胁胀满，烦躁易怒，或易喜易惊，甚则肝不藏魂，神无所主。

【证候分析】情志异常，证见精神失常，哭笑无度，或狂言妄动，乱咬衣物或神志迟呆，默默无言，喜食生食、纸张等。

【治法方剂】柔肝养心，安神定志。方选逍遥散加枣仁、远志、合欢花。

(三)鉴别诊断

疳疾喜食异物与虫积喜食异物的鉴别

(1)疳疾　身体瘦弱,面色萎黄,腹大青筋,食少纳差,四肢乏力,大便稀溏。

(2)虫积　腹痛绕脐,发作有时,或吐蛔虫,大便下虫。

二十九、反胃

(一)概念

反胃又称“胃反”、“翻胃”,是指谷食入胃,停而不化,终至反出的症状。

(二)常见证候

1.脾胃虚冷

【证候表现】食入而反出，朝食暮吐或暮食朝吐，吐出不消化食物,脘腹胀满,食少便溏,体倦乏力,四肢欠温,少气懒言,面色㿠白,舌淡苔白润,脉象浮涩或虚缓无力。

【病因病机】生活调摄失慎,或忧思劳倦,或误行汗下等,损伤脾胃阳气,致使胃中虚冷,运化迟缓,水谷停留不化,宿积盛满,上逆反出。

【证候分析】脾胃虚冷,不能腐熟水谷,故其辨证要点在于朝食暮吐或暮食朝吐,以吐出宿谷为快。并兼见脘腹满闷,食少便溏,面色㿠白,体倦乏力,手足不温等症。舌淡苔白润,脉浮涩或虚缓无力,也属中气虚寒之象。

【治法方剂】温中健脾、和胃降逆。方用补气健运汤。

2.命门火衰

【证候表现】朝食暮吐，甚则食下一日反出，完谷不化，饮食不下，泛吐清涎，澄沏清冷，形寒畏冷，腰膝冷痛，面浮足肿，腹胀飧泄，阳痿尿频，甚或二便不行，神疲欲寐，面色淡白，脉微细沉迟，舌淡苔滑。

【病因病机】高年阳衰，或久病不复，脾肾阳虚。

【证候分析】多由高年阳衰，或久病不复，脾肾阳虚所致。命门真火乃三焦气化之源，故命火衰微，必然以温煦生化作用不及为其病机之主导。釜底无薪，谷入不化，久而反出，甚则食下一昼夜而吐出，吐出物澄沏清冷。阳衰则阴盛，故兼见形寒畏冷，腰膝冷痛，面足浮肿，或飧泄尿频，或二便不行等症。神疲欲寐，脉微细沉迟，舌淡苔滑，亦属阳虚阴盛之征。

【治法方剂】补火以生土，温阳以助运。方用六味回阳饮，或金匮肾气丸。

3.寒饮内停

【证候表现】胃反吐出宿谷及清水痰涎，或泛吐涎沫，脘痞少食，心悸头眩，或喘咳气逆，苔白滑腻，脉象弦滑。

【病因病机】阳不化水而津留为饮。

【证候分析】寒饮内停，困遏中阳，水谷不运，脘痞少食，胃反而吐出宿谷痰涎；饮邪中阻，冲气上逆，故有头眩，心悸，喘逆等兼症，饮为阴浊之邪，故舌苔白腻，脉象弦滑。

【治法方剂】温药和之。选用茯苓泽泻汤加减。

4.痰气交阻

【证候表现】反胃吐出饮食痰涎，胸膈痞满，烦闷不舒，脘腹胀满，大便不爽，呃逆嗳气，烦躁喜怒，舌苔白腻，脉象沉弦。

【病因病机】气郁不行而液凝为痰。郁怒难舒，气机郁滞，液凝为痰，痰气搏结，滞塞中道。

【证候分析】气机郁滞，痰气交阻，故见其症吐出宿谷痰涎，胸膈痞满，呃逆嗳气，大便不爽，其脉沉弦，舌苔白腻或滑为其辨证要点。

【治法方剂】解郁化痰为法。方选香砂宽中丸。

5.酒积湿热

【证候表现】心中懊侬而热，愠愠欲吐，反胃吐出宿谷酸臭，头重身困，胸脘痞闷，口干而渴，小便黄赤，舌苔黄厚而腻，脉象滑数或濡数。

【病因病机】酗酒无度，湿浊内生，蕴郁化热，困遏中焦，浊热熏蒸上逆。

【证候分析】乃由酗酒无度，湿浊内生，蕴郁化热，困遏中焦，浊热熏蒸上逆所致，吐出宿谷酸臭为其主症特点。湿热郁蒸于内，胃失和降，故兼见心中懊侬而热，口干而渴，小便黄赤，胸脘痞满，身困头重，舌红苔黄腻，脉弦数等湿热为病的重要特征。

【治法方剂】清热利湿，解酒和胃。宜葛花解酲汤加减。

6.瘀血留滞

【证候表现】食入格阻不化而反出，胸脘刺痛拒按，痛有定处，甚则吐血，便黑，大便结滞不爽，口燥咽干而渴，舌质紫黯或有瘀斑，脉象弦涩。

【病因病机】瘀阻胸脘，滞塞和降之机，食入不化。

【证候分析】瘀阻胸脘，滞塞和降之机，食入不化，反胃吐出，甚则吐血，便血。瘀血留滞，故胸脘刺痛拒按，且有得暖稍缓，得寒加剧的特点。阴血不营，津不上承，故口咽干燥而渴，或但欲漱水不欲咽；血瘀肠燥，传导不利，故大便干燥而滞涩，舌质紫暗或有瘀斑，脉象弦涩，皆瘀血证的重要特征。

【治法方剂】活血化瘀，行气降逆为法。常选用桃核承气汤，韭汁为丸服。

7.阴虚血燥

【证候表现】食下涩滞，久而反出，口干心烦，心悸少寐，头晕目眩,腰酸耳鸣,形体羸瘦,肌肤枯燥,骨蒸盗汗,面色无华,大便燥结,舌红少苔,脉象细数。

【病因病机】房劳虚竭或恣食烈味,或忧思郁怒而至精血枯涸,谷道不润,食入不化。

【证候分析】多由房劳虚竭或恣食烈味,或忧思郁怒而至精血枯涸,谷道不润,食入不化,而致胃反,其主症特点为食下涩滞,久而反出,并兼见头晕目眩,口干心烦,心悸少寐,形体羸瘦,肌肤枯槁,大便燥结等阴血虚损,枯槁不荣的症状。阴血亏则热内生,故舌绛少苔,脉细数。

【治法方剂】泽枯润槁。常用通幽汤。

8.气阴两虚

【证候表现】食入反出,食欲不振,大便干结,心悸自汗,手足如灼,短气倦怠,唇干口燥,舌红无苔,或舌苔花剥,脉象虚细而数。

【病因病机】热病之后,或久吐不愈,或误服温热燥烈药物,伤肺胃而耗气阴。

【证候分析】多由热病之后,或久吐不愈,或误服温热燥烈药物,伤肺胃而耗气阴所致。胃液不足,尤釜中无水,难以熟谷,故令食入而反,食欲不振。气阴两虚,气不化液,故兼唇干口燥,大便干结,短气自汗,心悸少寐,舌红少苔或舌苔花剥,脉象虚细而数等症。

【治法方剂】益气养阴,降逆止呕。方用大半夏汤。

9.虫积反胃

【证候表现】反胃而心烦不宁,时作时止,食则吐蛔,甚则发生虫痛厥逆,面有虫斑,舌有大红点,脉乍大乍小。

【病因病机】寒侵火迫则不安其位,蠢动上扰,胃失和降。

【证候分析】因寒侵火迫则不安其位,蠢动上扰,胃失和降,食入反出,甚则吐就,心烦懊侬时作时止,甚则发生虫痛而厥。

【治法方剂】治法:温脏安蛔,行气降逆。选用连梅安蛔汤或乌梅丸。

（三）鉴别诊断

1.脾胃虚冷反胃与命门火衰反胃的鉴别

（1）脾胃虚冷　兼见脘腹满闷，食少便溏，面色㿠白，体倦乏力，手足不温等症。

（2）命门火衰　兼见形寒畏冷，腰膝冷痛，面足浮肿，或飧泄尿频，或二便不行等症。

2.寒饮内停反胃与痰气交阻反胃的鉴别

（1）寒饮内停　有头眩、心悸、喘逆等兼症，饮为阴浊之邪，故舌苔白腻，脉象弦滑。

（2）痰气交阻　胸膈痞满，呃逆嗳气，大便不爽，其脉沉弦，舌苔白腻或滑为其辨证要点。

3.酒积湿热反胃与瘀血留滞反胃的鉴别

（1）酒积湿热　吐出宿谷酸臭，兼见心中懊侬而热，口干而渴，小便黄赤，胸脘痞满，身困头重，舌红苔黄腻，脉弦数等湿热为病的重要特征。

（2）瘀血留滞　胸脘刺痛拒按，口咽干燥而渴，或但欲漱水不欲咽，大便干燥而滞涩，舌质紫黯或有瘀斑，脉象弦涩。

4.阴虚血燥反胃与气阴两虚反胃的鉴别

（1）阴虚血燥　见头晕目眩，口干心烦，心悸少寐，形体羸瘦，肌肤枯槁，大便燥结等阴血虚损、枯槁不荣的症状。

（2）气阴两虚　兼唇干口燥，大便干结，短气自汗，心悸少寐，舌红少苔或舌苔花剥，脉象虚细而数等症。

三十、噎膈

(一)概念

噎膈是吞咽障碍的一种临床症状。分而言之,噎指吞咽食物时哽噎不顺,膈乃膈阻不通,饮食不下。

(二)常见证候

1.痰气交阻

【证候表现】吞咽梗塞,胸膈痞满隐痛,大便艰难,口干咽燥,形体消瘦,舌质红,苔薄腻,脉弦。

【病因病机】忧思伤脾。

【证候分析】脾伤则气结,气结则湿聚,湿聚则痰生,痰气交阻,胃气不降,食道受阻,故饮食难下,致成噎膈。

【治法方剂】开郁润燥化痰。方用启膈散加减。

2.瘀血内结

【证候表现】食入复出,甚则水饮难下,胸膈疼痛,体质消瘦,肌肤甲错,舌青紫,或带瘀斑,脉细涩。

【病因病机】恚怒伤肝。

【证候分析】恚怒伤肝,肝气郁结,血随气滞,失于流畅,积瘀不化,阻塞食道,发为噎膈。

【治法方剂】养血活瘀开结。方用通幽汤加减。

3.气虚阳微

【证候表现】饮食不下,泛吐清涎,面色㿠白,虚浮,形寒气短,脘腹胀满,舌苔白润,脉细弱。

【病因病机】痰阻与血瘀日久，脾肾两亏，脾气虚则难以运化，肾阳衰则难以温化，气虚阳微不能化津。

【证候分析】气虚阳微不能化津，故泛吐清涎，饮食难下形成噎膈，面色皖白，虚浮，形寒气短，脘腹胀满，舌苔白润，脉细弱。

【治法方剂】温补脾肾，降逆和胃。方用补气健运汤。

4.阴津枯竭

【证候表现】饮食不下，吞咽梗塞，形体消瘦，皮肤干枯，心烦胃热，大便干结如羊矢，小溲短赤，舌红少津，脉弦细而数。

【病因病机】气郁化火，以及久服辛辣燥热之品，消铄胃阴，或酒色过度，耗伤精血。

【证候分析】阴津枯竭，阳明燥土不获濡润，上则食道干枯，饮食难下，下则大肠燥结，便如羊矢。

【治法方剂】滋阴养血，润燥生津。方用沙参麦冬汤或五汁安中饮加味。

(三)鉴别诊断

1.痰气交阻噎膈与瘀血内结噎膈的鉴别

(1)痰气交阻　胸膈疼痛较轻，大便艰难，口干咽燥，舌质红，苔薄腻，脉弦。

(2)瘀血内结　肌肤甲错，舌青紫，或带瘀斑，脉细涩。

2.气虚阳微噎膈与阴津枯竭噎膈的鉴别

(1)气虚阳微　有阳虚寒象足征，如形寒面白，泛吐清涎等。

(2)阴津枯竭　有阴虚热象可稽，如皮肤干枯，舌红少津，脉细数等。

三十一、胁痛

（一）概念

胁痛两胁为足厥阴、足少阳经循行所过，故胁肋疼痛多与肝胆疾患有关。

（二）常见证候

1.邪犯少阳

【证候表现】胁痛，往来寒热，胸胁苦满，口苦，咽干，目眩，耳聋，不欲饮食，心烦喜呕，舌苔白滑，脉弦。

【病因病机】邪犯少阳胁痛，其发病原因有二：一为风寒之邪直犯少阳经；二为由太阳传入少阳所致。

【证候分析】少阳经脉布于两胁，寒邪外袭，少阳经气不利，邪居半表半里。其辨证要点为胁痛，胸胁苦满，往来寒热。

【治法方剂】和解少阳。方选小柴胡汤加减。

2.痰饮内停

【证候表现】悬饮，胸肋胀痛，咳唾、转侧、呼吸时疼痛加重，气短息促，苔白，脉沉弦或沉滑。

【病因病机】中阳素虚，复加外感寒湿，或为饮食劳伤，而使肺失通调，脾运转输无权，肾的蒸化失司，三者互为影响，水饮稽留，流注胁间，气机升降失调。

【证候分析】痰饮内停，气机升降失调，故胸胁疼痛。其辨证要点有胸胁痛，气短息促，咳唾、转侧、呼吸时胁痛加重。

【治法方剂】攻逐水饮。方选葶苈大枣泻肺汤、香附旋覆花汤，身体壮实者可用十枣汤。

3. **肝郁气结**

【证候表现】胁痛以胀痛为主，痛无定处，疼痛每随情志的变化而增减，胸闷不舒，善太息，脘腹胀满，饮食减少，舌苔薄，脉象弦。

【病因病机】情志不舒或暴怒伤肝，肝失条达，疏泄失职，而致肝气郁结。

【证候分析】情志不舒，肝气郁结。肝居胁下，其经脉布于两胁，气机郁结阻于胁络，则胁肋胀痛，其疼痛随情志的变化而有所增减。

【治法方剂】疏肝理气散结。方用柴胡疏肝散加减，胁痛甚者加青皮、白芥子、郁金。

4. **瘀血阻络**

【证候表现】胁痛如刺，痛有定处，入夜尤甚，胁肋下或有积块，舌质紫黯或有瘀斑，脉涩。

【病因病机】平素有肝气不舒或肝气郁结，病久入络，血流不畅。

【证候分析】肝气不舒或肝气郁结，病久入络，血流不畅，则瘀血停着；胁络痹阻，则胸胁刺痛，固定不移。

【治法方剂】活血化瘀通络。方选膈下逐瘀汤加减，或复元活血汤。

5. **肝胆湿热**

【证候表现】胁肋胀满，口苦心烦，胸闷纳呆，恶心呕吐，目赤或黄疸，小溲黄，脉弦滑，舌苔黄腻。

【病因病机】湿热外袭，或饮食不节，脾失健运，则生内湿，湿从热化，侵及肝胆，使肝胆失去疏泄条达之功。

【证候分析】湿热外袭，或饮食不节，脾失健运，则生内湿，湿从热化，侵及肝胆，使肝胆失去疏泄条达之功，而引起胁痛。胸闷纳呆，恶心呕吐，目赤或黄疸，小溲黄，脉弦滑，舌苔黄腻。

【治法方剂】清热利湿。用龙胆泻肝汤。

6. 肝阴不足

【证候表现】胁肋隐痛，其痛悠悠不休，口干咽燥，心中烦热，头目眩晕，或两目昏花，视物不清，舌红少苔，脉弦细而数。

【病因病机】肝郁化火伤阴，或肾阴不足波及肝阴，或血虚不能养肝，肝阴不足，肝络失于濡养。

【证候分析】肝阴不足，肝络失于濡养，则导致胁肋隐隐作痛，口干咽燥，心中烦热，头目眩晕，或两目昏花，视物不清，舌红少苔，脉弦细而数。

【治法方剂】养阴柔肝。方用一贯煎。

(三)鉴别诊断

1.邪犯少阳胁痛与痰饮内停胁痛的鉴别

(1)邪犯少阳　胁痛，胸胁苦满，往来寒热。

(2)痰饮内停　胸胁痛，气短息促，咳唾、转侧、呼吸时胁痛加重。

2.肝郁气结胁痛与瘀血阻络胁痛的鉴别

(1)肝郁气结　以胀痛为主，疼痛游走不定，倏聚倏散，或见胸闷，善太息，情怀抑郁等肝气郁结的症状。

(2)瘀血阻络　多为刺痛，痛有定处，或见积块，舌质紫黯有瘀斑等。

3.肝胆湿热胁痛与肝阴不足胁痛的鉴别

(1)肝胆湿热　胸闷纳呆，恶心呕吐，目赤或黄疸，小溲黄，脉弦滑，舌苔黄腻。

(2)肝阴不足　口干咽燥，心中烦热，头目眩晕，或两目昏花，视物不清，舌红少苔，脉弦细而数。

三十二、胃脘痛

(一)概念

胃脘痛是指上腹部近心窝处疼痛。

(二)常见证候

1.脾胃虚寒

【证候表现】胃脘隐隐作痛,绵绵不绝,食少纳呆,泛吐清水,喜按喜暖,饥饿时痛甚,得食稍减,遇冷则剧,畏寒肢冷,大便稀溏,小便清长。其痛时重时轻,数年不愈,严重者可兼呕血或便血。偏于气虚者,可见面色不华,形体消瘦,倦怠乏力,食少纳呆,甚则兼见少腹坠胀,久泻不禁,脱肛。舌质淡嫩,边有齿痕,苔薄白而滑,脉沉迟或濡弱。

【病因病机】素体气虚或久病脾胃虚弱,中阳不振,寒从内生,胃失温养。

【证候分析】素体气虚或久病脾胃虚弱,中阳不振,食少纳呆,泛吐清水,大便稀溏,小便清长;寒从内生,胃失温养,胃脘隐隐作痛,喜按喜暖。

【治法方剂】温养脾胃,方用黄芪建中汤加减;如中气下陷,用补中益气汤;寒甚用附子理中汤加减;呕血、便血,用归脾汤或黄土汤。

2.胃阴不足

【证候表现】胃脘隐隐灼痛,口干唇燥,嘈杂如饥,或饥而不欲饮食。可见干呕呃逆,甚则噎膈反胃,大便干燥。舌红少津,少苔或无苔,脉弦细或兼数。

【病因病机】胃病迁延日久,损及阴血,或热病耗伤胃阴。

【证候分析】胃病迁延日久,损及阴血;或热病耗伤胃阴,导致胃阴不足,阴津亏损,胃失濡养,脉络拘急。胃脘隐隐灼痛,口干唇燥,嘈杂如饥,或饥而不欲饮食。可见干呕呃逆,甚则噎膈反胃,大便干燥。舌红少津,少苔或无苔,脉弦细或兼数。

【治法方剂】和胃益阴,佐以理气。方用麦门冬汤合一贯煎。

3.肝郁气滞

【证候表现】胃脘胀满攻冲作痛,连及两胁,胸闷痞塞,喜长叹息,食少纳呆,嗳气泛酸,或见呕吐,大便不畅,舌苔薄白或薄黄,脉弦。

【病因病机】七情内伤,肝气郁结,横逆犯胃,胃失和降,气机阻滞,不通则痛。

【证候分析】肝气郁结,横逆犯胃,胃失和降,气机阻滞,不通则痛,痛无定处,痛而兼胀,并伴有胸胁胀满,连及两胁,胸闷痞塞,喜长叹息,食少纳呆,嗳气泛酸,或见呕吐,大便不畅,舌苔薄白或薄黄,脉弦。

【治法方剂】疏肝理气和胃。方选柴胡疏肝散加减。

4.饮食积滞

【证候表现】胃脘胀满,疼痛拒按,嗳腐酸臭,恶闻食气,恶心呕吐,吐后痛减,大便不爽,舌苔厚腻,脉滑。

【病因病机】饮食不节,多有暴饮暴食病史。

【证候分析】暴食多饮,饮食停滞,致胃中气机阻塞,故胃脘胀满疼痛;健运失司,腐熟无权,谷浊之气不得下行而上逆,故嗳腐吞酸或吐食;胃中食滞,肠道传导受阻,故大便不爽。

【治法方剂】消食导滞。方用保和丸加减。

5.肝火燔灼

【证候表现】胃脘烧灼疼痛,痛势急迫,疼痛拒按,喜冷恶热,烧心泛酸,口干口苦,甚则呕吐苦水,或兼见吐血,便血,烦躁易怒,便秘溲赤,舌红苔黄,脉弦数。

【病因病机】或由肝郁气滞胃痛转化而来,多由情志不遂,肝气郁结,遇久化热,肝火犯胃;或因嗜食辛辣、肥甘厚味及过用温热药物,蕴成内热;或感受六淫之邪,化热内传胃腑,热壅脉络,气血失调。

【证候分析】情志不遂,肝气郁结,遇久化热,肝火犯胃;或因嗜食辛辣、肥甘厚味及过用温热药物,蕴成内热;或感受六淫之邪,化热内传胃腑,热壅脉络,气血失调,发为胃痛。胃脘烧灼疼痛,痛势急迫,疼痛拒按,喜冷恶热,烧心泛酸,口干口苦,甚则呕吐苦水,或兼见吐血,便血,烦躁易怒,便秘溲赤,舌红苔黄,脉弦数。

【治法方剂】泄热解郁。方用清热解郁汤加减。

6.瘀血留阻

【证候表现】胃脘疼痛如针刺或刀割,痛有定处而拒按,兼见吐血便黑,舌质紫黯或有瘀斑,脉涩。

【病因病机】气滞不愈,久必及血,或胃痛迁延损伤络脉,瘀血留阻。

【证候分析】气滞及血,或胃痛损伤络脉,瘀血留阻。因而痛处固定不移,痛如针刺,并伴有呕血便黑,舌紫等症。

【治法方剂】活血化瘀通络。方用失笑散或膈下逐瘀汤加减。

7.寒邪犯胃

【证候表现】胃脘疼痛较甚,得温痛减,痛时常兼恶寒,或呕吐白沫,口不渴或喜热饮,舌苔白,脉紧。

【病因病机】寒从外侵,内犯脾胃。

【证候分析】外寒犯及脾胃,且有感受寒冷或恣食生冷病史,胃痛暴作,病程较短,得温痛减,痛时常兼恶寒,或呕吐白沫,口不渴或喜热饮,舌苔白,脉紧。

【治法方剂】温胃散寒。方用良附丸加味。

(三)鉴别诊断

1.脾胃虚寒胃脘痛与寒邪犯胃胃脘痛的鉴别

(1)脾胃虚寒　胃痛隐隐,得按则减,舌脉呈虚寒之象。

(2)寒邪犯胃　胃痛暴作,病程较短,苔白,脉紧为实寒之象。

2.肝火燔灼胃脘痛与胃阴不足胃脘痛的鉴别

(1)肝火燔灼　胃痛发作较急,痛势甚剧,兼口渴引饮,面红目赤,呼吸气粗等实热证象。

(2)胃阴不足　胃痛隐隐,痛势较缓,兼口干不欲饮,手足心热,舌红少苔或光红无苔,脉细等阴实证象。

3.肝郁气滞胃脘痛与瘀血留阻胃脘痛的鉴别

(1)肝郁气滞　痛而兼胀,并见胸胁胀满,嗳气等症。

(2)瘀血留阻　痛处固定不移,痛如针刺,并伴有呕血便黑,舌紫等症象。

三十三、脐腹痛

(一)概念

脐腹痛是指脐周围部位的腹部疼痛。

(二)常见证候

1.寒凝积冷

【证候表现】脐腹猝然而痛,疼痛剧烈,无有休止,得温稍减,不思饮食,肠鸣腹冷,大便泄泻或秘结不通,甚则手足厥冷,舌质淡或青,苔白润,脉沉紧而迟。

【病因病机】脾胃素弱,风寒之邪侵袭脐腹,或饮食不慎,过食生冷，致寒凝积冷于肠胃，中阳被遏，气机阻滞，不通则痛。

【证候分析】积寒凝冷于肠胃，中阳被遏，气机阻滞，不通则痛，疼痛剧烈，无有休止，得温稍减，不思饮食，肠鸣腹冷，大便泄泻或秘结不通，甚则手足厥冷，舌质淡或青，苔白润，脉沉紧而迟。

【治法方剂】温中散寒，理气止痛。方选天台乌药散加干姜、肉桂之类；大便秘结不通者，可用温脾汤加减。

2.脾肾阳虚

【证候表现】脐腹冷痛，其势绵绵，时轻时重，喜温喜按，遇冷加重，神疲倦怠，畏寒肢冷，大便溏薄，舌质淡，舌苔薄白，脉沉细弱。

【病因病机】脾阳久衰，累及肾阳，或肾阳虚亏，火不生土，脾肾两虚，寒从中生。

【证候分析】脾阳久衰，累及肾阳，或肾阳虚亏，火不生土，脾肾两虚，喜温喜按，遇冷加重，神疲倦怠，畏寒肢冷，大便溏薄，寒从中生，而致脐腹痛。

【治法方剂】补益脾肾，温阳止痛。方用附子理中丸，或理阴煎加肉桂、白芍。

3.阳明热结

【证候表现】腹痛绕脐，满硬拒按，日晡潮热，手足濈然汗出，大便秘结，或见下利稀水，小便短赤，舌质红，舌苔黄厚而燥，脉沉滑而数。

【病因病机】感受外寒，或温热之邪传中，热灼津伤，邪热与大肠之糟粕互结。

【证候分析】邪热与大肠之糟粕互结，辨证要点为腹痛绕脐，甚则满硬而拒按，大便秘结不行，或热结旁流，臭秽异常。

【治法方剂】清热泻下。方选调胃承气汤、大承气汤、小承气汤。

4.肠胃气滞

【证候表现】脐腹疼痛，胀满不舒，胀痛随矢气而稍减，或脐腹部有气瘕攻动作痛，情志不舒则疼痛加重，不欲饮食，舌苔薄白，脉弦滑。

【病因病机】脾胃运化失司，气机升降受阻，气滞于内，郁结不通，不通则痛。

【证候分析】气机郁滞胃肠，其辨证要点为脐腹疼痛必兼胀满，甚则有气瘕攻动，得矢气则痛减，情志变化常致疼痛加重。

【治法方剂】降气散结，调中止痛。方用五磨饮子化裁。

5.湿热蕴结

【证候表现】脐腹疼痛，痛则欲泻，下而不爽，里急后重，大便黏稠臭秽，兼夹脓血，口苦而干，不欲饮水，舌质黯红，舌苔黄腻而厚，脉滑数。

【病因病机】湿热下迫大肠。

【证候分析】湿热下迫大肠，故脐腹绞痛，热迫则里急，湿滞必后重，大便下而不爽，臭秽黏腻，兼夹脓血。

【治法方剂】清湿热，理气血，止痛。方用芍药汤加减。

6.伤食积滞

【证候表现】脐腹疼痛，嗳气泛恶，不思饮食，或大便泄泻，所下多为未消化食物，气味酸臭，泻后痛减，舌苔根部厚腻，脉滑。

【病因病机】食物积滞。

【证候分析】食物积滞初在胃脘，继至大肠，故脐腹疼痛，大便泄泻，而所下多夹杂未化之食物，气味酸腐，泻后积去，则疼痛稍减。

【治法方剂】消积导滞，积滞除而痛自止。可用木香槟榔丸、枳实导滞丸化裁。

7.蛔虫内扰

【证候表现】脐腹疼痛，阵作无时，发则疼痛剧烈，或可见腹部积块突起，痛止则一如常人，面黄形瘦，时吐清水，或寐而啮齿，或嗜食异物，或唇面有虫斑，或有便虫史，疼痛时脉弦，或沉伏。

【病因病机】饮食不洁，湿热蕴积生虫，虫居腹中。

【证候分析】蛔虫内扰，虫动则痛作，虫静则痛止，故脐腹疼痛阵作，时作时止。其特点为虫积则腹见积块，虫散则积块消失；痛作则剧不可忍，痛止则一如常人。并见呕吐清水，寐而啮齿，嗜食异物，唇面虫斑，大便下虫等皆是其特殊表现。

【治法方剂】疼痛发作，则宜安蛔止痛。用乌梅丸加减；疼痛停止，则宜驱蛔杀虫。用化虫丸治之。

（三）鉴别诊断

1.寒凝积冷脐腹痛与脾肾阳虚脐腹痛的鉴别

（1）寒凝积冷　脐腹疼痛暴起，痛势剧烈，痛不休止。

（2）脾肾阳虚　脐腹疼痛渐来，其痛绵绵，时轻时重，且多兼见神疲倦怠，畏寒肢冷，大便溏薄等脾肾阳虚之象。

2.阳明热结脐腹痛与肠胃气滞脐腹痛的鉴别

（1）阳明热结　热结之象，腹痛绕脐而硬满拒按，日晡潮热，手足汗出，大便秘结，或热结旁流，即阳明腑实证。

（2）肠胃气滞　为气滞之候，腹痛环脐，胀满因矢气而减，甚则有气瘕攻动，疼痛与情志变化有关。

3.湿热蕴结脐腹痛与伤食积滞脐腹痛的鉴别

（1）湿热蕴结　里急后重，多夹脓血，所下臭秽。

（2）伤食积滞　泻后痛减，多夹完谷，气味酸臭。

三十四、小腹痛

(一)概念

脐下正中部疼痛谓之小腹痛。小腹痛是较常见的内科症状,多与肾、膀胱、小肠等病变有关。

(二)常见证候

1.膀胱湿热

【证候表现】小腹胀满疼痛,小便量少、色赤,成血尿,尿时灼热疼痛,甚或淋闭不通,小腹拘急,口渴,便秘,舌红苔黄,脉数或细数。

【病因病机】湿热结于膀胱。

【证候分析】湿热结于膀胱,其发病急,小腹胀满疼痛甚或拘急,小溲赤,尿时灼痛,口渴,便秘,苔黄,脉数等,均一派热象之征。

【治法方剂】清利下焦膀胱湿热,湿热去则小腹疼痛亦随之而愈。方用八正散加减。

2.膀胱阻滞

【证候表现】所谓膀胱阻滞者,或湿热(膀胱湿热小腹痛),或气滞,或瘀血,或砂石等所致。气滞者,小腹胀痛,胸胀胁痛,尿后小腹疼痛,脉弦;瘀血者,小腹痛甚,或拘急,尿血;砂石阻滞者,小腹痛,痛掣阴部,疼痛甚剧,尿血,若尿出砂石,则诸症顿愈。

【病因病机】有湿热、气滞、瘀血、砂石之分。

【证候分析】气滞小腹痛者,则胀重于痛,以胀为主,且伴有胁肋疼,小腹疼痛多出现于排尿之后,小便排出不畅,但无明显偏热、偏寒形迹,此乃气机不畅所致;瘀血小腹痛者,小腹胀痛,痛甚于胀,甚者痛如针刺,小腹拘急,或血尿;砂石阻滞小腹痛,绞痛如割,或掣及腰痛,或牵及会阴,血尿明显。

【治法方剂】气滞小腹痛者，治当利气疏导。方用沉香散加减；瘀血小腹痛者，治当通利活血。方用桃核承气汤，或抵当汤（丸）加减；砂石阻滞小腹痛，治当通淋下石。方用排石汤加减。

3.下焦虚寒

【证候表现】小腹隐痛，时轻乍重，腹冷，甚或其凉如冰，虽盛夏而不温，遇寒则重，得暖则舒，形寒肢凉，唇淡口红，小便清长，或余沥不尽，舌淡苔白，脉象沉细。

【病因病机】下焦阳虚，阳虚则寒。

【证候分析】病非得之一日，下焦阳虚，失于温煦，其表现为小腹隐痛，且小腹冷如冰，形寒肢凉，畏冷喜暖，小便清长或余沥不尽，舌淡，脉细等一派虚寒之象。

【治法方剂】温补下焦，使元阳充足，则虚寒除而腹痛愈。方用右归丸加减。

（三）鉴别诊断

膀胱湿热小腹痛与下焦虚寒小腹痛的鉴别

（1）膀胱湿热　热实证，小溲赤，尿时灼痛，口渴，便秘，苔黄，脉数等。

（2）下焦虚寒　虚寒证，小腹冷如冰，形寒肢凉，畏冷喜暖，小便清长或余沥不尽，舌淡，脉细等。

三十五、少腹痛

（一）概念

脐下偏左或偏右处疼痛谓之少腹痛，多与肝经病变有关。

(二)常见证候

1.寒滞肝脉

【证候表现】少腹疼痛牵引睾丸,坠胀剧痛,或兼阴囊收缩。其痛为逢寒益甚,得热稍舒。常兼面色皖白,形寒肢冷,舌苔白滑,脉沉弦或迟等症象。

【病因病机】寒邪所犯,凝滞肝脉。

【证候分析】肝经循于阴器、少腹,为寒邪所犯,其性凝滞,故疼痛牵引睾丸,坠胀剧痛,或兼阴囊收缩,寒为阴邪,见疼痛得热稍缓,且伴有面白肢冷,畏寒挛缩,舌苔白滑,脉沉迟等一派寒证。

【治法方剂】温散肝经之寒。方用当归四逆汤加吴茱萸、生姜。

2.肝气郁结

【证候表现】少腑气滞不舒,痛引阴睾,其痛时缓时急,时作时止,每因情志激动或过劳而发;或见少腹及脐旁左右扛起,聚散无常,时觉胀痛甚则剧痛难忍,按之尤甚。每兼两胁胀痛,胸闷太息,腹痛泄泻,急躁易怒等症。舌苔薄白,脉弦或沉。

【病因病机】因情志激动或过劳,七情内伤,肝气郁结,气机阻滞,不通则痛。

【证候分析】病位在于肝经,为实邪所犯,故其疼痛均可牵引睾丸,且疼痛较剧。疼痛时缓,每因情志激动而发,并多兼见两胁胀痛,胸闷太息等肝气郁滞症状。

【治法方剂】疏肝理气。方用柴胡疏肝散与川楝子散合方。

3.大肠湿热

【证候表现】少腹疼痛,下痢脓血,里急后重,口渴欲饮,舌红苔腻微黄,脉滑数。

【病因病机】大肠湿热。

【证候分析】大肠湿热可致右侧少腹疼痛,按之尤甚,可有下痢脓血或名为厥阴下利。其病势较急,疼痛较剧。因其为湿热交阻,致血行瘀滞,故腐为脓血,可见小便短赤,舌苔黄腻,脉滑而数等湿热症状。

【治法方剂】清热利湿,活血止痛。方用白头翁汤加减。

4.下焦虚寒

【证候表现】少腹绵绵作痛,常以左侧少腹疼痛为甚,面色晄白,倦怠乏力,形寒畏冷,手足不温,兼见呕吐或下利等症。舌淡苔白,脉弦迟。

【病因病机】阳气素虚,脏腑虚寒。

【证候分析】正虚不足,故乏力,内失温煦,故腹痛绵绵,中阳不足,卫阳不固,畏寒,手足不温等证。

【治法方剂】温散肝脏之寒。方用吴茱萸汤。

(三)鉴别诊断

1.寒滞肝脉少腹痛与下焦虚寒少腹痛的鉴别

(1)寒滞肝脉　实寒,故疼痛较剧,按之益甚。

(2)下焦虚寒　虚寒,故痛势绵绵,得按痛减。

2.肝气郁结与寒滞肝脉少腹痛的鉴别

(1)肝气郁结　气滞,故疼痛时缓,每因情志激动而发,并多兼见两胁胀痛,胸闷太息等肝气郁滞症状。

(2)寒滞肝脉　为寒邪所犯,故疼痛得热稍缓,且伴有面白肢冷,畏寒蜷缩,舌苔白滑,脉沉迟等一派寒证。

三十六、腹中痞块

(一)概念

腹中痞块即腹内肿块。

(二)常见证候

1.气滞血瘀

【证候表现】痞块多发于胁下,初起软而不坚,胀痛或压痛,痛有定处。病久则痞块质硬,疼痛较重,且多为刺痛,身体消瘦困倦,面色晦黯,饮食减少,甚或肌肤甲错,舌紫青或有瘀斑,脉弦或弦细。

【病因病机】气滞血瘀,瘀血聚结。

【证候分析】形成因肝郁气滞而血瘀,瘀血聚结则痞块成形而发于胁下。有以气滞为主者,有以血瘀为主者。气滞者,痞块不甚明显,或仅可触及,胁痛胀满,或压痛,脘闷,纳呆,嗳气,恶心,口苦,眩晕,或大便不实,舌苔薄黄,其脉弦细。得之多因情志不畅,郁怒伤肝,肝气郁结所致,故其临床表现以气滞症状为多。肝气失调,或犯胃而致肝胃不和(脘闷、纳呆而兼恶心、嗳气),或乘脾而为肝脾不和(脘闷、纳呆,而兼大便不实或腹泻),但胸闷不舒,胁痛胀满,脉弦等气滞症状则为二者所必具。病久不愈,气结不通而致瘀血凝聚,则痞块肿大明显,质地较硬,且固定不移,疼痛剧烈而多为刺痛,或面色黧黑,或肌肤甲错,舌青紫或有瘀斑,脉弦或涩,则是以瘀血为主要表现的腹中痞块证。

【治法方剂】疏肝解郁,行气止痛为主,佐以活血药物。当用逍遥散合金铃子散加减。活血祛瘀为主而佐以行气之药。方用膈下逐瘀汤合失笑散加减,或用鳖甲煎丸加减。

2.痰食凝结

【证候表现】痞块多发生于胃脘或脐腹部位,胃脘胀满闷痛,压痛拒按,食欲不振,或形瘦体倦,面色萎黄,短气,舌淡,脉细。

【病因病机】冷物饮食所伤,食与痰互结。

【证候分析】冷物饮食伤胃,脾胃运化失司,水聚为痰,食与痰互结而成腹中痞块,阻碍运化,不通则痛,故疼痛或拒按,运化不利,气血生成不足,则见形瘦体倦,面色萎黄,短气,舌淡,脉细。

【治法方剂】攻下痰食积聚为主。方用大承气汤或太平丸加减。

3.中气虚损

【证候表现】痞块居脐腹或下腹，按之软，且随体位变化或大或小，平卧时可不显著，站立时则明显可见。多为隐痛，脘腹胀满，食欲减退，大便不实。或形体消瘦，四肢倦怠，面色萎黄，舌质淡，脉细。

【病因病机】中气虚损下陷。

【证候分析】由于脾气不足，运化失司，或寒凝水湿不化，痰饮蓄结于胃脘，或食滞不化，食积宿结于腹中，中气虚损下陷，脘腹痞块或大或小，但按之软，多呈隐痛。脘胀，纳呆，消瘦，身倦，便溏，舌淡，脉细，均为脾虚不足之临床见症，一般病程较长。

【治法方剂】补中益气为主。方用补中益气汤加减，或苍术为末内服(《普济本事方》)。

(三)鉴别诊断

1.痰食凝结腹中痞块与气滞血瘀腹中痞块的鉴别

(1)痰食凝结　发于胃脘部位，疼痛或拒按。

(2)气滞血瘀　发于胁下。

2.中气虚损腹中痞块与痰食凝结腹中痞块的鉴别

(1)中气虚损　按之软，多呈隐痛。一般病程较长。

(2)痰食凝结　病程短，而多为实证，或虚实夹杂证。

三十七、腹露青筋

(一)概念

腹露青筋是指腹部皮肤青筋暴露。

（二）常见证候

1.气滞湿阻

【证候表现】腹大胀满，青筋暴露，两胁胀痛，食欲不振，食后腹胀加重，肢体困倦，小便短少，大便溏泄，舌苔白腻，脉弦。

【病因病机】肝郁气滞，疏泄失职，横逆犯脾，脾失健运，水湿内停，湿浊壅塞，气血不畅，脉络受阻。

【证候分析】由于肝郁气滞，疏泄失职，则见两胁胀痛，脾失健运，水湿内停腹中，腹大胀满，小便短少，湿浊壅塞，气血不畅，脉络受阻，故青筋暴露，脾虚湿困则食欲不振，食后腹胀加重，肢体困倦，大便溏等表现。

【治法方剂】疏肝健脾，利湿除满。方选柴胡疏肝散合胃苓汤加减。

2.肝脾血瘀

【证候表现】腹大坚满，青筋暴露，胁下肿块刺痛，口干但欲漱水不欲咽，大便色黑，面色暗黑，头颈胸臂见丝纹状血痣，唇色紫黯，舌质黯紫有瘀斑，脉细涩。

【病因病机】瘀血阻于肝脾，脉络不通。

【证候分析】由于瘀血阻于肝脾，脉络不通所致，本证往往由气滞湿阻发展而来，因此出现与气滞湿阻腹露青筋相同的腹大胀满，青筋暴露，小便不利，两胁作痛等症。其主要不同表现为胁下肿块刺痛，口干但欲漱水不欲咽，大便色黑，头颈胸臂出现血痣，唇色紫黯，舌质黯紫有瘀斑，脉细涩等瘀血之症。

【治法方剂】活血化瘀，利水消肿。方选调营饮加减。

3.脾肾阳虚

【证候表现】腹大胀满，青筋暴露，畏寒肢冷，脘闷纳呆，腰膝酸软，小便不利，大便溏，下肢浮肿，面色苍黄，舌质胖淡紫，苔白滑，脉沉细。

【病因病机】脾肾阳虚,脉络受阻。

【证候分析】由于脾肾阳虚,水湿不化,寒水为聚,脉络受阻,除腹大胀满,青筋暴露,小便不利之外,尚有脾气虚之脘闷纳呆,大便溏及肾阳虚之畏寒肢冷,腰膝酸软,下肢浮肿等表现。

【治法方剂】温补脾肾,行气利水。方选实脾饮加减。

4.肝肾阴虚

【证候表现】腹大胀满,青筋暴露,头晕目眩,心烦失眠,口燥咽干,齿鼻衄血,小便短少,面色晦黯,舌红少津,脉弦细数。

【病因病机】湿郁化热,肝肾阴伤。

【证候分析】本证往往先出现水湿阻滞之证,进而湿郁化热,肝肾阴伤,所以,临床表现除腹大胀满,青筋暴露,小便不利之外,尚有肝肾阴虚,虚热内生之头晕目眩,心烦失眠,口燥咽干,齿鼻衄血,脉弦细数等症。

【治法方剂】滋养肝肾,利水消胀。方选一贯煎合猪苓汤化裁。

(三)鉴别诊断

气滞湿阻腹露青筋与肝脾血瘀腹露青筋的鉴别

(1)气滞湿阻　有肝气郁结之两胁胀痛及脾虚湿困之食欲不振,食后腹胀加重,肢体困倦,小便短少,大便溏泄等表现。

(2)肝脾血瘀　胁下肿块刺痛,口干但欲漱水不欲咽,大便色黑,头颈胸臂出现血痣,唇色紫黯,舌质黯紫有瘀斑,脉细涩等瘀血之症。

三十八、单腹胀大

(一)概念

单腹胀大又称鼓胀、单鼓。独腹部肿大,而躯体四肢皆消瘦,称为单腹胀大。

(二)常见证候

1.气滞湿阻

【证候表现】腹部膨大如鼓,皮色苍黄,胁下胀满或疼痛,饮食减少,食后胀甚,嗳气不舒,小便短少,舌苔白腻,脉沉弦或弦缓。

【病因病机】肝脾失调,气机不畅,水湿停留,邪壅中焦。

【证候分析】湿阻气分,以湿为主,湿邪重浊黏滞,故必兼见纳呆,食后胀甚,舌苔白腻,脉弦缓等症。

【治法方剂】疏肝理脾,行湿除满。方选柴胡疏肝散合平胃散。

2.湿热蕴结

【证候表现】腹胀大而满,腹皮紧张拒按,肌肤灼热,烦热,口苦,口臭,大便干,小便黄,面色黄晦,舌苔黄腻或灰腻,舌质红,脉弦数。

【病因病机】肝脾失调,湿郁化热,蕴结中焦。

【证候分析】湿热互结,易耗气伤阴,故必兼见烦热,口苦,口臭,面色黄晦,小便黄,舌苔黄腻或灰腻,舌质红,脉弦数等,严重时邪从火化,火扰营血,迫血妄行,可见吐、衄、便血之症。

【治法方剂】清利湿热,健脾调气。方选中满分消丸;若邪从火化,扰动营血,宜清营凉血。方选犀角地黄汤加味。

3.气滞血瘀

【证候表现】腹大坚满,腹壁青筋显露,胸背颈项或面部可见红斑赤缕,面色青紫,胁肋刺痛,形体瘦削,口渴欲饮,唇舌红暗不鲜或紫,脉弦细或弦涩。

【病因病机】肝郁气滞既久,气滞则血瘀。

【证候分析】其症缘于肝郁气滞,久之导致血瘀,故见腹壁青筋显露,胸背颈项或面部可见红斑赤缕,面色青紫,舌紫脉涩等症。

【治法方剂】疏肝理气,活血化瘀。方选血府逐瘀汤加减。

4.脾肾阳虚

【证候表现】腹部膨大,入暮益甚,按之不坚,兼有面色晦滞,畏寒肢冷,或下肢浮肿,身倦神疲,尿少便溏,舌质淡胖,苔薄白滑,脉沉细无力。

【病因病机】脾阳不运,水湿不化,继而累及肾脏。

【证候分析】多起于脾阳不运,水湿不化,继而累及肾脏。故临床必兼见畏寒肢冷,神倦体怠,尿少便溏,舌质淡胖,苔白滑,脉沉细无力等症。

【治法方剂】健脾温肾, 化气行水。方选附子理中汤合五苓散加减。

5.肝肾阴虚

【证候表现】腹部胀大,甚则青筋暴露,形体消瘦,兼见面色萎黄,或面黑唇紫,口燥心烦,手足心热,尿少短黄,大便干,舌质红绛少津无苔,脉弦细数。

【病因病机】病久不愈,肝肾阴液不足。

【证候分析】多因病久不愈,耗伤津液,肝肾阴液不足,则阴虚火旺,故必兼见口燥,心烦,或鼻衄,齿衄,便血,舌红绛少津,脉弦细而数等症。

【治法方剂】滋养肝肾,凉血化瘀。方选六味地黄汤加何首乌、丹参、鸡血藤、玄参、石斛等,血热妄行佐入茅根、仙鹤草。

(三)鉴别诊断

1.气滞湿阻单腹胀大与湿热蕴滞单腹胀大的鉴别

(1)气滞湿阻　湿阻气分,以湿为主,湿邪重浊黏滞,必兼见纳呆,食后胀甚。

(2)湿热蕴滞　湿热互结,易耗气伤阴,必兼见烦热,口苦,口臭,面色黄晦,小便黄。

2.脾肾阳虚单腹胀大与肝肾阴虚单腹胀大的鉴别

(1)脾肾阳虚　兼见畏寒肢冷,神倦体怠,尿少便溏,舌质淡胖,苔白滑等脾阳虚之表现。

(2)肝肾阴虚　兼见口燥,心烦,或鼻衄,齿衄,便血等肾阴虚之表现。

三十九、腹满

(一)概念

腹满是指腹中有胀满之感而外无胀急之象而言。

(二)常见证候

1.寒湿内聚

【证候表现】腹部满胀,按之不减,食欲不振,恶心呕吐,大便泄泻,或脘腹疼痛,口渴不欲饮,舌苔白腻,脉弦缓。

【病因病机】邪直中入里,或久居卑湿之地,或进食冷饮不洁之物,内外相合,寒湿侵犯中焦,脾胃升降失调。

【证候分析】寒湿内聚腹满,因寒湿为阴邪,凝滞中焦则腹满;困阻脾胃,浊阴不降则恶心呕吐;清阳不升则大便泄泻;气机不畅则脘腹疼痛;脾胃不得舒展则食欲不振,口渴不欲饮;舌苔白腻,脉弦缓均为寒湿内聚之征。

【治法方剂】温化寒湿。方选胃苓汤与厚朴温中汤合方化裁。

2.脾胃虚寒

【证候表现】腹中满胀,乍作乍止,乍轻乍重,喜暖喜按,或进热饮、热食则舒,神疲乏力,纳谷呆滞,舌胖淡或有齿痕,苔薄白,脉迟。

【病因病机】过食生冷肥甘,或过用寒凉药物,以及大病失调,久病失养脾胃素虚,中阳不振。

【证候分析】因中虚内寒,非一日可复,故腹满乍作乍止,乍轻乍重,且得暖得按,或进热饮热食则舒;中虚则气血生化不足,故神疲乏力;化源不足则气无力提挈脏腑,故有内脏下垂;脾虚则不运,胃虚则不纳,故纳谷呆滞;舌胖淡或有齿痕,苔薄白,脉迟,均为脾胃虚寒之征。

【治法方剂】温补脾胃。方选理中汤或厚朴生姜甘草半夏人参汤。

3.湿热蕴结

【证候表现】腹满而胀,脘痞呕恶,心中烦闷,口渴不欲多饮,时时汗出,大便溏泄,小便短赤,舌红苔黄腻,脉濡数。

【病因病机】感受外邪,或素嗜厚味、酒酪、五辛之品,脾胃受伤,健运失职,湿热内生不攘。

【证候分析】因湿热交阻于内,气机升降失职,则腹满而胀,脘痞呕恶,大便溏泄;热郁于内,则心中烦闷;湿热相兼,则口虽渴但不欲多饮;湿热互结,胶黏腻滞,虽时时汗出,而邪仍难解;湿热下注则小便短赤,舌红苔黄腻,脉濡数均为湿热之征。

【治法方剂】化湿清热。方选王氏连朴饮。

4.宿食停滞

【证候表现】腹满胀痛,嗳腐吞酸,或厌闻食臭,或大便泄泻臭如败卵,舌苔厚腻,脉沉滑。

【病因病机】饮食自倍,饥饱失宜,肠胃乃伤,难以磨谷,食谷停滞不化。

【证候分析】食谷停滞不化因宿食停滞,气机不畅,故腹满且痛且胀;饮食在胃中滞留不化,胃失和降则嗳腐吞酸,或厌闻食臭;脾不健运则大便泻臭如败卵;舌苔厚腻,脉沉滑为宿食停滞之征。

【治法方剂】消食导滞。方选保和丸。

5.实热内结

【证候表现】腹满不减,减不足言,或硬痛,或绕脐疼痛,大便秘结,手足濈然汗出,潮热谵语,脉沉实,或迟而有力,舌苔黄燥或焦裂起刺。

【病因病机】邪热入里,壅滞肠胃,与肠中糟粕互结,阻于肠道,大肠传导功能障碍。

【证候分析】多见于外感热性病的发展过程中,大肠传导受阻,胃肠气机不能顺降,故腹满不减,减不足言;无形之邪热与有形之燥矢互结于内,故腹满胀痛;腑气不通,则大便秘结;四肢皆禀气于胃,热炽阳明,故手足濈然汗出;里热炽盛,扰乱神明,故潮热而谵语,舌苔黄燥或焦裂起刺,均为邪热壅盛,伤津耗液之征。

【治法方剂】泻下热结。方选大承气汤。

(三)鉴别诊断

1.寒湿内聚腹满与脾胃虚寒腹满的鉴别

(1)寒湿内聚　腹满,按之不减,且伴有呕恶泄泻,脘腹疼痛,舌苔厚腻等症。

(2)脾胃虚寒　喜热喜暖喜按,且伴有神疲乏力,内脏下垂,舌苔薄白等症。

2.湿热蕴结腹满与宿食停滞腹满的鉴别

(1)湿热蕴结　脘痞呕恶,口渴不欲多饮,大便溏泄,舌苔黄腻。

(2)宿食停滞　嗳腐吞酸,口臭,厌食,大便泻臭如败卵,舌苔厚腻。

四十、腹冷

(一)概念

腹冷是指自觉腹部内外有冷凉感。

(二)常见证候

1.脾胃阳虚

【证候表现】脘腹中常觉发冷，或兼脘腹作痛，反酸或泛吐清水，畏寒喜暖，或大便溏泄，肢倦神疲，舌淡苔白。

【病因病机】素体阳气不足，或恣食生冷，或过用苦寒泻下药物，或病后失于调养，损伤脾胃，中阳亏虚。

【证候分析】素体阳气不足，加之贪凉，损伤脾胃，中阳亏虚，脾阳不能温煦，则腹中时常发冷，喜暖畏寒；阳虚则脾失健运，胃失和降，上为泛吐清水，下为大便溏泄；脾虚化源不足，故肢倦神疲。

【治法方剂】温补脾胃。方选小建中汤。

2.肾阳虚衰

【证候表现】腹中发冷，五更泄泻，腰膝酸软，夜尿频多，或小便余沥不尽，舌淡苔薄白，脉沉细，尺微弱。

【病因病机】房事不节，或大病久病，将息失宜，以致下元虚惫，肾阳虚衰。

【证候分析】下元虚惫，肾阳虚衰，肾中阳气不能蒸腾，以致腹中发冷；肾阳虚则大肠失约，膀胱气化失司，故五更泄泻，夜尿频多，或小便余沥不尽；腰为肾之府，腰以下均为肾所主，肾虚则失于充养，故腰膝酸软。

【治法方剂】温肾壮阳。方用肾气丸与四神丸合方。

3.冲任虚寒

【证候表现】腹中发冷,以小腹为甚,经期延后,经血量少,色淡,或挟血块,或带下清稀,或难以受孕,或两眼圈发黑,舌胖黯淡,边有齿痕,苔薄白,脉细迟。

【病因病机】先天禀赋不足,后天发育不良,或房事过度,孕产过多,或经期冒雨涉水,冲任受损,寒凝胞宫。

【证候分析】胞宫受寒,冲任不调,则腹冷而经期延后,经血量少而色淡;冲为血海,任主胞胎故难以受孕;带脉不约则带下清稀;寒邪凝滞,血不流畅,则两眼圈发黑;舌胖黯淡,边有齿痕,苔薄白,脉细迟,均为冲任虚寒之征。

【治法方剂】调补冲任,温经散寒。方用温经汤。

4.寒滞肝脉

【证候表现】腹部发冷,以少腹为甚,并牵及睾丸坠胀疼痛,或阴囊收缩,受寒更甚,得热则缓,或四肢发凉,舌苔白滑,脉沉弦或迟。

【病因病机】外受寒邪,肝经气血凝滞。

【证候分析】肝之经脉抵小腹、绕阴器,寒凝肝脉,肝气受阻,肝血滞塞,故少腹或小腹冷而睾丸坠胀疼痛,肢厥囊缩;舌苔白滑,脉沉迟缓,均为寒凝肝脉之征。

【治法方剂】温肝散寒,畅通气血。用暖肝煎。

(三)鉴别诊断

1.脾胃阳虚腹冷与肾阳虚衰腹冷的鉴别

(1)脾胃阳虚　反酸或泛吐清水,畏寒喜暖,或大便溏泄,肢倦神疲。

(2)肾阳虚衰　五更泄泻,腰膝酸软,夜尿频多,或小便余沥不尽。

2.冲任虚寒腹冷与寒滞肝脉腹冷的鉴别

(1)冲任虚寒　经期延后,经血量少,色淡,或挟血块,或带下清稀,或难以受孕，或两眼圈发黑，舌胖黯淡，边有齿痕，苔薄白。

（2）寒滞肝脉　牵及睾丸坠胀疼痛，或阴囊收缩，舌苔白滑，脉沉弦或迟。

四十一、脐下悸动

（一）概念

脐下悸动是指少腹部惕惕然跳动的症状。

（二）常见证候

1.水停下焦

【证候表现】脐下跳动，口吐涎沫，头眩，小便不利，脉沉弦，舌质淡红，苔薄白滑润。

【病因病机】素体阳虚，或汗出多而伤阳，阳虚不能制水，水蓄下焦。

【证候分析】蓄水上攻则发口吐涎沫，头眩，在下为脐下悸，小便不利，脉沉弦尤为下焦停水的明证。

【治法方剂】治宜化气利水。方用五苓散；若水饮内动，有欲作奔豚之势者，可用茯苓桂枝甘草大枣汤通阳降逆，培土制水。

2.肾不纳气

【证候表现】脐下跳动，连及脐部，伴有气喘，时太息，出汗，脉细弱，舌质淡黯，苔薄润。

【病因病机】主要原因有二：一为肾气素亏，气不摄纳，鼓动于下；一为表证妄汗妄下，气血大亏，以致肾气不纳，动于下焦。

【证候分析】肾气素亏的每因劳累而作，时发时止，表证误治的有失治之过，肾不纳气，脐下跳动，连及脐部，并有气不接续，汗出等症。

【治法方剂】补肾纳气。方选七味都气丸。表证误治的宜调和阴阳，温肾纳气。方选桂枝加桂汤。

四十二、气从少腹上冲

(一)概念

气从少腹上冲是指病人自觉有气从少腹向上攻冲,乍作乍止。因其气上冲胸咽,如豚之奔突,故又称奔豚气。

(二)常见证候

1.肝经之气

【证候表现】惊恐或激怒后突发,自觉有气从少腹上冲心胸及咽喉,发作欲死,惊悸不宁,恶闻人声,或腹痛,喘逆,呕吐,烦渴,往来寒热,气还则止,常反复发作,舌苔薄白或薄黄,脉弦紧,发作后一如常人。

【病因病机】多由惊恐或情志不舒,忧思恚怒引起。或猝遭惊恐,或平素肝气郁结,循经上逆,气逆不降,营卫不和。

【证候分析】多素有肝郁气滞的症状(心烦易怒、精神抑郁、胸闷不舒、善长太息、胸胁满闷、口苦咽干),由于惊恐或忧思恚怒,而突然发作,气从少腹上冲胸咽。

【治法方剂】平冲降逆、理气和营、清泄肝热。用奔豚汤加减,亦可用旋覆代赭汤以降逆、益气、和胃。

2.水寒之气

【证候表现】病人平素多有阳实症状,发病时先有脐下悸动,旋即有逆气从少腹上冲,形寒肢冷,舌淡白,苔白腻,脉弦紧。

【病因病机】多素体下焦有寒,或误汗而致心阳虚馁,水寒之气上犯凌心,阳衰阴乘,寒气上逆。

【证候分析】水寒之气上逆,则自觉有气从少腹上冲,跃跃欲动,故脐下悸。形寒肢冷,舌淡白,苔白腻,脉弦紧,皆为寒证。

【治法方剂】温阳行水、理气降逆。脐下悸动者,可用茯苓桂枝甘草大枣汤;外兼寒邪者,用桂枝加桂汤以通阳散寒;若下焦有寒,肝气上逆,宜温阳祛寒、理气降逆,可用《千金》奔豚汤加减。

(三)鉴别诊断

肝经之气从少腹上冲与水寒之气从少腹上冲的鉴别

(1)肝经之气从少腹上冲　有肝郁气滞的症状(心烦易怒、精神抑郁、胸闷不舒、善长太息、胸胁满闷、口苦咽干)。

(2)水寒之气从少腹上冲　有阳实症状(形寒肢冷、面白目清、小便清长等)。

四十三、肠鸣

(一)概念

肠鸣又称腹鸣,是指肠动有声而言。

(二)常见证候

1.脾肾阳虚

【证候表现】肠鸣泄泻,腹痛绵绵,喜温喜按,四肢不温,腰膝酸软。舌质淡红,苔白滑,脉沉弱无力。

【病因病机】久病不愈,或房劳伤肾,或过用寒凉药物,损伤阳气,使脾肾阳气日趋亏耗,阳气失于温煦,大肠传导功能失调。

【证候分析】脾肾阳气亏耗,失于温煦,阳虚,有寒象,四肢发凉,舌质淡红,苔白滑,脉沉弱无力;手阳明大肠经受损,故泄泻每于黎明为甚,且有腰膝酸软等肾虚见症。

【治法方剂】温补脾肾。方选附子理中丸。

2.中气不足

【证候表现】肠鸣泄泻,少腹坠胀,饮食减少,少气懒言,体倦无力,或兼见脱肛,妇女见子宫脱垂,舌淡苔白,脉缓弱。

【病因病机】劳力过度,或饮食不节,损伤脾胃之气,脾虚运化失职。

【证候分析】病在脾胃,气虚则少腹坠胀,并有少气懒言,体倦无力等中气虚弱之症,或兼见脱肛,或子宫下垂,寒象不著。

【治法方剂】补益中气。方选补中益气汤。

3.中焦寒湿

【证候表现】腹中雷鸣,腹冷喜温,形寒肢冷,呕吐清水,大便稀薄夹有黏冻物,舌质淡黯,苔白腻而滑,脉沉迟或沉弦。

【病因病机】饮食生冷或过食肥甘损伤脾气。

【证候分析】脾虚则湿聚,素体禀赋不足的多从寒化而成寒湿。外则形寒肢冷,内则腹冷喜温,上则呕吐清水,下则大便稀薄,舌质淡黯,苔白腻而滑,脉沉迟或沉弦。

【治法方剂】健脾化湿温中。方用智半汤。

4.痰湿中阻

【证候表现】肠鸣辘辘,心下逆满,起则头眩,干呕欲吐,口黏乏味,肢体沉重,舌质淡黯,苔腻,脉弦滑或沉缓。

【病因病机】饮食生冷或过食肥甘损伤脾气。

【证候分析】脾虚则湿聚,素体湿盛的则聚而为痰成痰湿,肠鸣辘辘,沥沥有声,心下逆满,起则头眩,并见干呕欲吐,苔腻脉滑等。

【治法方剂】健脾化湿通阳。方用苓桂术甘汤。

5.肝脾不和

【证候表现】肠鸣阵作,伴有腹痛,时而泄泻但腹痛不减,胸胁不舒,嗳气食少,舌质淡红,苔薄白,脉弦缓。

【病因病机】七情所伤,肝失条达,脾失健运,使大肠气机失调。

【证候分析】肝失条达则胸胁不舒,脾失健运,则肠鸣阵作,嗳气纳差,伴有腹痛,时而泄泻但腹痛不减,大肠气机失调则肠鸣必伴腹痛,痛甚则泻,而泻后痛不缓解,且肠鸣每随情志波动而加剧。

【治法方剂】肝健脾和中。方选痛泻要方。

6.肠胃湿热

【证候表现】肠鸣腹泻,泻下不爽,肛门灼热,大便异臭,伴有口苦口黏,小便短赤,舌红苔黄腻,脉滑数。

【病因病机】长夏暑湿当令之时,暑湿伤及脾胃,湿热内结,影响大肠气机的传导。

【证候分析】湿热内结,影响大肠气机的传导,故见肠鸣腹泻,泻下不爽,肛门灼热,口苦口黏,其舌苔黄腻,脉滑数。

【治法方剂】清热理肠。方用葛根芩连汤。

(三)鉴别诊断

1.脾肾阳虚肠鸣与中气不足肠鸣的鉴别

(1)脾肾阳虚肠鸣　伴四肢发凉,泄泻每于黎明为甚,且有腰膝酸软等症。

(2)中气不足肠鸣　伴少腹坠胀,并有少气懒言,体倦无力等中气虚弱之症,或兼见脱肛,或子宫下垂。

2.中焦寒湿肠鸣与痰湿中阻肠鸣的鉴别

(1)中焦寒湿肠鸣　一为寒,寒湿者外则形寒肢冷,内则腹冷喜温,上则呕吐清水,下则大便稀薄。

(2)痰湿中阻肠鸣　一为痰,痰湿者肠鸣辘辘,沥沥有声,心下逆满,起则头眩,并见干呕欲吐、苔腻脉滑等。

3.肝脾不和肠鸣与脾胃湿热肠鸣的鉴别

(1)肝脾不和肠鸣　肠鸣每随情志波动而加剧,并伴有胸胁不舒、嗳气纳差、脉弦缓等。

(2)脾胃湿热肠鸣　肠鸣腹泻,泻下不爽,肛门灼热,口苦口黏,其舌苔黄腻,脉滑数。

第六章　二阴症状

一、腹泻

（一）概念

腹泻又称为泄泻。

（二）常见证候

1.湿热

【证候表现】临床多为起病较急，泻下如注，泻出黄色水样便或带黏液，腥臭，腹内肠鸣作痛，肛门灼热疼痛。或伴有寒热，口干渴而不多饮，胸脘痞闷，小溲赤涩，舌苔黄腻，脉滑数。

【病因病机】湿与热结，湿热侵犯阳明，湿热互阻胃肠，升降传导失司，清浊交混而致泻。

【证候分析】湿热结于大肠泻下黄水样便，湿热下注肛门则黄色水样便或带黏液，腥臭，腹内肠鸣作痛，肛门灼热疼痛，湿为阴邪，其性黏腻，故见胸脘痞闷，疲困身重，不思饮食，热邪蒸腾津液，故口干渴，湿邪中阻故不欲多饮，舌苔黄腻，脉滑数皆为湿热之征。

【治法方剂】清热化湿。方用葛根芩连汤加木通、滑石之属。

2.寒湿

【证候表现】大便清稀，不甚秽臭，腹部疼痛，喜温喜按，脘腹胀满，米谷不化，不思饮食，肢体沉重困倦。或伴有寒热头痛，小便清白，苔白腻，脉濡或缓。

【病因病机】寒与湿合，寒湿侵入太阴。

【证候分析】脾为太阴湿土之脏，性喜温而恶寒，喜燥而恶湿；脾为寒湿所困，升降消运失其常度，饮食不化并走大肠而作泻；因寒邪内攻，故腹痛喜热欲暖；寒湿困脾，致脘腹满闷；湿从寒化，所以口淡，不渴，舌苔白腻。

【治法方剂】温中散寒，芳香化浊。方选变通理中汤或藿香正气散加味。

3.食积

【证候表现】症见腹痛即泻，泻下痛减，少顷复又痛泻，粪便稠黏或粪水杂下，秽臭难闻，胸脘胀闷，痞塞不舒，嗳腐吞酸，腹满厌食，舌苔垢腻，脉多弦滑。

【病因病机】食积腹泻多由饮食不节，恣食油腻生冷，损伤脾胃致运化失常，宿食停滞中焦而致。

【证候分析】食积胃肠，滞而不化，故多见脘腹胀满，嗳腐，吞酸，厌食，舌苔垢腻。

【治法方剂】消食导滞，健脾和胃。方选保和丸加味。

4.肝气犯脾

【证候表现】泻前胃部微胀痛，泻下挟有未完全消化的食物，泻后痛不减或有所加重。每遇精神刺激或情绪紧张而诱发，两胁胀闷或窜痛，同时有食欲不振，吞酸，嗳气，矢气等症。舌质淡红少苔，脉弦。

【病因病机】肝气横逆，克伐脾土而致泻，以气滞为主。

【证候分析】每由情绪紧张，精神刺激而诱发，肝郁气滞则见两胁胀闷或窜痛，气行于肠道则泄前肠鸣，泻后气滞未解故痛不减或加重，脾胃运化不足故见食欲不振，口酸，嗳气，矢气等症，肝郁故脉弦，脾虚故舌质淡红少苔。

【治法方剂】疏肝健脾。痛泻要方化裁。

5.热结旁流

【证候表现】常见大便泻下黄臭稀水或纯青稀水,绕脐疼痛,腹部拒按或按之有形,胃脘满闷,食欲不振,小便短赤,舌苔黄腻,脉沉滑。

【病因病机】为阳明腑实证的一种,热邪与有形之燥屎内结。临床多见于外感热病而起,肠内有燥屎内结而又下利纯稀臭水;也可因少阴病邪从热化,腑气壅滞而成,腹胀满而利纯清水。

【证候分析】外感热病,肠内有燥屎内结,故绕脐疼痛,腹部拒按或按之有形,胃脘满闷,食欲不振,津液下利,腑气壅滞,腹胀满而利纯清水;津液行于大肠,故小便短赤。

【治法方剂】泄热通腑。方选大承气汤加味。

6.脾虚

【证候表现】大便时稀溏、时水泻,每食生冷油腻或较难消化食物则腹泻加重,甚则完谷不化,或如鸭粪,腹部隐痛,喜热喜按,食欲不振,食后作胀,面色萎黄,体倦神疲。舌质淡胖,苔白,脉沉细。

【病因病机】长期饮食失调,劳倦内伤,久病缠绵,均可致脾胃虚弱,运化无权,水谷不化,清浊不分,故大便溏泄。

【证候分析】脾虚者多寒,故腹痛,喜热喜按,食生冷则腹泻加重;运化失司,气血失养则面色萎黄,体倦神疲,舌质淡胖,苔白,脉沉细皆为脾虚之候。

【治法方剂】健脾利湿为主,方选参苓白术散加味。久泻气虚下陷,脱肛不收者,补中益气汤加收敛固涩之品。

7.肾虚

【证候表现】黎明之前,脐周作痛,肠鸣即泻,泻后痛减,大便稀薄,多混有不消化食物。腰腹部畏寒,四肢不温,小便清长,或夜尿增多。舌质淡胖,多有齿痕,脉沉细无力。

【病因病机】肾阳不足,命门火衰,不能蒸化所致。

【证候分析】黎明之前,命门火衰,不能蒸化,脐周作痛,肠鸣即泻,泻后即安;肾阳虚不能温化脾阳故大便稀薄,多见完谷;腰膝酸软,小便清长,夜尿增多等皆为肾阳虚候。

【治法方剂】温肾健脾止泻。九暴丹化裁。更有食毕即肠鸣腹急作泻者,不食则无事,每食后必泻(俗称禄食泻,又名漏食泻),经年累月不愈,亦由脾肾交虚,真火不能熟腐水谷,故食下即泻,治疗宜温肾健脾,四神丸合理中丸化裁。

(三)鉴别诊断

1.湿热腹泻与寒湿腹泻的鉴别

(1)湿热腹泻　湿邪为患,湿与热结,湿热侵犯阳明,多因湿热互阻胃肠,升降传导失司,清浊交混而致泻。其腹泻特点是泻下如注,肛门灼热,腹内鸣响作痛,腹痛即泻,泻后仍觉涩滞不爽,粪色黄褐而秽臭。

(2)寒湿腹泻　湿邪为患,寒与湿合,寒湿侵入太阴,湿从寒化,口淡,不渴,舌苔白腻。

2.食积腹泻和肝气犯脾腹泻的鉴别

(1)食积腹泻　为实证腹泻,腹痛作泻,为宿食积滞所致,多由饮食不节,恣食油腻生冷,损伤脾胃致运化失常,宿食停滞中焦而作泻。其辨证要点是:脘腹膜胀作痛,泻后腹痛缓解,少顷复又痛泻,泻下稀粪,臭如败卵,混有不消化之残渣。食积胃肠,滞而不化,故多见脘腹胀满,嗳腐,吞酸,厌食,舌苔垢腻。

(2)肝气犯脾腹泻　为实证腹泻,腹痛作泻,为土虚木乘作泻。肝气横逆,克伐脾土而致泻,以气滞为主。每由情绪紧张,精神刺激而诱发。腹泻特点:泻前肠鸣,泻后痛不减或有所加重,胁肋胀痛或窜痛,同时有食欲不振,口酸,嗳气,矢气等症。

3.热结旁流腹泻与温病毒火注入大肠腹泻的鉴别

(1)热结旁流腹泻　为阳明腑实证的一种,热邪与有形之燥屎内结。临床多见于两种情况:一因外感热病而起,肠内有燥屎内结而又下利纯稀之臭水;二因少阴病邪从热化,腑气壅滞而成,腹胀满而利纯清水。其特点是多先有闭结而续得下利,腹胀腹痛拒按,排便稀水而秽臭,有时为干结粪球,涩滞不爽,绕脐疼痛。

(2)温病毒火注入大肠腹泻　可见于两种情况:一因湿热之邪内侵,犯及脾胃,脾不升运,湿浊下迫,故便溏色黄;二因暑湿病邪,直趋中道,致升降失司,暑湿之邪下迫于肠,则大便泄泻,势急而大便秽臭。本证与湿热吐泻性质类同而有轻重之别。湿热吐泻,可急可缓,本证来势急迫,发热较湿热证为甚,病情较重,由于吐泻较频,故极易伤阴化燥而入营、血分之证。

4.脾虚腹泻与肾虚腹泻的鉴别

(1)脾虚腹泻　泻下澄澈清冷,完谷不化,俨如鸭粪。脾虚者多寒,故腹痛,喜热喜按,食生冷则腹泻加重。

(2)肾虚腹泻　为肾阳不足,命门火衰,不能蒸化所致。腹泻特点:黎明之前,脐周作痛,肠鸣即泻,泻后即安。大便稀薄,多完谷不化,伴有腰膝酸软,小便清长,夜尿增多等肾阳虚症状。

5.腹泻与痢疾的鉴别

(1)腹泻　大便次数增多,粪便稀薄,甚至呈水样便,无脓血及里急后重。

(2)痢疾　大便白如胶冻,或红如瓜瓤,或红白相杂如鱼脑,伴腹痛、便频、里急后重。

二、上吐下泻

(一)概念

上吐下泻是指呕吐和腹泻同时发生或交替出现为主的胃肠道病证。历代文献中称此症为霍乱。

(二)常见证候

1.暑湿

【证候表现】发病较急,猝然吐泻交作,腹部绞痛,吐物酸腐,泻下黄水样便,或带黏液,其气秽臭,烦热口渴,胸脘痞闷,或伴有发热头痛,肢体疼痛,小便黄赤,舌苔黄腻,脉多滑数。

【病因病机】多发于夏秋之交,暑湿交蒸,秽浊之气侵入体内,暑湿秽浊郁遏中焦,脾胃升降失常。

【证候分析】邪气犯胃而呕吐,水湿下迫而泄泻;气机阻滞而腹痛;因暑湿交阻中焦,故见烦热口渴,胸脘痞闷,舌苔黄腻。

【治法方剂】清暑利湿,辟秽化浊。方选燃照汤合葛根芩连汤化裁。

2.寒湿

【证候表现】呕吐清水,泻下清稀,不甚秽臭,腹部疼痛,喜热喜按,脘腹胀满,口淡不渴,小便清而量少,舌苔白腻,脉多濡缓。

【病因病机】以外感为主,多由贪食生冷瓜果,夜卧露宿当风,寒湿之邪,侵袭胃肠,导致肠胃功能失常。

【证候分析】寒湿侵袭胃肠,肠胃功能失常,清气不升,浊气不降,清浊交混,致上吐下泻,肠鸣腹痛而喜暖喜按。

【治法方剂】温中燥湿化浊。方选藿香正气散化裁。

3.虚寒

【证候表现】上吐下泻，腹痛欲暖，面色苍白，汗出肢冷，恶寒蜷卧，大便清稀，完谷不化，胀满厌食，口淡不渴，舌质淡白，舌苔白，脉细或沉迟。

【病因病机】中焦虚寒，阴盛阳衰，寒湿凝聚，脾失健运，胃失和降而吐泻。即“胃阳不伤不吐，脾阳不伤不泻”。

【证候分析】因阴盛阳衰，故症见面白肢冷，恶寒蜷卧等虚寒症状；脾胃运化不足则大便清稀，完谷不化，胀满厌食，口淡不渴，舌质淡白，舌苔白。

【治法方剂】温中救逆，健脾利湿。方选四逆汤或理中汤加味。

4.食滞

【证候表现】呕吐酸腐，腹痛胀满，嗳气厌食，多见先吐后泻，泻下粪便酸臭，泻后痛减，稍缓又痛，舌苔厚腻，脉滑或弦滑。

【病因病机】四季可见，多由饮食不节，暴饮暴食，损伤胃肠而致病。

【证候分析】积滞阻于中焦，脾胃机能受损，升降失职，运化无权，致上吐下泻，腹痛且胀；运化不足，故泻下粪便酸臭，嗳气厌食，舌苔厚腻。

【治法方剂】消食导滞，健脾利湿。方选平胃散合保和丸加减。

5.时疫霍乱

【证候表现】起病急骤，剧烈呕吐腹泻，呕吐呈喷射状，倾口而出，大便初如泥浆，继呈米泔水样便，无粪臭，多无明显腹痛。口干而渴，双眼凹陷，皮肤苍白，冷汗如雨，口唇及爪甲青紫，小腿抽掣，脉浮或细涩。

【病因病机】时疫霍乱吐泻临床症状当以寒证居多，因本病传染性强，为害甚烈。

【证候分析】人体感受暑热疫毒之气，或恣食腐败污染之物，致使胃肠功能紊乱，清浊不分，升降失调。特点是发病急骤，吐泻剧烈，全身津液损耗殆尽，故见双眼凹陷，形脱干瘪；胃与大肠属阳明，以养宗筋，因吐泻津液暴脱，致两小腿转筋；阴虚及阳，阳气渐脱，致烦燥不安，汗出如雨，身冷如冰。

【治法方剂】此症病势危急，若不急救，势若垒卵，急当回阳救逆。四逆汤加龙骨、牡蛎、山萸肉以回阳救逆，待阳回又急宜大剂生脉散之类，以养阴益气。

(三)鉴别诊断

1.暑湿吐泻与食滞吐泻的鉴别

(1)暑湿吐泻　为实证吐泻，病位相同，症状与食滞类似，病因是外感暑湿，多发于夏秋之交，除呕吐，泄泻，腹痛外，见烦热口渴，胸脘痞闷，舌苔黄腻。

(2)食滞吐泻　为实证吐泻，病位相同，症状与暑湿类似。病因是内伤食积，四季可见，多由饮食不节，暴饮暴食，损伤胃肠而致病，呕吐酸腐，腹痛胀满，嗳气厌食，多见先吐后泻，泻下粪便酸臭，泻后痛减，稍缓又痛，舌苔厚腻，脉滑或弦滑。

2.寒湿吐泻与虚寒吐泻的鉴别

(1)寒湿吐泻　以外感为主，多由贪食生冷瓜果，夜卧露宿当风，寒湿之邪，侵袭胃肠，肠胃功能失常，清气不升，浊气不降，清浊交混，致上吐下泻，肠鸣腹痛而喜暖喜按。

(2)虚寒吐泻　为阳虚所致，因中焦虚寒，阴盛阳衰，寒湿凝聚，脾失健运，胃失和降而吐泻。即所谓“胃阳不伤不吐，脾阳不伤不泻”。因阴盛阳衰，故症见面白肢冷，恶寒蜷卧等虚寒症状。

3.伤寒太阴吐利和少阴吐利的鉴别

(1)伤寒太阴吐利　属虚寒吐利。病位在中焦，病机是中焦虚寒，脾阳不振,消运无权,湿从寒化,致腹痛吐利。太阴之为病,腹满而吐,食不下,自利益甚,时腹自痛。

(2)少阴吐利 亦属虚寒吐利。病机是肾阳虚衰,阴寒内盛而吐利。少阴病吐利烦躁,四逆者,死。

三、大便脓血

(一)概念

大便脓血是指大便白如胶冻,或红如瓜瓤,或红白相杂如鱼脑。伴腹痛、便频、里急后重等症状,是痢疾的主要临床表现。

(二)常见证候

1.大肠湿热

【证候表现】起病较急,发热恶寒,腹痛腹泻,便次频繁。初呈水样便,继则脓血相杂,量少黏稠,滞下不爽,里急后重,肛门灼热,小便短赤。或伴有恶心,呕吐,或兼有胸脘痞闷,舌苔黄腻,脉多滑数。

【病因病机】热郁湿蒸,湿热盘踞肠道,壅滞胃腑,蒸腐脂膜,损伤血络。

【证候分析】有湿偏重、热偏重、湿热并重三种情况。夏秋之交,热郁湿蒸,湿热盘踞肠道,壅滞胃腑,蒸腐脂膜,损伤血络而下痢脓血。气机郁滞,大肠传导失常,则腹痛坠胀,清浊交混,致便次频繁,下痢不爽,里急后重,肛门灼热。热重于湿,大便赤多白少。湿重于热,大便白多赤少。湿热并重,下痢赤白相杂。

【治法方剂】热重于湿,治宜清热解毒。白头翁汤加味;湿重于热,方用胃苓汤加减;湿热并重,治宜清热化湿,行血理气,方用芍药汤。

2.寒湿

【证候表现】下痢白多赤少,清稀而腥,或如豆汁。腹痛绵绵,喜热喜按,里急后重,不思饮食,胸痞闷而不渴,小便清白,舌苔白滑或白腻,脉多沉细。

【病因病机】脾虚不运,水湿内停,湿从寒化,肠中气机受阻,气滞血瘀,与肠中腐浊之气相搏结,化为脓血。

【证候分析】寒湿之邪留着肠中,气机阻滞,传导失常,故下痢腹痛,里急后重;寒湿伤于气分,故下痢白多赤少,清稀而腥;寒湿中阻,运化失常,故不思饮食,胸痞闷。

【治法方剂】以温化寒湿为主。方用胃苓汤加减。

3.感受疫毒

【证候表现】发病急骤,病势险恶,壮热烦渴,腹痛剧烈,便下紫色脓血,或血水样便,秽臭异常,甚则神志不清,惊厥。少数患者可见厥逆喘促,口唇青紫,面色苍白等内闭外脱的危象。舌质红绛,苔多黄燥,脉洪数或滑数。

【病因病机】感疫毒之邪,侵犯肠胃,搏结气血。

【证候分析】疫毒之邪,其性暴戾,伤人最速,故起病急骤,病情险恶;疫毒内盛,极易化火,充斥表里内外,所以一病即见壮热烦渴,恶心呕吐,毒热内陷心营;热盛动风而出现神昏痉厥,舌质红绛。

【治法方剂】以清热解毒为主。黄连解毒汤合白头翁汤化裁。若窍闭神昏者,加用安宫牛黄丸。

4.暑入厥阴

【证候表现】发热烦渴,下痢血水,或赤白相兼,里急后重,甚则四肢痉挛,身发斑疹。舌质紫绛,苔白如霜,小便短赤。

【病因病机】暑热疫毒弥漫三焦,内陷厥阴,移毒大肠。

【证候分析】暑热疫毒内陷厥阴,移毒大肠而下痢,赤白相兼,里急后重，虽有腹痛，但不似疫毒之剧烈绞痛。虽有里急后重，赤白相兼，亦不似疫毒之便次频繁。而且暑入厥阴，多有烦渴多汗，头痛如劈，疫毒斑疹等暑热症状。

【治法方剂】以清暑泄热解毒为主。清瘟败毒饮加减。

5.下焦虚寒

【证候表现】下痢稀薄，带有黏液白冻，或混有微薄血衣。肛门窒塞，努挣不已，仅迸出黏冻（液）数滴。腹中隐隐作痛，喜热喜按，食少腹胀，倦怠乏力，形体消瘦，四肢不温，甚则滑脱不禁。舌质淡白，脉象沉细。

【病因病机】中焦虚寒，消运无权，水谷不能正常布化。

【证候分析】脾胃虚寒，水谷不能正常布化，致大便稀薄而带黏冻血衣，腹部隐痛而喜热喜按；脾虚下陷，固摄无权则滑脱不禁；舌质淡白，脉象沉细皆为虚寒之征。

【治法方剂】温中健脾，涩肠止泻。真人养脏汤主之。

6.阴虚内热

【证候表现】下痢赤白黏冻，虚坐努责，腹痛绵绵，午后潮热，或发热夜甚，形瘦乏力，烦渴不宁，胸中似饥，得食则胀。舌干红少苔，或见剥苔，脉细数。

【病因病机】久痢伤阴，阴虚内热。

【证候分析】虽有腹痛绵绵，下痢赤白黏冻，虚坐努责等类似虚寒证状，但下痢日久，阴液受损，营血亏耗，每见午后潮热，或发热夜甚，心烦口干，时有干呕，舌干红少苔，或见剥苔，脉细数。

【治法方剂】养阴、清热、化浊。驻车丸加味。

7.时发时止

【证候表现】起病缓慢，病程较久，时发时止。发作时痢下黏垢，赤多白少，状如果酱，或纯下污浊紫血，臭秽异常。腹痛隐隐，轻度里急后重。休止期常觉腹胀不适或隐痛，食欲不振，大便秘结，或便秘腹泻交替出现，日久面色萎黄，神疲体倦，形体消瘦，舌淡苔腻，脉多细弱。

【病因病机】正虚邪恋，虚实夹杂，正气因病邪久恋而日渐耗损，邪气因正气虚惫而留恋不散，日久致成气血两亏。

【证候分析】发作时，邪热交争，大便黏溏，或挟紫血而色如果酱，腐臭难闻，有轻度腹痛和里急后重；休止期脾胃运化不足，故腹胀不适或隐痛，食欲不振，大便秘结，或便秘腹泻交替出现；久则气血两亏，则面色萎黄，神疲体倦，形体消瘦，舌淡苔腻，脉多细弱。

【治法方剂】发作期以清热化湿为主，白头翁汤加味。单味鸦蛋子对本症有一定疗效。休息期以健脾益气为主，香砂六君子汤加减。

8.饮食不进

【证候表现】下痢脓血，饮食不进，恶心呕吐，胸脘痞闷，形瘦神疲，苔黄腻，脉濡数。

【病因病机】脾胃败伤，气血生化无源，正气日衰。

【证候分析】脾胃败伤，无以运化，故饮食不进，恶心呕吐，胸脘痞闷，形瘦神疲；气血生化无源，正气日衰，下痢脓血。

【治法方剂】一般初痢噤口，热瘀胃口，治宜清热、和胃、降浊为法，开噤散加减。久痢噤口胃气馈乏，治当养阴益气，六君子汤加味。

(三)鉴别诊断

1.感受疫毒大便脓血与暑入厥阴大便脓血的鉴别

(1)感受疫毒　发病急骤，气营两燔症状显著。

(2)暑入厥阴　痢赤白相兼，里急后重，虽有腹痛，但不似疫毒之剧烈绞痛。

2.下焦虚寒大便脓血与阴虚内热大便脓血的鉴别

(1)下焦虚寒　大便稀薄而带黏冻血衣，腹部隐痛而喜热喜按，食少腹胀，倦怠乏力，形体消瘦，四肢不温，甚则滑脱不禁。

(2)阴虚内热　下痢日久,阴液受损,营血亏耗,每见午后潮热,或发热夜甚,心烦口干,时有干呕,舌干红少苔,或见剥苔,脉细数。

四、里急后重

(一)概念

排便前腹部疼痛,欲便而迫不及待称里急,排便时窘迫而排出不畅谓后重,二者同时并见合称里急后重,是痢疾病证中的一个主症。

(二)常见证候

1.湿热

【证候表现】腹部疼痛,急迫欲便,便时窘迫,肛门重坠而灼热。下痢脓血,发热口渴,胸脘痞闷,舌苔黄腻,小便短赤,脉多滑数。

【病因病机】湿热之邪,壅滞肠道。

【证候分析】湿热阻滞气机则里急腹痛欲便;邪热入于大肠,气滞热壅,恶浊之物欲出不得,故肛门坠胀;湿热偏重者,腹痛欲便,窘迫后重,肛门灼热,脘痞胸闷,舌苔腻等症状比较突出。

【治法方剂】清热利湿为主,佐以调气。方选芍药汤。

2.气滞

【证候表现】多表现为腹胀痛或窜痛,甚则连及胁肋,痛即欲便,便后痛减,排便不爽,肛门坠胀,便下脓血,脉弦。

【病因病机】多由饮食积滞内停,气机壅塞,郁而化热所致。

【证候分析】气滞者,里急腹痛,连及胁肋,肛门下坠,排便不爽,积滞内停,气机不畅,故腹胀痛;若积热下迫,则肛门坠胀,便下脓血。

【治法方剂】理气化滞。木香槟榔丸加味。

3.气虚

【证候表现】腹痛隐隐,不时欲便,临厕便下涩滞不爽,肛门重坠,甚则脱肛。神疲倦怠,少气懒言,心悸自汗,痢下白多赤少。舌质淡胖,脉细缓。

【病因病机】属于虚证,多见于久痢不愈患者。“气为血帅,血为气母”,气虚可以导致血虚,而血虚也可以导致气虚。

【证候分析】因久痢伤脾,运化失司,气血生化无源,气虚下陷,致肛门重坠,甚则脱肛不收,下痢白多赤少;气虚则食少神疲,体倦难支;血虚则舌质淡胖,脉细缓。

【治法方剂】补气为主,佐以酸敛固涩。可用补中益气汤加乌梅汤之类。

4.津伤血虚

【证候表现】腹痛绵绵,里急欲便,临厕努挣难出,或仅迸出黏液数滴,肛门空坠,痢下赤白兼杂,或赤多白少,口干唇燥,午后潮热,或发热夜甚,形瘦神疲,舌红少苔,或见剥苔,脉细数。

【病因病机】属于虚证,气虚可以导致血虚,血虚又可导致气虚。

【证候分析】久痢伤阴,则口干唇燥,午后潮热,或发热夜甚,形瘦神疲,舌红少苔;营血耗伤,而症见痢下黏稠如冻,努挣难出,心烦口干,脉来细数。

【治法方剂】滋阴养血,清热止痢。方选黄连阿胶汤加当归、乌梅。

(三)鉴别诊断

1.湿热里急后重与气滞里急后重的鉴别

湿热与气滞多同时存在而又相互影响。湿热之邪,壅滞肠道,气机阻滞而里急腹痛欲便;邪热入于大肠,气滞热壅,恶浊之物欲出不得,故肛门坠胀。

(1)湿热偏重　腹痛欲便,窘迫后重,肛门灼热,脘痞胸闷,舌苔腻等症状比较突出。

(2)气滞偏重　气机阻滞则水湿运化不畅,水湿停留,郁而化热,下迫大肠而腹痛后重。里急腹痛,连及胁肋,肛门下迫,排便不爽。

2.气虚里急后重与津伤血虚里急后重的鉴别

气虚里急后重与津伤血虚里急后重,都属于虚证,多见于久痢不愈患者。“气为血帅,血为气母”,气虚可以导致血虚,而血虚也可以导致气虚,二者相互关联,而在症状和治疗上又有明显区别。气虚与血虚是虚证,治疗重在益气养血。

(1)气虚　因久痢伤脾,运化失司,气血生化无源,气虚下陷,致肛门重坠,甚则脱肛不收,下痢白多赤少,食少神疲,体倦难支。

(2)阴血虚　多由久痢伤阴,营血耗伤,而症见痢下黏稠如冻,努挣难出,心烦口干,脉来细数。

五、大便失禁

(一)概念

大便失禁是指大便不能自控,滑脱不禁,甚则便出而自不知。

(二)常见证候

1.热毒炽盛

【证候表现】疫毒痢患者,起病急骤,下痢脓血鲜紫或呈血水样便,高热烦躁,口渴,甚则痉厥神昏,大便自遗,舌红苔黄,脉洪数或滑数。

【病因病机】常见于疫毒痢高热神昏之时。疫疠之邪,其性暴戾,伤人最速。湿热毒疫,蕴结肠道,正气内溃,正不胜邪,热毒内陷心营,窍闭神昏,大便自遗。

【证候分析】疫毒热盛,侵袭肠道,故下痢脓血,热盛津伤,则高热烦躁,口渴;疫毒蒙蔽神窍则痉厥神昏,大便自遗,舌红苔黄,脉洪数或滑数皆为热盛之征。

【治法方剂】清热解毒,凉营开窍。方选黄连解毒汤合白头翁汤化裁。窍闭神昏加用安宫牛黄丸或至宝丹。

2. 脾肾阳虚

【证候表现】泄痢日久,便次频繁,肛门失约,时时流出黏液便,形寒怯冷,四肢不温,食少腹胀,腰酸耳鸣,小便清长,舌淡胖,苔白或滑,脉沉细。

【病因病机】多见于久泻久痢患者,或五更泄泻日久,损伤脾肾,病机是阳气衰微。

【证候分析】脾阳不振,中宫虚寒,健运无权,故见舌淡胖,苔白或滑,脉沉细;肾阳亏虚,命门火衰,不能腐熟水谷而化精微,致久泻不止,滑脱不禁,下利清谷,四肢逆冷等脾肾阳虚征象。

【治法方剂】温补脾肾,佐以收涩固脱。方用六柱饮加肉桂、干姜、赤石脂。

3.气虚下陷

【证候表现】大便时时流出而已不知,甚至脱肛不收。形体消瘦,精神委顿,食欲呆滞,纳后脘闷,心悸气短,少气懒言,语声低微,面色㿠白,舌质淡胖,边有齿痕,脉沉细无力。

【病因病机】常见于年老体弱,久病不愈者,脾气日衰,气虚下陷,不能固摄,致大便失禁,病机是中气下陷。

【证候分析】久泻久痢,脾气亏虚,不能固摄,故见大便滑脱不禁,倦怠食少,少气懒言,语声低微,面色㿠白等脾虚表现。

【治法方剂】补中益气,升举固脱。方用真人养脏汤加黄芪、干姜。

(三)鉴别诊断

脾肾阳虚大便失禁与气虚下陷大便失禁的鉴别

(1)脾肾阳虚　为里虚证,起病缓慢,病程较长,但病因病机不同，病机是阳气衰微，兼见寒象，多见于久泻久痢患者，或五更泄泻日久，损伤脾肾。脾阳不振，中宫虚寒，健运无权；肾阳亏虚，命门火衰，不能腐熟水谷而化精微，致久泻不止，滑脱不禁，下利清谷，四肢逆冷等脾肾阳实症状明显。

（2）气虚下陷　为里虚证，起病缓慢，病程较长，但病因病机不同，病机是中气下陷，无寒象，常见于年老体弱，久病不愈者，脾气日衰，气虚下陷，不能固摄，致大便失禁。

六、大便秘结

（一）概念

大便秘结简称便秘，是指粪便在肠道内滞留过久，排便时间延长，通常在四至七天以上排便一次，称为便秘。

（二）常见证候

1.胃肠实热

【证候表现】大便干结，数日不通，腹中胀满，疼痛拒按，面赤身热，日晡热甚，多汗，尿赤，时欲饮冷，口舌生疮，口臭，语声重浊，呼吸气粗，舌干，苔黄厚腻，或焦黄起芒刺，脉沉实或滑实。

【病因病机】相当于“热秘”，属“阳结”范畴。此型便秘，即阳明腑实，燥屎内结。又分三种情形，或伤于寒邪而化热，邪入阳明之腑，或温病传入气分，热结肠胃或嗜食辛辣，肠胃积热，皆可致热势弥漫阳明胃腑，津耗液伤，胃肠燥热成实，出现大便秘结不下。

【证候分析】伤寒与温病之燥屎形成，多发生于高热性疾病中，临床较易辨认。辨燥屎形成与否，须抓住以下几点：①阳明热型，日晡潮热（日晡指 15~17 点，阳明经主令之时）；②腹部症状，胀满疼痛拒按

(呈持续性胀满疼痛拒按,燥屎不攻除,腹痛即不解);③汗出不断(汗多使津液耗伤,胃肠不润,大便必鞭,所以汗多是肠中燥屎形成的重要因素之一);④或伴谵语(阳明府实,肠道为燥屎所塞,腑气不通,浊毒之气上蒸,扰犯神明)。温病热入气分肠胃结实,其理亦同,不同点系感受温邪而发病,其伤津程度更为严重,热势发展更加迅猛而已。素嗜辛辣厚味,肠胃积热,其大便秘结的产生,虽非为外感寒温之邪,但其积热伤津,致胃肠燥结之理则同。

【治法方剂】治则皆以开塞通闭、攻坚泄实为法。但具体运用中又有不同:伤寒攻下,在于泄实,里热未结实者,不可轻攻,故有“伤寒下不厌迟”的警语;温病攻下,在于泄热以存阴液,温病最易耗伤阴液,故有“温病下不嫌早”的说法。临床可依症情轻重缓急,辨证选用三承气汤。燥实内阻而痞满较轻,燥屎内结而未甚者,用调胃承气汤润燥软坚,和胃荡实;便秘燥屎将结之际,结而未坚,投小承气汤以和下;痞满燥实坚俱在,阳明腑实重证,投大承气汤峻下之。小便数、大便硬之脾约症,用麻子仁丸润肠通便,缓下之。气分温病,热实津枯,辨证选用增液承气汤、新加黄龙汤、宣白承气汤、导赤承气汤、牛黄承气汤等方。

2.肝脾气滞

【证候表现】大便多日不通,后重窘迫,欲便不得,精神抑郁,嗳气频作,胸脘痞闷,胁肋胀,或经期乳胀,或呕吐上逆,咳嗽气喘,舌苔白腻,脉沉或弦。

【病因病机】相当于“气秘”。多因暴忧暴怒,气机壅塞;或久坐少动,气机不畅,以及各种原因引起的胃气上逆和肺失宣降,皆可产生气机郁滞,升降失调。

【证候分析】肺失宣降则大肠气滞,使糟粕内停,发生便秘。其辨证要点为大便数日不解并见肝失疏泄(抑郁、引息、胸胁不舒、乳胀等),胃气上逆(嗳气呕恶),肺失肃降(咳逆上气)等气机升降失调表现。其舌苔白或白腻,与胃肠实热之舌苔黄厚,甚至焦褐起芒刺者不同。若气郁化火可有热象,但与阳明腑实证病因不同,不难区分。

【治法方剂】顺气通滞,降气通便,方选六磨汤,或赭遂攻结汤;气郁化火者,用当归龙荟丸。

3.脾肺气虚

【证候表现】大便燥结或软,但数日不通,有时虽有便意,但解下困难,努责不出,努责则汗出气短,甚则喘促,便后虚疲至极,倦怠懒言,语声低怯,腹不胀痛,或有肛门脱垂,形寒面白,唇甲少华,舌淡嫩,苔薄白,脉虚弱。

【病因病机】属"虚秘"范畴。

【证候分析】以脾气下陷为主,脾气陷则大肠无力传送糟粕,肺气虚则大肠津液不布,气亦不足,故糟粕滞留肠道,糟粕停于肠道既久,终必成结,难于排出。其临床特点:虽数日大便一次,腹部却少有所苦,但全身不适,便时汗出气短作喘,便后疲乏无力,甚则肛门脱出等均较突出。其粪便形态特征,粗大而呈圆柱形,余听鸿喻其"巨粪如臂"(《清代名医医话精华·余听鸿医渤),有助于辨证。

【治法方剂】补益脾肺,佐以润肠。方用补中益气汤加枳壳、白蜜。

4.脾肾阳虚

【证候表现】大便秘结,兼见面色青黑,肢冷身凉,喜热畏寒,口中和,小便清长,夜间多尿,尿后余沥,舌质淡白,苔白润,六脉沉迟,或反微涩。

【病因病机】相当于"冷秘",属"阴结"范畴。

【证候分析】与脾肺气虚便秘不同点是阳虚便秘有阳虚外寒(如面色青黑,肢冷身凉、畏寒、小溲清长等),痼冷沉寒的临床表现,以阳衰命门之火不足为主,多见于年老体弱之人;气虚便秘是以气虚、中气下陷为主要表现,多见于经产妇女和中气虚弱之人。一为阳衰,一为气陷,有时二者可以互有,也可由气陷发展为阳衰。两者的共同点是皆为虚证，一为阳虚，一为气虚。肾司二便，肾阳虚衰之便秘，小便频数也是致使大肠津液不足的原因之一。辨证与治疗时，对夜间多尿，尿后余沥之症，不可轻视。临床上，往往是先见夜尿频、尿后余沥症状好转，而后方见便秘渐解。

【治法方剂】补益脾肾，温通寒凝。方用苁蓉润肠丸。

5.血虚阴亏

【证候表现】可见于热病恢复期，纳少大便秘结难下，或产后，或患痈疽之后，或高年血虚之人，或胃中素多蕴热之人，大便长期干燥秘结，排便非常困难，往往数周一次，形体消瘦，咽干少津，面色不泽，心慌头晕，唇甲淡白，舌质淡或舌红少津，脉细或细数无力。

【病因病机】属“虚秘”范畴。为阴津、阴血有形物质的缺乏，肠道无血以滋、无津以润，粪便在肠道中涩滞难行。

【证候分析】临床须辨别病因是津亏（如热病后、汗吐下、利小便、胃中蕴热等），还是血虚（崩漏、失血等），以及津亏（咽干少津，形体消瘦，眼窝深陷，皮肤弹力降低，舌红少苔少津液，脉细数无力）或血虚（面色不泽、心慌头晕、唇甲淡白、舌淡苔薄少）的临床表现。

【治法方剂】血虚者用益血润肠丸，养血润肠；阴亏者左归丸加首乌、火麻仁等，养阴生津，润肠通便。胃肠实热便秘，亦系肠道津亏，其因阳明实热居于肠道，消铄津液，而致津耗肠燥。此多为新病，且又在伤寒、温病过程中发生，其腹部症状明显，与血虚阴亏肠道乏津之便秘的发病缓慢、病程迁长显然有别。胃肠实热便秘，临床为一派阳热邪盛的表现，属里实热证；血虚阴亏便秘，临床为一派阴血不足的表现，一实一虚，不能混同。它同气虚、阳虚之便秘，结合兼症，也易区别。

（三）鉴别诊断

1.胃肠实热便秘与血虚阴亏便秘的鉴别

（1）胃肠实热便秘　系肠道津亏，其因阳明实热居于肠道，消铄津液，而致津耗肠燥。此多为新病，且又在伤寒、温病过程中发生，其腹部症状明显，与血虚阴亏肠道乏津之便秘的发病缓慢、病程迁长显然有别。胃肠实热便秘，临床为一派阳热邪盛的表现，属里实热证；血虚阴亏便秘，临床为一派阴血不足的表现，一实一虚，不能混同。它同气虚、阳虚之便秘，结合兼症，也易区别。

（2）血虚阴亏便秘为阴津、阴血有形物质的缺乏，肠道无血以滋、无津以润，粪便在肠道中涩滞难行。临床须辨别病因是津亏（如热病后、汗吐下、利小便、胃中蕴热等），还是血虚（崩漏、失血等），以及津亏（咽干少津，形体消瘦，眼窝深陷，皮肤弹力降低，舌红少苔少津液，脉细数无力）或血虚（面色不泽、心慌头晕、唇甲淡白、舌淡苔薄少）的临床表现。

2.脾肾阳虚便秘与脾肺气虚便秘的鉴别

（1）脾肾阳虚便秘　为虚证，为阳衰，有阳虚外寒（如面色青黑，肢冷身凉、畏寒、小溲清长等），痼冷沉寒的临床表现，以阳衰命门之火不足为主，多见于年老体弱之人，共同点是肾司二便，肾阳虚衰之便秘，小便频数也是致使大肠津液不足的原因之一。辨证与治疗时，对夜间多尿，尿后余沥之症，不可轻视。临床上，往往是先见夜尿频、尿后余沥症状好转，而后方见便秘渐解。

（2）与脾肺气虚便秘　为虚证，为气陷，气虚便秘是以气虚、中气下陷为主要表现，多见于经产妇女和中气虚弱之人。

七、大便艰难

（一）概念

大便艰难是指排便间隔时间延长，粪便艰涩难下而言。

（二）常见证候

1.大肠热结

【证候表现】便下艰难，粪便干燥或呈颗粒状，腹部胀满，或胀痛拒按，面红耳赤，烦躁口渴，小便黄，舌干苔腻或黄燥，脉沉实有力。

【病因病机】凡阳盛之体，或过食辛热厚味，致胃肠积热，或于伤寒热病之后，余热留恋，津液耗伤致肠道失润，便干难于排出。

【证候分析】邪热传入阳明之腑，热结大肠，或素食辛辣，阳明积热，壅滞胃腑，耗伤津液，胃肠津枯液少，致大便艰涩难下。虽未达到实热便秘程度，但仍有燥粪内滞肠道，所以症见腹部胀满，腹痛拒按或按之有形。

【治法方剂】泻热以通便。方选调胃承气汤。

2.湿热蕴结

【证候表现】排便困难，粪便黏浊垢腻或先硬后溏，或腹泻与便结交替出现，少腹坠胀，脘痞胸闷，身重，口苦，不渴，小便短赤，舌苔黄腻，脉滑数。

【病因病机】是热与湿合，阻滞胃肠，湿为黏腻之邪，最碍气机流畅，气机阻滞，升降失常，传导失司，致排便艰难。

【证候分析】因热与湿合，故见胸闷，脘痞，身重不渴，苔腻等湿阻症状；湿热熏蒸，胃浊和胆汁上逆，故口苦；小便短赤，舌苔黄腻，脉滑数为湿热之象。

【治法方剂】清热化湿以通便。方用小承气汤加知母、黄柏。

3.脾肺气虚

【证候表现】排便艰涩不爽，努挣难出，汗出气短，甚则喘促，精神疲惫，肢体倦怠，少气懒言，语声低怯，小腹空坠，或有脱肛，舌质胖嫩或边有齿痕，脉虚无力。

【病因病机】劳倦饮食内伤，或病后、产后之人，气虚大肠传送无力，大便排出困难，秘结不通。

【证候分析】脾肺气虚是以气虚为主（面浮喘促、自汗恶风、食少倦怠），肺主一身之气，司肃降，与大肠为表里。脾为生化之源，主运化，布精微，脾虚则运化无力，大肠肌肉弛缓，糟粕留滞肠道。肺气不降则大肠推动无力，大便艰涩难行。

【治法方剂】脾肺气虚者，重在补益脾肺之气。方用补中益气汤加杏仁、瓜蒌仁之类。叶氏治肠痹必开肺胃，即丹溪开上窍以通下窍之意。

4.肝脾气滞

【证候表现】排便艰涩，窘迫后重，欲便不得，矢气较多，得矢气腹部舒松。胁肋胀痛，精神抑郁，嗳气频作。妇女则经前乳胀，脉弦或沉弦。

【病因病机】情志不和，郁愤忧思，肝失疏泄调达之性，肝脾之气郁结壅滞，气机闭塞，升降失调，大肠传导功能紊乱，糟粕滞涩难下。其临床特点是后重窘迫，欲便不能，胁肋胀痛，嗳气呕逆等气机失调症状突出，与大肠热结之腹满胀疼拒按，口渴苔腻者不同。

【证候分析】情志失和，肝脾之气郁结，致传导失常，故大便秘结，欲便不得；肝气失于条达，阻于胁络，故胁肋胀痛；腑气不通，则气不下行而上逆，故嗳气频作。

【治法方剂】顺气导滞，降气通便。方选六磨饮加味。

5.脾肾阳虚

【证候表现】多见于老人，排便艰难，粪便干燥或呈普通便。形寒怯冷，精神衰惫，腰膝酸软。小便清长，夜尿增多，或尿后余沥难尽，舌质淡胖，边有齿痕，舌苔白润，脉迟或沉。

【病因病机】脾肾阳虚便难是因命门之火衰微，无力蒸化，《景岳全书·杂证谟》："下焦阳虚则气不行，气不行则不能传送。"肾为阳气之根，命火所后，为机体动力之源。肾阳虚衰，阴寒内生，阳气不运，传送无力而粪便艰阻难下。

【证候分析】阳气虚衰,寒自内生,肠道传送无力,故大便艰涩,排出困难;阴寒内盛,气机阻滞,故腹中冷痛;阳虚温煦无权,故腰膝酸冷,小便清长,四肢不温。

【治法方剂】脾肾阳虚者,当温阳补肾,景岳所谓"但益其阳,阴凝自化"。方选济川煎或右归丸。

6.阴虚血亏

【证候表现】大便艰涩难行,头晕眼花,心悸失眠,面色苍白,或午后潮热,两颧发红,口干咽燥,舌红少苔,脉细数。

【病因病机】热病伤阴,或久病气血未复,或产后失血过多,或误发汗利小便,或年老体弱,阴血素亏等均可造成阴虚血亏,津液枯竭,肠道无津血以养润,致大便艰涩难行。

【证候分析】阴虚血亏,津液枯竭,肠道无津血以养润,致大便艰涩难行;虚热扰神,故头晕眼花,心悸失眠;午后潮热,两颧发红,口干咽燥,舌红少苔,脉细数为阴虚火旺之象。

【治法方剂】偏血虚者宜养血润肠以通便。方选益血润肠丸加首乌、芝麻之类;偏阴虚者,当养阴生津,即"但壮其水,泾渭自通"(张景岳)。益血润肠丸合增液汤化裁。

(三)鉴别诊断

1.大肠热结与湿热蕴结便难的鉴别

(1)大肠热结便难:二者虽同为实热性大便艰难,病位亦同,但病因病机不一,大肠热结是邪热传入阳明之腑,热结大肠,或素食辛辣,阳明积热,壅滞胃腑,耗伤津液,胃肠津枯液少,致大便艰涩难下。虽未达到实热便秘程度,但仍有燥粪内滞肠道,所以症见腹部胀满,腹痛拒按或按之有形。

(2)湿热蕴结便难　二者虽同为实热性大便艰难,病位亦同,但病因病机不一。湿热蕴结便难是热与湿合,阻滞胃肠,湿为黏腻之邪,最碍气机流畅，气机阻滞，升降失常，传导失司，致排便艰难。因热与湿合，故见胸闷，脘痞，身重不渴，苔腻等湿阻症状。

2.脾肺气虚便难与脾肾阳虚便难的鉴别

（1）脾肺气虚　属虚证，传导功能减退，糟粕停留肠道，难以排出而腹部少有所苦。是以气虚为主（面浮喘促、自汗恶风、食少倦怠），肺主一身之气，司肃降，与大肠为表里。脾为生化之源，主运化，布精微，脾虚则运化无力，大肠肌肉弛缓，糟粕留滞肠道。肺气不降则大肠推动无力，大便艰涩难行。

（2）脾肾阳虚便难　属虚证，传导功能减退，糟粕停留肠道，难以排出而腹部少有所苦。是因命火衰微，无力蒸化。肾为阳气之根，命火所后，为机体动力之源。肾阳虚衰，阴寒内生，阳气不运，传送无力而粪便艰阻难下，所以多伴有畏寒肢冷，夜尿增多等肾阳实证。

3.阴虚血亏便难与脾肺气虚或脾肾阳虚便难的鉴别

（1）阴虚血亏便难　热病伤阴，或久病气血未复，或产后失血过多，或误发汗利小便，或年老体弱，阴血素亏等均可造成阴虚血亏，津液枯竭，肠道无津血以养润，致大便艰涩难行。

（2）脾肺气虚或脾肾阳虚便难　气虚和阳虚是脏腑功能低下，肌肉弛缓，传送无力而大便艰难，多伴有机能衰退症群（神疲倦怠、气短自汗、肢冷畏寒等）。而阴虚血亏乃有形物质不足，肠道干枯，无液以润而大便艰难，常见头晕耳鸣，口干咽燥，心悸失眠等阴血不足症状。

八、大便下血

（一）概念

临床见先便后血，先血后便，或便血杂下，或单纯便血，均称大便下血。

(二)常见证候

1.风火熏迫

【证候表现】大便下血,兼见唇干口燥,口渴饮冷,牙龈肿痛,口苦口臭,口舌生疮,大便秘结,肛门灼热,舌红苔黄,脉数有力等症。

【病因病机】属热证、实证。多因风邪侵袭阳明经脉,郁而化热,或因肝经风木之邪内乘于肠胃,风火交迫,阴络被伤,阴血不藏,发生便血。

【证候分析】临证多兼见口渴饮冷,牙龈肿痛,口苦口臭,大便燥结,苔黄脉数等症。且因风火之证,随感随发,病程短暂,故其特点表现为大便下血,先血后便,血下如溅,质清色鲜,甚则纯下鲜血。

【治法方剂】治疗以凉血泄热、息风宁血为主。槐花散为常用之方剂。若兼见肝经风热内煽之症者(如胁腹胀满,烦躁多怒,脉象弦数等),治当清肝宁血,方用黄芩汤加柴胡、丹皮等。

2.湿热蕴毒

【证候表现】大便下血,兼见面目发黄,口干而苦,不欲饮食,胸脘痞闷,恶心呕吐,少食腹胀,便下不爽,气味秽臭,或见肛门肿硬疼痛,小便短赤,或混浊,舌苔黄腻,脉象滑数等症。

【病因病机】属热证、实证。多由饮酒食辛,过食肥甘,湿从内生,或因久卧湿地,屡犯雾露,湿从外来。

【证候分析】湿邪蕴结体内,下注大肠,化热蕴毒,灼伤阴络,壅遏气血,而致大便下血。临证所见,本类便血多属"脏毒"之列,因其蕴积毒久而始见,故下血紫黑污浊,晦黯不鲜如黑豆汁,甚则成片作块;湿热氤氲阻滞,故临床常兼见胸脘痞满、呕恶少食、腹胀便结、苔腻脉滑等症;湿热稽留,蕴积化毒,而致肛门肿硬疼痛。

【治法方剂】治当以清化湿热、和营解毒为主。用赤豆当归散合地榆散清热化湿、和营止血。若下血污浊之甚者，方选用黄连汤以化湿解毒。

3.肝肾阴虚

【证候表现】大便下血，症兼头晕目眩，两颧红赤，五心烦热，夜寐不安，骨蒸盗汗，梦中失精，腰酸肢倦，形体消瘦，舌质红绛，脉细数。

【病因病机】属虚证，具有遇劳频发的特点。多因久病不愈，营阴内耗，或醉饱房劳，肾阴亏损，或忧思郁怒，五志化火，耗伤阴血等因素，致使肝肾阴血亏损，水亏火旺，扰动阴络而发生便血，证属虚热。

【证候分析】肝肾阴血亏损，水亏火旺，扰动阴络故见先便后血，血色深红，点滴而下，血量不多，且于便血后体力疲乏难支；久则阴虚火旺而见两颧红赤，五心烦热，夜寐不安，骨蒸盗汗，梦中失精。

【治法方剂】以滋阴降火，养血宁血为主，常用方为三甲复脉汤；若心烦少寐者，则用黄连阿胶汤。

4.脾肾阳虚

【证候表现】大便下血，脘腹隐痛，面色无华，肢倦懒言，少食便溏，甚则畏寒肢冷，小便清长，舌质淡白，脉沉细无力。

【病因病机】属虚证，具有遇劳频发的特点。多由素体阳虚，劳倦过度，大病不复等因素，损伤脾胃阳气所致。

【证候分析】脾气损则失统摄之力，肾气乏则失封藏之本，阴络血溢，发生便血。本类便血多见先便后血之"远血"，质清稀，色暗淡，或黑腻如柏油。此证也每见于下血日久，阴损及阳，阳虚不能摄阴的病变。故临床多兼见面色淡而不泽，短气懒言，肢冷畏寒，脘腹隐痛，溲清便溏，舌淡脉微等症。

【治法方剂】以健脾温肾、益气摄血为主。选用黄土汤；若日久中气下陷，肛门脱坠，可合用补中益气汤；若便血日久，则配合固肠散固肠止血，以防滑脱。

(三)鉴别诊断

1.大便下血与下痢脓血的鉴别

(1)大便下血　是多种肛门疾病的常见症状,凡属肛裂、痔疾、肛漏、肛痈等疾病导致的便血。表现为大便时血下,而无脓样物,且无突出的腹痛及里急后重等症。

(2)下痢脓血　多呈脓血杂下,并有突出的腹痛,里急后重等表现。

2.风火熏迫大肠便血与大肠湿热蕴毒便血的鉴别

(1)风火熏迫大肠便血　属热证、实证。多因风邪侵袭阳明经脉,郁而化热,或因肝经风木之邪内乘于肠胃,风火交迫,阴络被伤,阴血不藏,发生便血。本类便血,大致属于后世所谓"肠风",故临证多兼见口渴饮冷、牙龈肿痛、口苦口臭、大便燥结、苔黄脉数等症。且因风火之证,随感随发,病程短暂,故其特点表现为大便下血、先血后便、血下如溅、质清色鲜,甚则纯下鲜血。此证兼见肝经风热内煽之症者(如胁腹胀满,烦躁多怒,脉象弦数等),兼见阳明火邪热毒炽盛、迫血妄行者(下血鲜稠、口燥唇焦、舌红苔黄、脉数有力等)。

(2)大肠湿热蕴毒便血　属热证、实证。多由饮酒食辛,过食肥甘,湿从内生,或因久卧湿地,屡犯雾露,湿从外来,皆致湿邪蕴结体内,下注大肠,化热蕴毒,灼伤阴络,壅遏气血,而致大便下血。临证所见,本类便血多属"脏毒"之列,因其蕴积毒久而始见,故下血紫黑污浊,晦黯不鲜如黑豆汁,甚则成片作块。湿热氲氤阻滞,故临床常兼见胸脘痞满、呕恶少食、腹胀便结、苔腻脉滑等症。湿热稽留,蕴积化毒,而致肛门肿硬疼痛。

3.肝肾阴虚便血与脾肾阳虚便血的鉴别

(1)肝肾阴虚便血与脾肾阳虚便血。二者皆属虚证,具有遇劳频发的特点。然肝肾阴虚便血,多因久病不愈,营阴内耗,或醉饱房劳,肾阴亏损,或忧思郁怒,五志化火,耗伤阴血等因素,致使肝肾阴血亏损,水亏火旺,扰动阴络而发生便血,证属虚热,与脾肾阳虚之虚寒证不同。临证多见先便后血,血色深红,点滴而下,血量不多,且于便血后体力疲乏难支,更兼口燥咽干,五心烦热,失眠多梦等阴虚火旺等表现。

(2)脾肾阳虚便血,多由素体阳虚,劳倦过度,大病不复等因素,损伤脾胃阳气所致。脾气损则失统摄之力,肾气乏则失封藏之本,阴络血溢,发生便血。本类便血多见先便后血之"远血",质清稀、色暗淡,或黑腻如柏油。此证也每见于下血日久,阴损及阳,阳虚不能摄阴的病变。故临床多兼见面色淡而不泽,短气懒言,肢冷畏寒,脘腹隐痛,溲清便溏,舌淡脉微等症。

九、小便黄赤

(一)概念

小便黄赤是指尿液颜色呈深黄、黄赤或黄褐,甚至尿如浓茶的异常表现。

(二)常见证候

1.心经炽热

【证候表现】小便短赤,排尿热涩作痛,发热面赤,心烦失眠,夜寐多梦,甚或神识不清,神昏谵语,舌红,舌尖起刺,苔黄甚或焦黄,脉数。

【病因病机】因于情意失调,过食辛燥引火之物,致心火炽盛或湿热之邪内陷心包,心火移热于小肠,泌别失职而小便短赤。

【证候分析】湿热下注膀胱,热盛伤络,迫血妄行,致小便涩痛有血;心火亢盛则见发热面赤,心烦失眠,心烦易怒,甚则神昏谵语,舌红脉数，舌尖红赤甚或起刺。

【治法方剂】治以清心泻火，方选导赤散；如神识不清者，须加以清热开窍，以清宫汤送服安宫牛黄丸。

2.胃肠实热

【证候表现】小便短黄，口渴欲饮，口臭，大便秘结，腹满拒按，舌红苔黄燥，脉滑数或沉实而数。

【病因病机】胃肠实热小便黄赤因外邪入里化热或嗜食辛辣厚味，热毒积于肠胃，累及膀胱而致小便短赤。

【证候分析】胃肠实热小便黄赤须区分热邪在胃在肠，因胃热炽盛而伴见口臭牙痛，邪热结于大肠则有便秘、腹满疼痛拒按。

【治法方剂】在胃以清胃散清胃泻火，在肠以大、小承气汤泻热攻下。

3.肝胆湿热

【证候表现】小便短黄或黄赤，甚者色如浓茶，口苦纳减，恶心呕吐，胁肋疼痛，常见身目发黄，或兼发热，或见寒热往来，舌红苔黄腻，脉弦数。

【病因病机】肝胆实火，肝经湿热循经上扰下注所致。

【证候分析】小便黄赤因湿热内袭肝胆，或由脾胃湿热久稽移于肝胆，疏泄不畅，下注膀胱，故尿赤而短。属阳证，具口干口苦，胁肋疼痛，寒热往来，起病急，病程短。下注膀胱则小便短黄；上扰则身目发黄，旁及两胁则为痛，口苦且呕。

【治法方剂】治宜清泻肝胆、泄热利湿。方选龙胆泻肝汤加减。

4.寒湿郁滞

【证候表现】小便黄赤如茶，但量不短少，面色晦黯，身目俱黄，神疲肢倦，纳呆腹胀，形寒畏冷，大便不实，舌淡苔白腻，脉濡缓。

【病因病机】寒湿内蕴，脾阳受损，气机郁滞，湿邪受阻，为阴证。

【证候分析】因肝胆受邪导致小便黄赤，并兼见身目发黄，寒湿之邪郁于体内故见面色晦黯，神疲肢倦；脾阳受损则纳呆腹胀，形寒畏冷，大便不实，舌淡苔白腻，脉濡缓皆为寒湿郁滞之象。

【治法方剂】温中健脾、祛寒化湿。茵陈术附汤加味。

5.膀胱湿热

【证候表现】小便短黄或短赤，常兼尿频、尿急、尿痛，或见小便不通，小腹疼痛或胀痛，口苦咽干，渴不欲多饮，舌红苔黄，脉滑数。

【病因病机】为下焦病变。因湿热内侵或嗜食辛热肥甘，湿热内阻，郁而化热，属实证。

【证候分析】膀胱湿热蕴结，气化失司，故见小便短赤兼见尿频、尿急、尿痛、小腹疼痛等症；湿热为患，津伤不甚，故见口苦咽干、渴不欲饮等症。

【治法方剂】治宜清利湿热、通利小便。方选八正散。

6.阴虚内热

【证候表现】小便短黄有灼涩感，头晕耳鸣，咽干，午后潮热，五心烦热，腰膝酸软，梦遗滑精，舌红少苔，脉细数。

【病因病机】因素体阴虚，久病伤阴，房事不节或过服温燥而伤阴，阴虚生内热，属虚证。

【证候分析】肾阴虚故有头晕耳鸣、午后潮热、五心烦热、腰膝酸软、梦遗滑精等表现；虚热蒸灼膀胱故尿呈短黄，轻度灼热感，舌红少苔，脉细数皆为阴虚征象。

【治法方剂】治以滋阴降火。方选知柏地黄丸。

（三）鉴别诊断

1.心经炽热小便黄赤与胃肠实热小便黄赤的鉴别

（1）心经炽热小便黄赤　为里热实证。心经炽热小便黄赤因于情意失调，过食辛燥引火之物，致心火炽盛或湿热之邪内陷心包，心火移热于小肠，泌别失职而小便短赤，可伴见心烦易怒、舌尖红赤甚或起刺，排尿时多有热涩感。心火炽盛小便黄赤治以清心泻火。

（2）胃肠实热小便黄赤　胃肠实热小便黄赤因外邪入里化热或嗜食辛辣厚味，热毒积于肠胃，累及膀胱而致小便短赤。因胃热炽盛而伴见口臭牙痛，邪热结于大肠则有便秘、腹满疼痛拒按。胃肠实热小便黄赤须区分热邪在胃在肠。

2.肝胆湿热小便黄赤与寒湿郁滞小便黄赤的鉴别

（1）肝胆湿热小便黄赤　为阳证。因湿热内袭肝胆，或由脾胃湿热久稽移于肝胆，疏泄不畅，下注膀胱，故尿赤而短。鉴别要点在于前者属阳证，具口干口苦、胁肋疼痛、寒热往来，起病急，病程短。

（2）寒湿郁滞小便黄赤　为阴证。因寒湿内蕴，脾阳受损，气机郁滞，湿邪受阻，故尿色暗黄。伴有面色晦黯、神疲肢倦、纳呆腹胀等症，起病缓而病程长。

3.膀胱湿热小便黄赤与阴虚内热小便黄赤的鉴别

（1）膀胱湿热小便黄赤　为下焦病变。因湿热内侵或嗜食辛热肥甘，湿热内阻，郁而化热，属实证，故有口苦咽干、渴不欲饮等兼症。鉴别要点在于膀胱湿热蕴结，气化失司，故小便短赤兼见尿频、尿急、尿痛、小腹疼痛等症。

（2）阴虚内热小便黄赤　为下焦病变。因素体阴虚，久病伤阴，房事不节或过服温燥而伤阴，阴虚生内热，属虚证，故有头晕耳鸣、午后潮热、五心烦热等表现。鉴别要点在于尿呈短黄，仅有轻度灼热感，伴见耳鸣、五心烦热、腰膝酸软等症。

十、小便浑浊

(一)概念

简称尿浊,又称溺浊。指尿液浑浊不清,而排尿时并无尿道涩痛的症状。尿浊而色白如泔浆者称为白浊,初尿不浑,留置稍长,沉淀呈积粉样者亦属本症。

(二)常见证候

1.下焦湿热

【证候表现】小便浑浊如米泔,时夹滑腻之物,或小便黄赤而浑浊不清,常有尿频尿短,排尿时有热涩感,或伴轻度疼痛,兼胸满脘闷,口渴不欲多饮,舌红苔黄腻,脉滑数或濡数。

【病因病机】由膀胱蓄热,气化失司所致,为实热。因多食肥甘,嗜酒过度,酿湿生热,或湿热外邪注于下焦而成此证。

【证候分析】下焦湿热影响膀胱气化,泌别失职,脂液下流,故小便浑浊如泔浆,或夹有滑腻之物,或小便短赤,伴尿频,尿急,尿痛;湿热困厄中焦脾胃则胸满脘闷,口渴不欲多饮,舌红苔黄腻,脉滑数或濡数等皆为湿热内蕴之象。

【治法方剂】清利湿热,泌别清浊。方选程氏萆薢分清饮。

2.肾阴亏虚

【证候表现】小便浑浊如泔浆,尿量不多,兼见头晕耳鸣耳聋,咽干,颧红盗汗,骨蒸潮热,腰膝酸软,大便干结,舌红苔薄,脉细数。

【病因病机】肾阴亏虚,虚热蒸腾膀胱,膀胱气化失司所致,为虚热。

【证候分析】虚热蒸腾膀胱,则小便浑浊如泔浆,尿量不多,头晕耳鸣，颧红盗汗，虚烦不寐，腰膝酸软，舌红苔薄，脉细数等皆为肾阴亏火旺之征。

【治法方剂】滋阴降火，泌别清浊。方选知柏地黄丸加萆薢。

3.肾阳虚衰

【证候表现】小便浑浊，尿频数清长，伴面色淡白，精神萎靡，腰背酸冷，四肢不温，阳痿，舌淡苔白，常有齿痕，脉沉弱。

【病因病机】肾阳虚衰，膀胱泌别失职，脂液失约。

【证候分析】膀胱泌别失职，脂液失约，故小便浑浊，但色淡不浓。多见于年高体弱者，肾阳虚则面色淡白或晦黑，头晕耳鸣，精神萎靡，四肢不温，阳痿，腰膝酸软等。

【治法方剂】温肾固涩。方选右归丸加补骨脂、五味子。

4.脾虚气陷

【证候表现】小便浑浊日久不愈，或尿时不甚浑浊而沉淀呈积粉样，尿有余沥，兼见面色萎黄，体倦神疲，纳食减少，少腹坠胀，大便溏薄，舌淡苔白，脉虚无力。

【病因病机】劳累，思虑过度，饮食不节等损伤脾阳，脾虚气陷，约束无力，精微下流。

【证候分析】脾虚气陷，约束无力，精微下流，故小便混浊，排尿时虽尿液混浊不甚，然静置后常有积粉样沉淀，劳累后症状加剧；脾虚下陷则纳少便溏，少腹坠胀，或伴脱肛。

【治法方剂】补中益气。方用保元汤酌加芡实、升麻，或用补中益气汤化裁。

（三）鉴别诊断

1.下焦湿热尿浊与肾阴亏虚尿浊的鉴别

（1）下焦湿热尿浊　为实热。因多食肥甘，嗜酒过度，酿湿生热，或湿热外邪注于下焦而成此证。影响膀胱气化，泌别失职，脂液下流，故小便浑浊如泔浆,或夹有滑腻之物,或小便短赤,伴尿频,尿急,尿痛。常兼见胸满脘闷,口渴不欲多饮,舌红苔黄腻,脉滑数或濡数等湿热内蕴之象。

(2)肾阴亏虚尿浊　为虚热。肾阴亏虚尿浊,因素体阴虚,或热病伤阴,阴虚内热,热移膀胱,气化失司,清浊不分,故小便浑浊如米泔,或小便黄赤,但尿频、尿痛少见。常兼见头晕耳鸣,颧红盗汗,虚烦不寐,腰膝酸软等阴亏火旺之征。

2.肾阳虚衰尿浊与脾虚气陷尿浊的鉴别

(1)肾阳虚衰尿浊　尿频量多,属虚寒证,鉴别点为病变以肾阳虚为主,因肾阳虚衰,膀胱泌别失职,脂液失约,故小便浑浊,但色淡不浓。

(2) 脾虚气陷尿浊　尿频量多, 属虚寒证, 鉴别点为多责之脾、肾,尿浊不浓,少见尿痛,兼有坠胀。

十一、小便清长

(一)概念

小便清长是指尿液澄清而甚多。小便频数是指小便次数增多,但尿色可清可浊, 尿量可多可少, 与本症不同, 小便清长亦常见于下消病中,与口渴同见。

(二)常见证候

1.肾阳不足

【证候表现】小便清长而频数,兼见面色㿠白,精神不振,腰膝酸软,形寒肢冷,气怯乏力,舌淡苔白,脉沉迟无力。

【病因病机】肾阳不足,封藏失职,膀胱失摄。

【证候分析】肾阳不足,无以温煦,则小便清长;膀胱失摄则频数,伴有头晕目眩,腰膝酸软,形寒肢冷等肾阳不足之症。

【治法方剂】温肾摄尿。方用缩泉丸合右归丸化裁。

2.阴寒内盛

【证候表现】小便清长兼见畏寒肢冷,腹部冷痛,得热痛减,大便溏烂,口淡不渴,舌淡苔白,脉沉弦。

【病因病机】寒邪直中,阴寒内盛,阳失温煦,气化失常,固摄水液失职。

【证候分析】由于寒邪直中,阴寒内盛,阳失温煦,膀胱气化司,故小便清长,畏寒肢冷、腹部冷痛、脉象沉弦等皆为阴寒内盛的表现。

【治法方剂】温中祛寒。方选理中丸化裁。

十二、小便不利

(一)概念

小便不利是指小便量少而排出困难的一种症状。

(二)常见证候

1.肺气失宣

【证候表现】小便不利,眼睑浮肿,继而四肢甚至全身水肿,伴四肢酸重,发热畏风,咳嗽喘促,或兼咽喉肿痛,舌苔薄白,脉浮紧或浮数。

【病因病机】多因风邪袭肺,肺气失宣,不能通调水道下输膀胱而致。

【证候分析】本证为表实证,兼见畏冷发热、骨节酸楚、咳嗽喘促、咽喉不利等症;水湿泛溢肌肤,水肿自面目而及全身。

【治法方剂】宣肺行水。方选越婢加术汤。

2.脾阳不振

【证候表现】小便短少,身肿腰以下为甚,神疲体倦,面色萎黄,头重如裹,肢体困重,脘腹胀满,纳减便溏,四末不温,舌淡胖润,苔白滑,脉沉迟无力。

【病因病机】多因寒湿入侵或劳倦内伤,中阳受损而致,运化无权,水湿不行则小便短少。

【证候分析】阳虚证,水湿内停均以腰以下为甚,脾阳不振,失于升清,故见神疲体倦,面色萎黄,头重如裹,肢体困重;运化不足,故脘腹胀满,纳减便溏,四末不温,舌淡胖润,苔白滑,脉沉迟无力皆为脾阳虚衰之征。

【治法方剂】温运脾阳、化气行水。方选实脾饮化裁。

3.肾阳虚衰

【证候表现】小便不利,身肿腰以下为甚,面色㿠白,喘咳痰鸣,心悸气促,形寒肢冷,腰膝酸重冷痛,舌淡胖有齿痕,苔白滑,尺脉沉弱。

【病因病机】久病伤阳,素体阳虚等而致,命火不足,膀胱不能气化而小便不利。

【证候分析】肾阳不足以温煦诸脏之阳;阳虚则面色㿠白,形寒肢冷,腰膝酸重冷痛;肺阳虚则喘咳痰鸣;心阳虚则心悸气促;脾肾阳虚则舌淡胖有齿痕,苔白滑,尺脉沉弱。

【治法方剂】温肾助阳、化气行水。方用真武汤。

4.湿热内阻

【证候表现】小便短赤不利,心烦欲呕,口苦黏腻,渴不欲饮,纳呆腹胀,大便秘结或溏垢,舌红苔黄腻,脉濡数。

【病因病机】感受湿热之邪或水湿内停,日久化热,湿热胶结,三焦水道不通,乃见小便不利。

【证候分析】湿热蕴于中焦，而见纳呆欲呕、渴不欲饮、大便溏垢等表现；肝失疏泄，气郁化火，木横克土，故有胸胁苦满、嗳气吞酸、脉弦等见症。

【治法方剂】清利湿热，攻逐水湿。方选疏凿饮子化裁。

5.气滞湿阻

【证候表现】小便不利，口苦咽干，胸胁不舒，纳食减少，嗳气吞酸，食后腹胀，甚则腹大而按之不坚，舌红苔薄黄，脉弦。

【病因病机】多为情志不遂，肝气郁结，气滞水运不利故小便短少。

【证候分析】肝郁气滞则口苦咽干，胸胁不舒；郁而化热则嗳气吞酸，食后腹胀，甚则腹大而按之不坚；肝气犯脾则纳食减少，舌红苔薄黄，脉弦皆为肝郁化火之征。

【治法方剂】疏肝解郁，行气利水。方以柴胡疏肝散合胃苓汤化裁。

（三）鉴别诊断

湿热内阻小便不利与气滞湿阻小便不利的鉴别

(1)湿热内阻小便不利　见热象，为湿热。因感受湿热之邪或水湿内停，日久化热，漫热胶结，三焦水道不通，乃见小便不利；湿热内阻，蕴于中焦，而见纳呆欲呕、渴不欲饮、大便溏垢等表现；肝失疏泄，气郁化火，木横克土，故有胸胁苦满、嗳气吞酸、脉弦等见症。

(2)气滞湿阻小便不利　见热象，为肝郁化热。多为情志不遂，肝气郁结，气滞水运不利故小便短少。

十三、小便不通

（一）概念

小便不通是指小便排出困难，严重者尿液点滴难出。

(二)常见证候

1.下焦湿热

【证候表现】小便不通,常伴尿痛,尿频,尿急,可有小便灼热感,兼见口苦,渴不欲饮,大便不畅,舌质红,苔黄腻,脉沉数或濡数。

【病因病机】小便不通为实证。病在下焦,小便不通,由膀胱与肾俱有热,湿热阻滞膀胱或移热于膀胱,湿热互结,膀胱气化失调,致小便不通。

【证候分析】湿热阻滞膀胱故小便短黄,尿时灼热疼痛;湿热内蕴故口苦,渴不欲饮,大便不畅,舌质红、苔黄腻,脉沉数或濡数。

【治法方剂】治以清利湿热,通利小便。方选八正散。

2.肺气壅滞

【证候表现】小便不通,胸闷,咳嗽气急,呼吸不畅,大便秘结,舌质红或淡红,苔白或薄黄,脉濡数。

【病因病机】热壅于肺,肺失肃降,水道通调不利。

【证候分析】肺为水之上源,热壅于肺,肺气不能肃降,故见胸闷,咳嗽气急,呼吸不畅,又因热气过盛,下移膀胱而致上、下焦均为热气闭阻,小便不通,肺气壅滞故尿黄不甚,无灼热感。

【治法方剂】下病上取,以提壶揭盖法,如取嚏而探吐以开启肺气,日久酿热者予清肺饮酌加通利小便之品。

3.中气不足

【证候表现】排尿困难,身疲气短,纳食减少,脘腹胀闷,小腹坠胀,大便稀溏,舌淡苔薄白,脉沉弱。

【病因病机】属虚证,小便困难皆为排尿无力。因脾气素虚,或劳倦伤脾,或饮食不调耗伤中气,气虚乏力则无力排尿。

【证候分析】清气不升则浊阴不降,故小便不利;中气不足则气短语低,中气下陷故小腹坠胀,脾虚运化无力,故见身疲,纳差,舌淡脉弱等虚证。

【治法方剂】补中益气，通利小便。方选补中益气汤加减。

4.肾气不足

【证候表现】小便排出无力，尿意频频又排尿困难，腰膝酸痛，四末不温，舌质淡有齿痕，苔薄白，脉沉细而尺弱。

【病因病机】属虚证，病在肾，可因久病损伤肾阳，或年老体衰阳气不足，或因纵欲伤肾，肾气不化排尿无力。

【证候分析】肾虚失约故尿意频频；肾气不足故排尿无力；肾气虚无以温化故腰膝酸痛，四末不温，无以温化脾阳；脾肾阳虚故舌质淡有齿痕，苔薄白，脉沉细而尺弱。

【治法方剂】宜温阳益气，补肾利尿。方用济生肾气丸化裁。

5.肝气郁结

【证候表现】小便不通或通而不爽，情志郁结，多烦善怒，两胁不舒，夜寐不安，多梦，口苦吞酸，舌红苔薄黄，脉弦。

【病因病机】由于情志失调，肝失调达，疏泄不利而小便不通，具肝气郁结之见症。

【证候分析】七情内伤，气机郁滞，肝气失于疏泄，水液排出受阻，故小便不通，或通而不畅；胁腹胀痛，为肝气横逆之故；多烦善怒，脉弦是肝旺之征。

【治法方剂】治宜疏肝理气，通利小便。方选沉香散或合柴胡疏肝散加减。

6.溺道瘀阻

【证候表现】尿液不能排出，或时通时闭，小腹胀满疼痛，舌质紫黯可见瘀点，苔白或微黄，脉涩。

【病因病机】属实证，因瘀血成块或砂石阻塞所致。瘀血者，可因跌打损伤、气滞血瘀、血热煎熬成瘀等多种原因引起。小便不通主要表现为小腹胀闭、疼痛不移，或见腹中肿块，舌紫黯有瘀点，脉涩等见症。砂石者，可因湿热蕴结下焦，日久尿液煎熬成石，亦可因肝郁化火，移热下焦煎熬尿液成石；也有因嗜食肥甘、湿热内生流注下焦煎熬尿液成石。砂石刺激尿道致刀割样绞痛，小便通则症状缓解。

【证候分析】瘀血阻塞于内，或砂石阻塞于膀胱尿道之间，故尿液不能排出，或时通时闭。小腹胀痛，舌质紫黯，有瘀点，脉涩是瘀阻气滞的征象。

【治法方剂】溺道瘀阻治以行瘀散结、通利水道。方选代抵当丸加减；砂石刺激尿道致刀割样绞痛，小便通则症状缓解治疗时，肝郁气滞者可选用排石汤，湿热内蕴者用茵陈排石汤。

（三）鉴别诊断

1.下焦湿热小便不通与肺气壅滞小便不通的鉴别

（1）下焦湿热小便不通　为实证。病在下焦，见湿热内蕴之象，湿热阻滞膀胱或移热于膀胱，湿热互结，膀胱气化失调，致小便不通。后者病本于上焦，而症现于下焦，肺为水之上源，肺气失肃，水道通调不利，累及下焦而出现小便不通。鉴别点是下焦湿热者小便短黄，尿时灼热疼痛感，肺气壅滞者尿黄不甚，一般无灼热感；下焦湿热者主要表现下焦症状。

（2）肺气壅滞小便不通　为实证。上下症状俱现，肺气壅滞者具气滞表现。肺气壅滞小便不通则宜下病上取，以提壶揭盖法，如取嚏而探吐以开启肺气，日久酿热者予清肺饮酌加通利小便之品。

2.中气不足小便不通与肾气不足小便不通的鉴别

（1）中气不足小便不通　属虚证。小便困难皆为排尿无力。因脾气素虚，或劳倦伤脾，或饮食不调耗伤中气，气虚乏力则无力排尿。鉴别要点为中气不足者常见脾运不健和中气下陷的表现，排尿困难时发时止，时轻时重，每因过度伤气而加重或诱发。

(2)肾气不足小便不通　属虚证。病在肾,可因久病损伤肾阳,或年老体衰阳气不足,或因纵欲伤肾,肾气不化排尿无力。鉴别要点为肾气不足者多见肾阳亏虚之象,肾虚失约尿意频频与排尿无力小便不通并见。

十四、小便频数

(一)概念

是指小便次数明显增加,甚则一日达数十次的一种症状,简称尿频。

(二)常见证候

1.膀胱湿热

【证候表现】小便频数,尿急尿痛,尿道灼热感,小便短黄浑浊,口干而黏,小腹胀满,大便秘结,或见发热恶寒,舌红苔黄腻,脉滑数。

【病因病机】因湿热下注膀胱,气化失常而致。

【证候分析】膀胱气化失司则见尿频,尿急,湿热蒸灼则见尿痛,小便灼热感,小便短黄浑浊,气滞则小腹不舒,舌红苔黄腻,脉滑数为湿热之征。

【治法方剂】清利湿热。方选八正散。

2.肾阴亏虚

【证候表现】尿频而短黄,伴眩晕耳鸣,咽干口燥,颧红唇赤,虚烦不寐,腰膝酸软,骨蒸劳热,五心烦热,盗汗,大便硬结,舌红苔少,脉细数。

【病因病机】属虚证,肾阴亏虚,摄纳失职,且因阴虚生内热,影响膀胱气化而尿频。

【证候分析】膀胱气化不利则尿少；阴虚则热，蒸灼尿液故尿频少而黄；肾阴虚则眩晕耳鸣，骨蒸劳热，虚烦盗汗，咽干口燥，颧红唇赤，虚烦不寐，腰膝酸软。

【治法方剂】滋阴降火。方选知柏地黄丸加减。

3.肾气不固

【证候表现】尿频而清长，或兼尿遗失禁，伴面色㿠白，头晕耳鸣，气短喘逆，腰膝无力，四肢不温，舌质淡胖，苔薄白，脉沉细弱。

【病因病机】因素体阳虚，久病伤阳，肾失封藏，膀胱失约而尿频。多见于年高肾虚之人或年幼阳气未充之小儿。

【证候分析】肾阳不足以温煦诸脏之阳，阳虚则面色㿠白，腰膝无力，四肢不温；肺气虚则气短喘逆；脾肾阳虚则舌质淡胖，苔薄白，脉沉细弱。

【治法方剂】温补肾阳。方选右归丸。

4.肺脾气虚

【证候表现】尿频清长，或伴遗尿失禁，兼见唇淡口和，咳吐涎沫，头眩气短，形寒神疲，纳减便溏，舌淡苔白，脉虚弱。

【病因病机】属虚证，因过食生冷，劳累过度，寒邪伤阳，致肺脾气虚不能制下，膀胱失约则为尿频。常因劳累过度而诱发，多见于中年劳累之人。

【证候分析】脾虚无以运化水谷，气血生成不足则唇淡口和，舌淡苔白，脉虚弱；水聚为痰，则咳吐涎沫，纳减便溏；肺气虚则头眩气短。

【治法方剂】温肺健脾。方以温肺汤合补中益气汤化裁。

（三）鉴别诊断

1.膀胱湿热尿频与肾阴亏虚尿频的鉴别

（1）膀胱湿热尿频　见尿频短黄，为下焦之病。为实证，因湿热下注膀胱，气化失常而致。鉴别要点在于尿频伴有尿急尿痛，小便灼热感，小腹不舒，尿色黄赤色深。

(2)肾阴亏虚尿频　尿频短黄，为下焦之病。属虚证，肾阴亏虚，摄纳失职，且因阴虚生内热，影响膀胱气化而尿频。鉴别要点在于伴有眩晕耳鸣，骨蒸劳热，虚烦盗汗，尿黄色浅。

2.肾气不固尿频与肺脾气虚尿频的鉴别

(1)肾气不固尿频　属虚证，小便清长。因素体阳虚，久病伤阳，肾失封藏，膀胱失约而尿频，伴有头晕耳鸣、腰膝酸软、四肢不温，多见于年高肾虚之人或年幼阳气未充之小儿。

(2)肺脾气虚尿频　属虚证，小便清长。因过食生冷，劳累过度，寒邪伤阳，致肺脾气虚不能制下，膀胱失约则为尿频。兼见咳吐涎沫，纳减便溏，常因劳累过度而诱发，多见于中年劳累之人。

十五、尿后余沥

(一)概念

尿后余沥是指小便后仍有余沥点滴不净的症状。

(二)常见证候

1.肾虚胞寒

【证候表现】小便次频而清长，溺后遗沥不净，神疲体倦，腰背酸软，四肢不温，舌淡苔白，脉沉细，尺部尤甚。

【病因病机】属虚证。多因久病或房劳过度，损伤肾气，肾虚气化不及，膀胱制约无能，致尿后余沥。

【证候分析】肾虚气化不及，膀胱制约无能，致尿后余沥；肾阳虚则小便频数清长，腰背酸软，四末不温，遇寒加剧，舌淡苔白，脉沉细，尺部尤甚皆为肾阳虚之征。

【治法方剂】温肾固涩。方用金匮肾气丸合桑螵蛸散加减。

2.中气不足

【证候表现】小便后余沥点滴，时作时止，遇劳即发，面色㿠白，精神困惫，纳减便溏，少腹坠胀，舌淡苔白，脉濡缓或细弱。

【病因病机】属虚证。多因饮食劳倦，中气虚弱，失于升举，致尿后余沥。

【证候分析】中气不足则精神困惫，纳减便溏；中气下陷则少腹坠胀，舌淡苔白，脉濡缓或细弱皆为气虚之征。

【治法方剂】补中益气。方用补中益气汤加减。

3.膀胱湿热

【证候表现】小便频数，色黄或浑浊，尿后余沥点滴不净，伴尿道灼热疼痛，舌红苔黄腻，脉濡数。

【病因病机】多因湿热蕴结下焦，气化失司，膀胱不约，致尿后余沥。

【证候分析】湿热蒸灼膀胱，气化失司，则小便频数，尿后余沥点滴不净；热灼津液，故色黄或浑浊，伴尿道灼热疼痛。

【治法方剂】清热利湿。方用八正散加减。

（三）鉴别诊断

肾虚胞寒尿后余沥与中气不足尿后余沥的鉴别

（1）肾虚胞寒尿后余沥　属虚证。多因久病或房劳过度，损伤肾气，肾虚气化不及，膀胱制约无能，致尿后余沥。鉴别要点：以小便频数清长，腰背酸软，四末不温，遇寒加剧，常见于年高者为特征。

（2）中气不足尿后余沥　属虚证。多因饮食劳倦，中气虚弱，失于升举，致尿后余沥。鉴别要点：以精神困惫，纳减便溏，少腹坠胀，常见于壮年为特征。

十六、小便失禁

（一）概念

小便失禁是指小便失去控制而自行溺出，夜间意识清楚时见小便自遗者，亦属本症。

（二）常见证候

1.肾气虚寒

【证候表现】小便失禁，随时自遗，尿较频而清长，兼见面色㿠白，倦怠乏力，腰背酸楚，四肢不温，或见滑精早泄，阳事不举，舌淡胖有齿痕，苔薄白，脉沉细无力。

【病因病机】属虚证，老人多见，或因久病伤阳，命门火衰。

【证候分析】命门火衰，气化无权，制约失职所致，见小便清长，形寒肢冷，腰背酸软，阳事不举，舌淡胖有齿痕，苔薄白，脉沉细无力皆为肾气虚见证。

【治法方剂】温肾固涩。方选巩堤丸。

2.肺脾气虚

【证候表现】小便失禁而频数，伴咳喘气怯，神疲体倦，纳减便溏，饭后腹胀，舌淡苔薄白，脉虚弱。

【病因病机】属虚证。因久咳伤肺，肺气虚损而失治节，加之脾虚气陷，膀胱气化失常所致。

【证候分析】由于肺气失宣，脾失健运而有咳嗽喘逆、纳减便溏、食后腹胀等症；肺气虚则咳喘气怯；脾气虚则神疲体倦，舌淡苔薄白，脉虚弱皆为气虚之征。

【治法方剂】温肺健脾，补益中气。方以补中益气汤合甘草干姜汤加减。

3.膀胱蓄热

【证候表现】小便失禁，尿短尿黄，滴沥而出，尿道灼热刺痛，小腹重坠不适，口苦口干，舌红苔黄，脉弦数。

【病因病机】湿热外邪入里，或嗜食辛热肥甘酿成湿热下注，致膀胱气化失司，约束不利。

【证候分析】膀胱气化失司，约束不利，小便失禁；水与热结则尿短尿黄，滴沥而出，尿道灼热刺痛；热灼阴伤故口苦口干。

【治法方剂】清热利湿。八正散加减。

4.肝肾阴虚

【证候表现】小便失禁，尿量短涩而色黄，常伴有头晕耳鸣，两颧潮红，胁肋隐痛，腰酸腿软，骨蒸盗汗，五心烦热，大便不爽，舌红少苔，脉弦细数。

【病因病机】肝肾阴亏，阴虚生内热，虚热内扰，膀胱失约。

【证候分析】肝肾阴亏，阴虚生内热，有头晕耳鸣，两颧潮红，胁肋隐痛，腰酸腿软，骨蒸盗汗，五心烦热；虚热内扰，膀胱失约，小便失禁，尿量短涩而色黄。

【治法方剂】滋补肝肾，佐以固涩。方用大补阴丸加减。

(三)鉴别诊断

小便失禁，可见于寒、热、虚、实等不同证候，临证时应细心辨析。

1.肾气虚寒小便失禁与肺脾气虚小便失禁的鉴别

(1)肾气虚寒小便失禁　属虚证。多因久病伤阳，命门火衰，气化无权，制约失职所致，兼见小便清长，形寒肢冷，腰背酸软，阳事不举，老人多见。

(2)肺脾气虚小便失禁　属虚证。因久咳伤肺，肺气虚损而失治节，加之脾虚气陷，膀胱气化失常所致。兼见尿频而量少，由于肺气失宣,脾失健运而有咳嗽喘逆、纳减便溏、食后腹胀等症。

2.膀胱蓄热小便失禁与肝肾阴虚小便失禁的鉴别

(1)膀胱蓄热小便失禁　为实热。湿热外邪入里,或嗜食辛热肥甘酿成湿热下注,致膀胱气化失司,约束不利。湿热内蕴之实热证,故尿赤尿黄,多伴有尿频、尿急、尿痛,滴沥而出,起病较急。

(2)肝肾阴虚小便失禁　为虚热。因肝肾阴亏,阴虚生内热,虚热内扰,膀胱失约。为阴虚证,发病较慢,兼见头晕耳鸣目眩,胁肋隐痛,腰酸腿软,五心烦热等。

3.小便失禁与遗尿的鉴别

(1) 小便失禁　指在意识清楚的情况下小便失去控制而自行排出。

(2)遗尿　指在正常睡眠时小便不知不觉地自行排出。

十七、夜间多尿

(一)概念

夜间多尿是指夜间小便次数及尿量增加的症状。一般夜尿次数在二三次以上或夜间尿量超过全日的四分之一，其甚者夜间尿量可接近或超过白昼尿量。白昼小便正常,独夜间尿多,为本症之特点。

(二)常见证候

1.肾阳虚惫

【证候表现】夜间多尿伴小便频数,尿有余沥,重听,腰背酸楚,滑精早泄,舌淡胖苔薄白,脉沉细弱。

【病因病机】多因素体阳虚或年高久病,致肾阳不足封藏失职,膀胱不约,遇夜间阴盛阳衰,摄纳无权,故尿频尿多。

【证候分析】肾阳不足,膀胱不约,故尿频尿多;腰为肾之府,肾虚故腰背酸楚,滑精早泄,舌淡胖苔薄白,脉沉细弱为肾阳虚之象。

【治法方剂】温补肾阳,佐以固涩。方用大菟丝子丸化裁。症状较轻者,则阳虚表现不明显,常见于病程短或青少年,一般责之膀胱气虚,治当益气固脬,方用桑螵蛸散加减。

2.脾肾两虚

【证候表现】形寒肢冷,体倦神疲,头晕耳鸣,清谷,小便频数,夜间为多,舌淡胖苔白,脉沉弱,甚至小便失禁或遗尿,耳鸣腰膝酸软,纳减便溏或下利

【病因病机】多因命门火衰不能温煦脾肾,或脾阳虚弱不能充养肾阳,致脾肾两虚,下元温摄不固,故于夜间阴盛阳衰之时尿量增多。

【证候分析】脾肾两虚,下元温摄不固,故于夜间阴盛阳衰之时尿量增多;肾虚的耳鸣腰酸和脾虚的形体消瘦、肢冷不温、纳减便溏同时兼见;肾主水,司开阖,膀胱主藏尿液,故夜间多尿责之于肾和膀胱;又昼为阳,夜为阴,夜间阴盛阳衰,因此,夜间多尿实为阳气虚弱所致。

【治法方剂】脾肾双补、温阳固涩并投。方用固脬丸加减。

十八、遗尿

(一)概念

遗尿多于夜间睡中发生,儿童较多见。如发生在中风、伤寒、温病等疾病过程中,常表示疾病深入内脏,发展到严重的阶段,但不为主症。

（二）常见证候

1.肾阳不足

【证候表现】睡中遗尿或小便不禁，面色皖白，畏寒肢冷，腰酸膝软，小溲频数清长，舌质色淡，脉沉细弱。

【病因病机】多由先天不足，禀赋素弱，或房劳伤肾，或年高肾气已衰，或儿童任督未充，足心受寒，上述诸因，均可导致肾阳不足，下元虚寒，使闭藏失职，膀胱不约而发生遗尿。

【证候分析】肾阳虚而不化气则尿频而量多，色清白；失于温煦，则面色皖白，畏寒肢冷，腰酸膝软，小溲频数清长；阳不足者，舌淡、苔薄少，脉沉细弱。

【治法方剂】温肾固摄。方选巩隄丸。

2.肾阴不足

【证候表现】平素尿频而少，色深而热，颧红唇赤，甚或潮热盗汗，或梦遗，舌质红，苔少，脉沉细数。

【病因病机】多因伤精耗液，欲念纵生，相火妄动，而使膀胱开阖失司，发生遗尿。

【证候分析】阴虚火旺，蒸灼津液则尿频尿少，色深而热；肾阴虚则颧红唇赤，甚或潮热盗汗，或梦遗；阴不足则舌质红、苔少，脉细数。

【治法方剂】滋阴降火。方用知柏地黄丸。

3.脾虚气陷

【证候表现】过劳则遗尿，肢倦，少气懒言，嗜卧，食少，食入即胀，或同时兼见脱肛，子宫脱垂等症，舌质淡，苔少，脉象缓弱。

【病因病机】多由劳累忧思过度而伤心脾，脾气下陷，或产后中气虚陷，逐发生遗尿。

【证候分析】中气虚陷则肢倦、食少作胀，并见久泻、脱肛、子宫脱垂等症。

【治法方剂】补脾益气。方用固脬汤。

4.肺气虚寒

【证候表现】遗尿伴见久咳,吐涎沫,舌质胖有齿痕,苔白,脉细缓。

【病因病机】多见于屡患咳喘,或大病之后而致肺虚。

【证候分析】肺气虚弱,治节无权,不能约束下焦而致遗尿;子病及母,肺虚日久导致脾虚则见咳而多涎,舌质胖有齿痕,苔白,脉细缓。

【治法方剂】补肺气。甘草干姜汤加人参主之。

(三)鉴别诊断

1.肾阳不足遗尿与肾阴不足遗尿的鉴别

(1)肾阳不足　多由先天不足,禀赋素弱,或房劳伤肾,或年高肾气已衰,或儿童任督未充,足心受寒,上述诸因,均可导致肾阳不足,下元虚寒,使闭藏失职,膀胱不约而发生遗尿。主要表现为尿频而量多,色清白,乃肾阳虚而不化气所致。后者尿频尿少,色深而热,乃阴虚火旺所致。若以舌脉辨,阳不足者,舌淡,苔薄少,脉沉细弱而无数象。

(2)肾阴不足遗尿　而肾阴不足者,多因伤精耗液,欲念纵生,相火妄动,而使膀胱开阖失司,发生遗尿。阴不足则主要表现为舌质红,苔少,脉细数。

2.脾虚气陷与肺气虚寒之遗尿的鉴别

(1)脾虚气陷　多由劳累忧思过度而伤心脾,脾气下陷,或产后中气虚陷,逐发生遗尿;脾气虚与肺气虚临床表现极为相似,且多同时兼见。脾气下陷者,应着眼于肢倦,食少作胀,并见久泻、脱肛、子宫脱垂等症。

(2)肺气虚寒　多因肺气虚弱,治节无权,不能约束下焦而致遗尿。而肺气虚寒者，则见咳而多涎。

十九、小便疼痛

（一）概念

小便疼痛简称尿痛，指排尿时尿道发生刺痛、灼痛、涩痛、绞痛等，同时伴有小便淋漓不畅。一般把尿血时伴疼痛者归属本症。

（二）常见证候

1.下焦湿热

【证候表现】多见于“石淋”、“血淋”及“膏淋”等实证。临床表现为小便热涩疼痛，尿色紫红，或小便浑浊如泔浆，或小便挟有砂石，绞痛难忍，常伴少腹拘急或腰腹绞痛，口苦口渴，纳食减少，大便不爽，舌红苔黄或黄腻，脉滑数。

【病因病机】因多食肥甘，或嗜酒太过，酿成湿热，注于下焦，也可因感受湿热外邪而致。

【证候分析】为里实热证，尿皆短赤。食肥甘、嗜酒酿成湿热，或感受湿热外邪，注于下焦。症见口苦口渴、胸闷脘痞、纳减、大便不爽。尿痛表现主要有三种情况：①血淋，湿热下注膀胱，血热妄行致小便热涩疼痛，尿血；②膏淋，湿热下注，膀胱气化不利，清浊不分，故小便热涩疼痛而浑浊如泔浆；③石淋，湿热下注，尿液煎熬成石，故小便艰涩刺痛，夹有砂石。

【治法方剂】原则清热利湿。血淋宜清热利湿，凉血止血，方选小蓟饮子；膏淋宜清热利湿，分清泌浊，方取萆薢分清饮；石淋宜清热利湿，通淋排石，方选三金汤。

2.心火炽盛

【证候表现】表现为小便热痛,尿短黄,面赤咽干,渴喜冷饮,口舌生疮,心中烦热,夜寐不安,舌尖红赤,苔黄燥,脉数。

【病因病机】为里实热证,尿皆短赤。

【证候分析】因心火移热于小肠,小便热痛而短黄;心火盛则见口舌生疮、心烦不寐、舌尖红等症,尿痛一般较轻。

【治法方剂】清心泻火。方选泻心汤合导赤散。

3.下焦血瘀

【证候表现】属于"血淋"范畴。临床表现为小便刺痛或涩痛,小便浑浊、尿血。尿液呈紫暗或夹血块,少腹疼痛,肌肤甲错,口唇发紫,舌黯有瘀点,脉沉细涩。

【病因病机】多因跌仆损伤、气虚血滞或寒邪入侵以致少腹瘀血内结。

【证候分析】为实证。损伤、气虚血滞或寒邪入侵以致少腹瘀血内结,血不循经而尿血,膀胱气化失司则尿痛,特点为小便刺痛、涩痛,无尿道灼热感,伴有少腹胀痛、肌肤甲错、口唇紫暗、舌有瘀点、脉沉细涩等症。

【治法方剂】温阳化瘀通淋。方选少腹逐瘀汤酌加木通、金钱草之类。

4.肝郁气滞

【证候表现】临床表现为小便涩痛、刺痛,头痛目眩,口苦,胀满,少腹胀痛,妇女可见月经不调,舌质青,苔薄黄,脉弦。

【病因病机】因恼怒伤肝,肝气不疏,郁而化火。

【证候分析】为实证。气火郁于下焦,影响膀胱气化故小便涩痛,特点为尿痛以涩痛为主,多见于壮年气盛之人,常因恼怒而诱发,伴见头痛、目眩、口苦、脘腹满闷。

【治法方剂】疏肝理气通淋，方选沉香散；如肝火炽盛，则宜疏肝理气，清热通淋，方选丹栀逍遥散酌加冬葵子、海金沙等。

5.肾阴亏虚

【证候表现】肾阴亏虚尿痛，可见于“血淋”、“膏淋”等虚证。临床表现为小便热痛，伴有尿血或小便浑浊，头晕耳鸣，咽干颧红，潮热盗汗，腰酸腿软，舌红苔少，脉细数。

【病因病机】多由房事不节或热病伤阴，酿生内热。

【证候分析】伤阴、内热，影响膀胱气化，致清浊不分而为“膏淋”，或阴虚火旺，迫血妄行而为“血淋”。二者均属虚证。

【治法方剂】滋阴降火。方选知柏地黄丸加减。

（三）鉴别诊断

1.下焦湿热尿痛与心火炽盛尿痛的鉴别

（1）下焦湿热尿痛　为里实热证，尿皆短赤。因多食肥甘，或嗜酒太过，酿成湿热，注于下焦，也可因感受湿热外邪而致。症见口苦口渴、胸闷脘痞、纳减、大便不爽。尿痛表现主要有三种情况：①血淋，湿热下注膀胱，血热妄行致小便热涩疼痛，尿血；②膏淋，湿热下注，膀胱气化不利，清浊不分，故小便热涩疼痛而浑浊如泔浆；③石淋，湿热下注，尿液煎熬成石，故小便艰涩刺痛，挟有砂石。

（2）心火炽盛尿痛　为里实热证，尿皆短赤。因心火移热于小肠，小便热痛而短黄，常兼见口舌生疮、心烦不寐、舌尖红等症，尿痛一般较轻。

2.下焦血瘀尿痛与肝郁气滞尿痛的鉴别

（1）下焦血瘀尿痛　为实证。多因跌仆损伤、气虚血滞或寒邪入侵以致少腹瘀血内结，血不循经而尿血，膀胱气化失司则尿痛，特点为小便刺痛、涩痛，无尿道灼热感，伴有少腹胀痛、肌肤甲错、口唇紫暗、舌有瘀点、脉沉细涩等症。

(2)肝郁气滞尿痛　为实证。因恼怒伤肝,肝气不疏,郁而化火,气火郁于下焦,影响膀胱气化故小便涩痛,特点为尿痛以涩痛为主,多见于壮年气盛之人,常因恼怒而诱发,伴见头痛、目眩、口苦、脘腹满闷,治以疏肝理气通淋。

二十、尿血

(一)概念

尿血是指血从小便排出,尿色因之而淡红、鲜红、红赤,甚或夹杂血块。

(二)常见证候

1.膀胱湿热

【证候表现】小便短涩带血,色鲜红或暗红,甚或夹杂血块,伴尿道刺痛或灼热感,小腹胀满不舒,间有发热,口苦咽干,舌红苔薄黄或薄腻,脉数。

【病因病机】多因感受湿热外邪,或恣食膏粱厚味,滋生湿热。

【证候分析】为实热证,系热邪偏盛迫血妄行所致,湿邪挟热蓄于膀胱,气化失司,故见小腹胀满而尿道热痛,全身兼证较轻。

【治法方剂】清热利尿、凉血止血。方用小蓟饮子。

2.肝胆湿热

【证候表现】小便短赤带血,兼见发热口苦,渴不欲饮,纳减腹胀,恶心欲呕,胁肋疼痛,或身目发黄,舌边红,苔黄腻,脉弦数。

【病因病机】多因肝胆湿热内盛,下注膀胱,迫血妄行。

【证候分析】肝胆湿热内盛故见发热口苦、恶心欲呕、胁肋疼痛;湿热蕴于皮肤,故见或身目发黄,舌边红,苔黄腻,脉弦数皆为湿热之征。

【治法方剂】泻肝清胆，凉血止血。方用龙胆泻肝汤酌加止血之品。

3.心火亢盛

【证候表现】小便带血深赤伴灼热感,面赤咽干,口舌生疮,渴喜冷饮,心中烦热,夜寐不安,舌质红绛,苔黄,脉洪数。

【病因病机】多因劳神太过,心火独亢,移热小肠,灼伤脉络。

【证候分析】心火亢盛尿血为热证,系火扰络脉损伤所致；心火亢盛则心烦不寐、口舌生疮,渴喜冷饮,心中烦热,夜寐不安。

【治法方剂】清心泻火,凉营止血。方用导赤散加味。

4.肾阴亏损

【证候表现】小便带血鲜红,兼见头晕耳鸣,咽干,颧红盗汗,骨蒸潮热,精神萎靡,虚烦不寐,大便干结,舌红苔少,脉细数。

【病因病机】多因阴虚相火妄动,灼伤脉络。

【证候分析】灼伤脉络,故见尿色鲜红或淡红;肾阴虚则头晕耳鸣,咽干,颧红盗汗,骨蒸潮热;津液不足则大便干结,舌红苔少,脉细数皆为阴虚之征。

【治法方剂】滋阴益肾,安络止血。方用知柏地黄丸加味。

5.脾肾两虚

【证候表现】小便带血淡红,面色萎黄,神疲肢倦,气短乏力,头晕耳鸣,纳减便溏,腰腿酸软,舌淡苔薄白,脉濡缓。

【病因病机】脾肾两虚,脾不统血,肾失封藏。

【证候分析】脾肾两虚属阳气虚衰之证,多因脾不统血、肾失封藏所致,故见小便频数而清长,血色多呈淡红;脾虚则面色萎黄,神疲肢倦,气短乏力;肾虚则头晕耳鸣,小便频数而清长。

【治法方剂】健脾补肾、益气固涩。方用补中益气汤合无比山药丸,酌加止血之品。

6.瘀血内阻

【证候表现】尿血为血色紫暗，常挟血块，兼见排尿不畅，轻度刺痛，小便混浊，并见瘀阻兼症。

【病因病机】因伤致瘀、气虚血瘀或寒凝血瘀等。

【证候分析】瘀血内阻于膀胱，血不循经而尿血，尿色紫暗，不通则痛。

【治法方剂】因伤致瘀、气虚血瘀或寒凝血瘀等不同情况，采用活血祛瘀诸法。方用少腹逐瘀汤。

（三）鉴别诊断

1.尿血与血淋的鉴别

（1）尿血　多无疼痛，或仅有轻度胀痛及灼热感。区别要点“痛者为淋，不痛者为溺血”。

（2）血淋　则小溲滴沥涩痛难忍。区别要点“痛者为淋，不痛者为溺血”。

2.膀胱湿热尿血与肝胆湿热尿血的鉴别

（1）膀胱湿热尿血　为实热证，系热邪偏盛迫血妄行所致。多因感受湿热外邪，或恣食膏粱厚味，滋生湿热，湿邪挟热蓄于膀胱，气化失司，故见小腹胀满而尿道热痛，全身兼证较轻。

（2）肝胆湿热尿血　为实热证，系热邪偏盛迫血妄行所致。多因肝胆湿热内盛，下注膀胱，故见发热口苦、恶心欲呕、胁肋疼痛，全身兼证较重。

3.心火亢盛尿血与肾阴亏损尿血的鉴别

（1）心火亢盛尿血　为热证，系火扰络脉损伤所致。多因劳神太过，心火独亢，移热小肠，灼伤脉络，故见尿色红赤。鉴别点在于常伴心烦不寐、口舌生疮。

(2)肾阴亏损尿血　为热证,系火扰络脉损伤所致。多因阴虚相火妄动,灼伤脉络,故见尿色鲜红或淡红。鉴别点在于常伴头晕耳鸣、骨蒸潮热。

二十一、小便挟精

(一)概念

小便挟精是指尿液中混挟精液或排尿后精液流出而言。

(二)常见证候

1.湿热内蕴

【证候表现】小便短赤或混浊,排尿不爽,有热涩感或刺痛感,尿后尿道口常有米泔样或糊状浊物,滴沥不断,茎中有痒痛感,或伴遗精、滑精,兼有口苦口渴,胸闷脘痞,大便不爽,舌红苔黄腻,脉濡数。

【病因病机】多因嗜食肥甘,酿成中焦湿热,流注下焦,扰动精室,随尿而出。

【证候分析】湿热熏蒸,精败而腐,阻塞窍道,故排尿不爽,排出米泔样或糊状浊物;下焦湿热,膀胱失司,故小便短赤而有热涩感,常伴口苦口渴、胸闷脘痞、大便不爽等表现。本证为里热实证,特点为败精挟于尿液,小便混浊较甚,同时见有里热兼证。

【治法方剂】以清热利湿为主。方选程氏萆薢分清饮,待湿热渐解后酌加固涩之品。

2.阴虚火旺

【证候表现】小便短黄有热感,尿液不清,或见尿后尿道口有赤色浊物滴出,常伴有梦中遗精,夜寐不安,头目晕眩,夜间咽干,颧红唇赤,五心烦热,潮热盗汗,舌红苔薄,脉细数。

【病因病机】主要因素体阴虚，房事不节，热病伤阴等而致相火妄动，扰动精室引起小便挟精。

【证候分析】为肾阴虚，尿道口有浊物，常兼见夜寐不安、五心烦热、小便短黄等表现。

【治法方剂】滋阴降火，固肾涩精。方选知柏地黄丸或三才封髓丹酌加固涩之品。

3.肾虚失藏

【证候表现】小便清长或频数，尿后有精丝流出，排尿不痛，常伴有遗精、滑精，兼有面白少华，头昏目眩，耳鸣耳聋，腰背酸痛，畏寒肢冷，舌淡苔少，脉沉细。

【病因病机】因久病不愈损伤正气或遗精、滑精日久，阴损及阳，致肾气不固而失封藏，精关不固，精液混入尿中而使小便挟精。

【证候分析】以肾阳虚为主，尿后常有精丝流出，无尿痛，常兼见面色少华、形寒畏冷、小便频数或清长等表现。

【治法方剂】补肾固精。方选大菟丝子丸或右归丸、金匮肾气丸加味。

(三)鉴别诊断

阴虚火旺小便挟精与肾虚失藏小便挟精的鉴别

(1)阴虚火旺小便挟精　属肾虚，为肾阴虚。因素体阴虚，房事不节，热病伤阴等而致相火妄动，扰动精室引起小便挟精。鉴别要点：尿道口有浊物，常兼见夜寐不安、五心烦热、小便短黄等表现。治以滋阴降火、固肾涩精。方选知柏地黄丸或三才封髓丹酌加固涩之品。

(2)肾虚失藏小便挟精　属肾虚，以肾阳虚为主。因久病不愈损伤正气或遗精、滑精日久，阴损及阳，致肾气不固而失封藏，精关不固，精液混入尿中而使小便挟精。鉴别要点：尿后常有精丝流出，无尿痛，常兼见面色少华、形寒畏冷、小便频数或清长等表现。治宜补肾固精。方选大菟丝子丸或右归丸、金匮肾气丸加味。

二十二、血精

(一)概念

血精是指精液挟血呈红色。

(二)常见证候

1.阴虚火旺

【证候表现】精液呈鲜红色,阴部有坠胀感觉,或茎中作痛,形体消瘦,腰酸膝软,身倦神疲,或口干,烦热,舌红少苔,脉细数少力。

【病因病机】为虚证。发生的原因,多因房事不节,或久服辛燥壮阳动火之品,或忍精不泄,致使相火过炽,热扰精室,伤精耗血。

【证候分析】相火过炽,热扰精室,伤精耗血所致,故所发病除血精症状之外,尚兼有腰酸、神疲、烦热、口干、舌红、脉细数等阴虚火旺的症状表现。

【治法方剂】滋阴降火。佐以理血止血的三七、血余炭、蒲黄、琥珀、阿胶等药。轻者可用知柏地黄丸、当归六黄汤加减,重者用大补阴丸加减。

2.下焦湿热

【证候表现】精液呈红色或暗,腰痛,尿频,茎痒或痛,或阴部抽痛,尿赤,便秘,舌苔黄,脉滑或弦数。

【病因病机】湿热内蕴下焦,扰动精室。

【证候分析】湿热内蕴下焦,阻滞气血运行,则会阴坠胀抽痛,尿频而赤,茎中痛痒,舌苔黄,脉弦数等为湿热症状。

【治法方剂】清热利湿,佐以理血之品。方用前列腺炎汤加减。

（三）鉴别诊断

阴虚火旺血精与下焦湿热血精的鉴别

（1）阴虚火旺血精　为虚证。多因房事不节，或久服辛燥壮阳动火之品，或忍精不泄，致使相火过炽，热扰精室，伤精耗血所致，故所发病除血精症状之外，尚兼有腰酸、神疲、烦热、口干、舌红、脉细数等阴虚火旺的症状表现。

（2）下焦湿热血精　为实证。因湿热内蕴下焦，扰动精室，致令精血俱下，临床所见必兼湿热症状，如会阴坠胀抽痛，尿频而赤，茎中痛痒，舌苔黄，脉弦数等。

二十三、精液清冷

（一）概念

精液清冷是指精液稀薄清冷、量少而言。是男性不育的主要原因之一。

（二）常见证候

1.肾气不足

【证候表现】精液稀薄量少，身体素弱或羸瘦，而色不华，乏力短气，腰酸膝软，脱发，牙齿松动，小便频数或夜尿多，舌淡，脉细尺弱。

【病因病机】先天不足，禀赋素弱，或久病、大病未复，或少年频犯手淫恶习，使肾气斫伤。

【证候分析】肾气不足，故表现为腰酸、膝软、脱发、牙齿松动、脉细等症。由于精液清冷稀少，往往是已婚者不育的主要原因。

【治法方剂】平补肾气为主。可用五子衍宗丸加减。

2.沉寒痼冷

【证候表现】精液清稀，量少或挟有黏冻样稠块。阴部及两股常觉寒凉，手足清冷，畏寒。腰酸腰痛，身体倦困，面色㿠白，精神萎靡，尿清长，大便溏，舌淡胖润或有齿痕，脉沉细微。

【病因病机】因肾阳不足，命门火衰，阳虚则寒。

【证候分析】肾阳虚则阴寒内生，因而出现清冷虚寒之象，如阴冷、肢凉、畏寒、蜷卧、腰酸、便溏，甚或阳痿、舌淡胖润、六脉沉细等。对肾的生理功能的影响，是生殖机能与生精机能低下或丧失。

【治法方剂】治当温补肾阳。方用右归丸、斑龙丸等方加减。

（三）鉴别诊断

肾气不足精液清冷与沉寒痼冷精液清冷的鉴别

（1）肾气不足精液清冷　为虚证。因先天不足，禀赋素弱，或久病、大病未复，或少年频犯手淫恶习，使肾气斫伤，故表现为腰酸、膝软、脱发、牙齿松动、脉细等肾气不足的见症。由于精液清冷稀少，已婚者往往是不育的主要原因。

（2）沉寒痼冷精液清冷　为虚证。因沉寒痼冷精液清冷则必因肾阳不足，命门火衰，阳虚则寒，出现一派清冷虚寒征象，如阴冷、肢凉、畏寒、蜷卧、腰酸、便溏，甚或阳痿、舌淡胖润、六脉沉细等。

二十四、不射精

（一）概念

不射精是指同房时不能排出精液而言。轻者有少量精液流出，甚者全无。是男性不育的原因之一。

(二)常见证候

1.阴虚火旺

【证候表现】同房时无射精过程,不射精或仅有极少精液流出。阳强易举,阴茎胀痛,梦遗滑精,烦躁,尿赤,便秘,口干,舌红,脉细数。

【病因病机】由房事不节所致,肾阴亏损,阴虚火旺,相火妄动。

【证候分析】阴虚火旺,相火妄动,遂致阳强易举甚至阳举不衰,或梦遗滑精,兼见尿赤、口干、舌红、脉细数等阴虚火旺症状。

【治法方剂】滋阴泻火。方用坎离既济汤或知柏地黄丸加减。阴虚火旺者,滋阴以降火;瘀血阻滞者则本虚而标实,祛瘀血还当兼补肾气。

2.瘀血阻滞

【证候表现】同房时不射精,性情沉默易怒,胸闷不舒,阴部疼痛,舌紫或有瘀斑,舌苔薄,脉沉涩。

【病因病机】病积日久,气滞血瘀,瘀阻精道。

【证候分析】气滞血瘀,瘀阻精道,故无精液排出,感觉阴部胀痛及见胸闷、易怒、舌紫、脉沉涩等症状,乃气滞血瘀所致。

【治法方剂】活血化瘀。可选用血府逐瘀汤加蛇床子、韭菜子以振阳道。

(三)鉴别诊断

阴虚火旺不射精与瘀血阻滞不射精鉴别

(1)阴虚火旺不射精　由房事不节所致。由于肾阴亏损,阴虚火旺,相火妄动,遂致阳强易举甚至阳举不衰,或梦遗滑精,兼见尿赤、口干、舌红、脉细数等阴虚火旺症状,治疗当滋阴泻火。方用坎离既济汤或知柏地黄丸加减。

(2)瘀血阻滞不射精　由房事不节所致。由于病积日久,气滞血瘀,瘀阻精道,故无精液排出,感觉阴部胀痛及见胸闷、易怒、舌紫、脉沉涩等症状,乃气滞血瘀所致。治宜活血化瘀,可选用血府逐瘀汤加蛇床子、韭菜子以振阳道。

二十五、早泄

(一)概念

每同房时,因过早射精,随后阴茎即软,不能正常进行性交,称为早泄。

(二)常见证候

1.肾气虚损

【证候表现】早泄,腰酸腰痛,膝软,脱发,牙齿松动,二尺脉弱。若兼肾阳虚损则畏寒,肢冷,短气,面色㿠白,尿清长或小便频数,便溏,舌胖润或有齿痕,脉沉等症状;若兼肾阴不足则五心烦热,盗汗,口干,头晕,耳鸣,尿黄赤,大便干,舌红少苔,脉细数无力。

【病因病机】多因房事不节,色欲过度,或少年频犯手淫恶习,损伤肾气,肾气亏损。

【证候分析】肾藏精,为"封藏之本",若房事不节,色欲过度,或少年频犯手淫恶习,斫伤肾气,肾气亏损,初可早泄,甚或造成阳痿。肾之精气不足,出现腰酸或痛、膝软、脱发、牙齿松动、脉弱等症状。"精满则气壮,气壮则神旺,神旺则身健,身健而少病"(《沈氏尊生书》),因肾精耗损,则诸脏之精气亦不足,故有少气、倦怠、精神萎靡、面色无华等症状,所谓精伤则气少,气少则神衰。

【治法方剂】治当补肾强阳为主,佐以清心固涩之品。温肾平补之剂为佳。此症患者,每同房时则疑虑恐惧感颇重,多求速效。故除药物治疗外,尚需解除患者思想顾虑,嘱其清心寡欲,节制房事,缓缓图功。方用鹿角散加减。兼阳虚者可服赞育丹或蛛蜂丸。症状轻者,可选用平补固涩之剂,如芡实丸、锁阳丹等方加减。

2.肝经湿热

【证候表现】早泄而兼有湿热表现,症见烦闷,口苦,小便黄赤,淋浊,尿痛,或阴肿、阴痒,舌苔黄,脉弦有力等。

【病因病机】肝经湿热下流阴器,疏泄失常,封藏不固。

【证候分析】肝主筋,主疏泄,而前阴为宗筋之会,肝经湿热下流阴器,疏泄失常,封藏不固,从而形成早泄。因是湿热所造成,必兼有肝经湿热症状(烦闷、口苦、小便黄赤、淋浊、阴痒、舌苔黄、脉弦或数)。

【治法方剂】清泻肝经湿热。方用加味三才封髓丹。若湿热重者,亦可暂用龙胆泻肝汤,但应中病即止,不可过剂。

3.心脾亏损

【证候表现】心脾气血不足症状,如形体消瘦,面色不华,气虚体倦,四肢困怠,纳呆,便溏,心悸,短气,自汗,多梦,健忘,舌淡,脉细。心肾阴虚,则见潮热,盗汗,五心烦热,口干,腰酸,头晕目眩,耳鸣,尿黄,舌红,脉细数。心脾肾三脏俱虚,见心悸,短气,自汗,面色㿠白,体倦乏力,脘胀,纳呆,便溏,耳鸣,脱发,舌淡,脉细。

【病因病机】劳倦伤神,思虑过度,心脾肾三脏俱虚,摄纳失司。

【证候分析】心脾亏损早泄多发于劳倦伤神,用心思虑过度之人,病久不愈,因脾之化源不足,遂导致心血、肾阴之不充,则出现心脾气血不足,见形体消瘦,面色不华,气虚体倦,四肢困怠,纳呆,便溏,心悸,短气,自汗,多梦,健忘,舌淡,脉细;心肾阴虚,则见潮热,盗汗,五心烦热,口干,腰酸,头晕目眩,耳鸣,尿黄,舌红,脉细数。

【治法方剂】治当补益心脾,固精止遗,方用归脾汤加龙骨、芡实、鹿角胶等;若心肾阴虚,治应滋阴清热,补肾涩精,方用大风髓丹加减，或用天王补心丹；心脾亏损，早泄日久不愈，致肾气不足，心脾肾三脏俱虚，治当补益心脾，益气固精，方用桑螵蛸散加减。

（三）鉴别诊断

1.肾气虚损早泄与心脾亏损早泄的鉴别

（1）肾气虚损早泄　属虚证。若病久不愈，因脾之化源不足，遂导致心血、肾阴之不充，则出现心肾阴实症状（潮热、盗汗、五心烦热、口干、腰酸、头晕目眩、耳鸣、尿黄、舌红、脉细数），治疗则应滋阴清热，补肾涩精。方用大风髓丹加减，或用天王补心丹。心脾亏损早泄日久不愈，导致肾气不足，出现心脾肾三脏俱虚的表现（心悸、短气、自汗、面色皖白、体倦乏力、脘胀、纳呆、便溏、耳鸣、脱发、舌淡、脉细），治当补益心脾，益气固精。方用桑螵蛸散加减。肾气虚损早泄与心脾亏损早泄二证鉴别要点为房事不节所致，宜补肾气。

（2）心脾亏损早泄　属虚证。心脾亏损早泄多发于劳倦伤神，用心思虑过度之人，必见心脾气血不足的症状（形体消瘦、面色不华、气虚体倦、纳呆、便溏、心悸、自汗、多梦、失眠、健忘、舌淡、脉细），治当补益心脾，固精止遗。方用归脾汤加龙骨、芡实、鹿角胶等。为积思劳倦所得，当益心脾。

2.肾气虚损早泄与心脾亏损早泄的鉴别

（1）肾气虚损　肾阴虚症状（潮热、盗汗、五心烦热、口干、腰酸、头晕目眩、耳鸣、尿黄、舌红、脉细数）。

（2）心脾亏损　必见心脾气血不足的症状（形体消瘦、面色不华、气虚体倦、纳呆、便溏、心悸、自汗、多梦、失眠、健忘、舌淡、脉细）。

二十六、遗精

（一）概念

遗精即不性交而精自遗泄。

（二）常见证候

1.精气满溢

【证候表现】身体素壮，有梦而遗，次数多于常人，遗泄后感觉困倦神疲，苔脉可正常。

【病因病机】心有所思，思虑不遂而神伤，神伤于上则精摇于下。

【证候分析】病情较轻，除遗精次数略多于正常人外，可有体倦神疲等轻度不适感觉。

【治法方剂】清心安神。方用清心丸。

2.心火旺盛

【证候表现】昼则心悸不宁，夜则多梦遗精，易惊，健忘，或兼小便黄赤，舌尖红，脉数。

【病因病机】思慕日久伤心，心经火热焚燎。

【证候分析】心火旺盛，昼则心神恍惚，心悸不宁，夜则乱梦纷纭，梦遗精泄。兼有心经火热症状，如舌红、小便黄赤、脉数等。初得之虚象尚不明显，稍久必兼心血不足，出现心悸怔忡，易惊，健忘等症。

【治法方剂】清心泻火，安神涩精。方用二阴煎、养心汤、清心莲子饮等加减，久病当配以当归、地黄、白芍、首乌、阿胶等养阴补血之品。

3.心脾两虚

【证候表现】梦遗频频，形体消瘦，困倦神疲，面色㿠白，动则气短，自汗，食欲不振，心悸，失眠，健忘，唇淡口和，舌质淡白，脉细弱。

【病因病机】用心过度，思虑积伤日久，暗耗心脾。多发生于长期从事比较繁重的脑力劳动者，多有梦而遗。

【证候分析】心之气血不足，则面色㿠白，心悸，气短，自汗，失眠，多梦，健忘；脾气虚弱则形瘦，困倦，纳呆；心脾两虚则舌淡，脉细。

【治法方剂】补益心脾，益气固精。方用养心汤、定心丸、妙香散等加减。

4.心肾两虚

【证候表现】多有梦而遗，腰酸或痛，精神疲倦，心悸，失眠，健忘。若兼尿黄，便干，虚热盗汗，舌红少苔，脉细而数者，为心血不足、肾阴亏乏之心肾阴虚证；若兼面色㿠白，短气，舌淡苔白，脉细弱者，则为心气不足，肾虚不固（无肾阴、肾阳偏虚之征象）之心肾气虚证。

【病因病机】心血、肾阴不足，阴虚火旺。

【证候分析】表现为心血、肾阴不足的阴虚火旺证，心血虚则心悸、失眠、多梦、健忘；肾阴虚则腰膝酸软、耳鸣、眩晕、咽干舌燥，甚或潮热、面赤、盗汗、舌红少苔、脉细。入梦则遗，或者无梦而滑精。

【治法方剂】养心血滋肾阴。方用补心丹、潜阳填髓丸等加减。

5.相火妄动

【证候表现】阳强易举，有梦而遗，或无梦滑泄。初患病时口苦，尿赤，舌苔黄，脉弦劲，乃肝经火热，进一步发展则有口干，舌红，脉数等阴虚不足的表现。

【病因病机】肝肾有热，肝肾之火为相火，乃妄动有形之火。

【证候分析】心火旺盛者，乃心经热证，相火妄动者，乃肝肾有热之证。心火为君火，主静，乃无形运行之气，肝肾之火为相火，乃妄动有形之火。凡心有所感，君火一动，相火随之而妄动。所以相火妄动之遗精是心火旺盛遗精进一步发展的结果，心火旺盛者病情较轻，而相火妄动者，病情为重。

【治法方剂】泻肝火而固精关。肝经火热明显者(阳强易举、阴部潮湿或痒、口苦、舌苔黄、尿赤、脉弦或数),宜直泻肝火,方用龙胆泻肝汤;若兼有阴虚火旺者(口干、舌红、脉细数),宜滋阴降火。方用滋阴降火汤。

6.肾气不固

【证候表现】无梦而遗,甚或稍有思念,或稍遇劳累则滑遗不禁,以致昼夜数次。形瘦神疲,头昏耳鸣,身体困倦,腰膝酸软无力,短气不足以息。若肾阳虚者,手足清冷,畏寒,蜷卧,口鼻气清,舌淡,脉沉细;肾阴虚者,潮热骨蒸,盗汗,颧红,咽痛,口干,舌红少苔,脉细数无力。

【病因病机】因先天不足,禀赋素弱,房事不节,色欲过度,或大病久病初愈而犯房禁。

【证候分析】肾藏精,为封藏之本,因肾气遭重戕,精关难以固摄而精滑无度,故见诸虚损之症。故表现为形瘦气弱、腰酸、腰痛、肢体困倦、动则短气不足以息、自汗、耳鸣、头晕、精神萎靡、脉沉细弱微等症;若肾阴不足,则精滑无度、精冷、精稀、肢凉畏寒、蜷卧神靡、口鼻气清、唇淡口和、舌淡胖润、六脉沉细欲绝,一派阳虚不足之象;若肾水不足,真阴亏损,则无故滑泄不禁、潮热骨蒸、虚烦不眠、五心烦热、骨萎无力、形体枯槁、腰酸腰痛、颧红面赤、口燥咽痛、尿赤、便干、舌红少苔、脉细数无力。

【治法方剂】固肾涩精,方用金锁固精丸加减,重者当补肾填精,滋阴补阳,方用大造丸加减;若肾阴不足,治当温补肾阳,止遗涩精,方用家韭子丸、鹿茸益精丸、金锁正元丹等加减;若肾水不足,治当滋肾阴,降虚火,所谓壮水之主,以制阳光;方用六味地黄丸、知柏地黄丸等加减,重者用大补阴丸靠骤补真阴,承制相火,较之六味丸功效尤捷。

7.湿热下注

【证候表现】多有梦遗精，偶或无梦而滑精，时或烦热，阴部潮湿或痒，小便黄赤，舌苔厚或黄，脉滑或数。

【病因病机】饮食厚味太过，脾胃湿热，气化不清，而分注精室。

【证候分析】湿热下注阴部则潮湿或痒，小便黄赤，舌苔黄或厚，脉滑或数。

【治法方剂】除湿健脾，升清降浊而遗精自止。方用加味苍白二陈汤、樗根白皮丸加减。

（三）鉴别诊断

1.心火旺盛遗精与相火妄动遗精的鉴别

（1）心火旺盛遗精　心火旺盛者，乃心经热证，心火为君火，主静，乃无形运行之气，由于心经火热，神不内守，思欲不遂，多梦而遗，必有心经热证表现（尿赤、舌尖红、脉数）。

（2）相火妄动遗精　相火妄动者，乃肝肾有热之证。肝肾之火为相火，乃妄动有形之火。凡心有所感，君火一动，相火随之而妄动。相火妄动者，病情为重，治疗宜泻肝火而固精关，方用龙胆泻肝汤。

2.心脾两虚遗精与心肾两虚遗精的鉴别

（1）心脾两虚遗精　多由用心过度，思虑积伤日久，暗耗心脾，多发生于长期从事比较繁重的脑力劳动者，多有梦而遗。思虑太过，心血则无以养其神，而心神飞越，因有梦交之事。神不守舍，则志亦不固，而肾精为之下遗。心之气血不足，则面色㿠白，心悸，气短，自汗，失眠，多梦，健忘。脾气虚弱则形瘦，困倦，纳呆。心脾两虚则舌淡，脉细。

（2）心肾两虚遗精　多由用心过度，思虑积久，初则暗耗心脾，继则心脾肾三脏俱虚，主要表现为心肾气虚之证。可表现为心血、肾阴不足的阴虚火旺证或心气虚、肾气虚。心血虚则心悸、失眠、多梦、健忘；肾阴虚则腰膝酸软、耳鸣、眩晕、咽干舌燥，甚或潮热、面赤、盗汗、舌红少苔、脉细，入梦则遗，或者无梦而滑精；心气虚则心悸、短气、自汗、面色㿠白、舌淡、脉细；肾气虚则腰膝酸软、体倦神疲、短气不足以息、耳鸣、脱发，甚者阳痿。

二十七、阳痿

（一）概念

阳痿或称阳痿，又称阴萎。男性未过“八八”修天癸未尽之年，阴茎不能勃起，或勃起不坚，或坚而不持久，致使不能进行性交者，称阳痿。

（二）常见证候

1.元阳不足

【证候表现】阳痿，阴冷，腰痛，膝软，耳鸣，脱发，牙齿松动，畏寒肢冷，形体瘦弱，短气乏力，头晕目眩，面色㿠白，舌淡胖润或有齿痕，脉沉细尺弱。

【病因病机】由于色欲过度，房事不节；或由于禀赋索弱，先天不足，而复犯房室之禁；或由于少年频犯手淫，伤肾气所致。

【证候分析】元阳不足亦即真阳不足、肾阳不足、命门火衰。故元阳不足阳痿可见肾阳不足的表现（腰痛膝软、耳鸣、脱发、牙齿松动、畏寒、肢冷、短气、舌淡、脉沉）。然此证虽为命门火衰不足之证，但必因精伤于前，肾阴亦为之不足。所以，该证实为阴阳俱不足之证，不过以阳虚表现为主罢了。

【治法方剂】以温补肾阳为主。方用右归丸、赞育丹等加减。只宜温补而切忌燥热，燥热之剂虽可暂获一时之效，但其耗伤精血阴液，后果不佳。治疗时温补之中必兼用养阴填精补血之品,所谓靠“善补阳者,必乎阴中求阳,则阳得阴助而生化无穷”。

2.心脾两虚

【证候表现】心脾气虚,则心悸,短气,自汗,面色萎黄,形体瘦弱,神疲乏力,饮食减少,脘胀,便溏,舌淡,脉细;心脾血虚,则心悸,怔忡,易惊,多梦,失眠,面色皖白,形瘦神疲,舌淡,脉细。临床所见多为心脾气血两虚之证。

【病因病机】用心过度,思虑积久,耗伤心脾,心脾气血不足。

【证候分析】心之气血不足,则表现为心悸、气短、自汗、多梦、健忘等症状;脾气不足则面色皖白不华、身体倦怠乏力、消瘦、纳呆、便溏、唇淡、舌白、脉细;心脾气血既虚,后天化源不足,则先天肾气不充,肾之精气衰减,则肾阳无以温煦,故阳痿之症作。

【治法方剂】补益心脾。方用人参归脾丸加减。

3.惊恐伤肾

【证候表现】怵惕不宁,多疑易惊,精神不振,失眠多梦,平时阴茎尚能勃起,但每同房时则焦虑不安,反致阳痿不举,舌脉多正常。

【病因病机】猝遭惊恐,而伤肾。

【证候分析】因为病由惊恐所得,故怵惕不宁,心悸不安,每同房时则疑虑重重,遂致阳痿不举。

【治法方剂】安神定志。方用定志丸加减。

4.湿热下注

【证候表现】阳痿而兼阴部潮湿或痒痛,小便短赤,舌苔黄或厚,脉弦或数。

【病因病机】素体肥胖多湿,加之饮食厚味,或嗜饮醇酒,致使阳明湿热内蕴,“阳明虚则宗筋纵”《痿论》,不但阳痿不举,下肢也沉重酸软,或兼阴部出汗,痒痛,小便黄赤,舌苔黄,脉弦等下焦湿热症状。

【证候分析】素体肥胖多湿，加之饮食厚味，或嗜饮醇酒，致使阳明湿热内蕴，不但阳痿不举，下肢也沉重酸软，或兼阴部出汗，痒痛，小便黄赤，舌苔黄，脉弦等下焦湿热症状。

【治法方剂】清热胜湿。方用柴胡胜湿汤、龙胆泻肝汤加减。

（三）鉴别诊断

1.元阳不足阳痿与心脾两虚阳痿的鉴别

（1）元阳不足阳痿　为虚证，是肾中阳气不足，故必有肾阳虚的表现。病因、病机多为房事劳损所伤，其病在肾。心之气血不足，则表现为心悸、气短、自汗、多梦、健忘等症状，脾气不足则面色㿠白不华、身体倦怠乏力、消瘦、纳呆、便溏、唇淡、舌白、脉细。

（2）心脾两虚阳痿　为虚证，乃心脾气血不足，由于用心过度，思虑积久，耗伤心脾所致。病因、病机则因用心过度，暗耗心脾所致，心脾气血既虚，后天化源不足，则先天肾气不充，肾之精气衰减，则肾阳无以温煦，故阳痿之症作。此时治疗宜补益心脾，若使中焦脾胃气盛，后天化源充足，则心血充、肾气盛，阳事亦兴。方用归脾汤、大补元煎等加减。

2.阳痿与早泄的鉴别

（1）阳痿　是欲性交时阴茎不能勃起。与早泄比较，阳痿较重。阳痿是一切性机能减退疾病中病情较重的一种，遗精、早泄等疾病日久不愈，进一步发展均可导致阳痿的发生。

（2）早泄　是欲同房时，阴茎能勃起，但因过早射精，射精之后因阴茎萎软遂不能进行正常性交。与阳痿比较，早泄较轻。

二十八、阴举不衰

(一)概念

阴举不衰是指阴茎异常勃起,经数小时、数日甚至逾月不衰。

(二)常见证候

1.肝经湿热

【证候表现】阴举不衰。阴茎异常勃起,历数日甚至逾月不衰,阴茎瘀血,色紫黯,胀痛,排尿困难且感疼痛,尿色黄赤。患者常伴有恐惧感,并有食欲减退,口渴,大便秘结,舌苔黄,脉弦或兼数等症状。

【病因病机】体质素壮,饮酒,湿热内生,性欲亢进。

【证候分析】性欲亢进,同房后阴茎仍异常勃起,历时日而不衰痿。除阴茎胀痛,瘀血青紫,尿痛困难等局部症状而外,肝经湿热,则见口苦而渴,大便秘结,舌苔黄,脉弦数有力等症状。

【治法方剂】泻火解毒。方用石膏、知母、元参、生地、黑豆、甘草,或用龙胆泻肝汤。

2.阴虚火旺

【证候表现】阴举不衰。患者素禀阴虚,形体消瘦,阴茎异常勃起,胀痛,数日不衰,排尿困难,尿黄,甚至时精自出,大便秘结,口干,舌红,脉细数。

【病因病机】素本阴虚,缘由色欲过度,房事不节致肾水亏乏,相火妄动,阳强不衰,时精自出,或因多服升阳之药。

【证候分析】素本阴虚,缘由色欲过度,房事不节则肾水亏乏,阴不制阳,相火妄动则阳强不衰,时精自出;服升阳之药,遂使阳旺而阴衰,火胜而水涸,相火无所制,使强中不得收。肾脏阴精不足则见舌红、口干、便秘、脉细数无力等症状。

【治法方剂】滋阴泻火。方用石子荠苨汤。

(三)鉴别诊断

肝经实热阴举不衰与阴虚火旺阴举不衰的鉴别

(1)肝经实热　休质素壮,性欲亢进,同房后阴茎仍异常勃起,历时日而不衰痿。除阴茎胀痛,瘀血青紫,尿痛困难等局部症状而外,兼有口苦而渴,大便秘结,舌苔黄,脉弦数有力等症状。

(2)阴虚火旺　素本阴虚,缘由色欲过度,房事不节致肾水亏乏,相火妄动,阳强不衰,时精自出,或因多服升阳之药,遂使阳旺而阴衰,火胜而水涸,相火无所制,使强中不得收。兼有舌红、口干、便秘、脉细数无力等症状。

二十九、阴冷

(一)概念

阴冷又称阴寒,系指男子自觉前阴(阴茎、阴囊)寒冷。

(二)常见证候

1.命门火衰

【证候表现】阴器觉冷,病程长久,兼有腰膝无力,肢凉畏寒,甚或水肿,短气,精神倦怠,面色㿠白,五更泄泻,尿清长,阳痿,遗精,疝气,舌淡胖润或有齿痕,脉沉迟或芤。

【病因病机】多为房劳伤肾,或因失血、下利清谷等致使肾阳不足,命门火衰,不能温煦阴器所造成。

【证候分析】肾气不足,命门火衰,早期则见阳痿、遗精、疝气、囊缩等症状;肾阳不足,则见肢凉畏冷、短气、腰膝无力、精神倦怠、尿清长、阳痿、遗精、舌胖润、脉沉迟；命门火衰，不能温煦阴器，则见阴器觉冷。

【治法方剂】散寒固精。肾阳不足用金匮肾气丸加鹿茸，以温补肾阳；阴冷如冰，寒疝囊缩，应温阳散寒。方用十补丸或吴茱萸汤加减。

2.肝经湿热

【证候表现】阴冷而兼汗出，阴囊湿痒，臊臭，或早泄，阳痿。烦闷，口苦，口渴，舌苔黄，尿赤或淋浊茎痛，便干，脉弦。

【病因病机】饮酒过度，恣食肥甘，湿热郁蒸。

【证候分析】肝经绕阴器，湿热下注则阴囊湿痒，尿赤或淋浊茎痛；湿热郁蒸则烦闷，口苦，口渴，便干，舌苔黄；热扰精室则早泄。

【治法方剂】清利肝经湿热。方用龙胆泻肝汤或柴胡胜湿汤。

(三)鉴别诊断

命门火衰阴冷与肝经湿热阴冷的鉴别

(1)命门火衰阴冷　是由于肾之元阳不足所致，其表现是一派虚寒证，治宜温补固涩。

(2)肝经湿热阴冷　是由于饮酒过度，恣食肥甘导致，表现为湿热，治以清利肝经湿热。

三十、阴缩

(一)概念

阴缩是指阴茎、睾丸和阴囊内缩的症状。

(二)常见证候

1.伤寒直中

【证候表现】多为卵缩、囊缩，甚或为阴缩，畏寒肢冷，甚者手足厥逆，身静蜷卧，语声低微，口鼻气冷，甚至唇青，遍身疼痛且重，少腹痛甚，尿清长，甚或小便不禁，或吐清水冷涎，或下利清谷，舌淡，脉沉微而迟。

【病因病机】夙禀脾肾阳虚，感受寒邪，或大劳、重病新愈之际，若复感受寒邪，寒邪直中厥阴。

【证候分析】足厥阴肝主筋，其脉“过阴器，抵少腹”，寒为阴邪，其性收引，厥阴受寒，寒滞经脉，肝筋失荣，故少腹拘急而痛，阴器内缩。肝之经脉“环唇内”、“络于舌本”，故寒邪直中厥阴症状严重者，阴缩并常伴有舌卷唇青。虽为外感寒邪，但因寒邪直中于里，故无发热恶寒之表证出现，全然表现为不发热、畏寒、肢冷甚至四肢厥逆、遍身疼痛、身静神清、口鼻气冷、舌淡、脉沉微而迟等一派阴寒之象。

【治法方剂】温散厥阴寒邪。方用当归四逆加吴茱萸生姜汤、回阳返本汤加减。

2.瘥后劳复

【证候表现】阴缩并有少腹里急，疼痛，痛引阴中拘挛。少气，身体沉重倦困头重目眩而不欲举，腰痛，膝胫拘急，甚至畏寒，四肢逆冷，舌淡，脉沉细。

【病因病机】久病、重病或伤寒重症初愈，房事不节，恣情纵欲，肾气虚衰，遂致阴缩。

【证候分析】肾精不足以充脑髓，故身重、头重、腰痛，肾阳无以温煦则少腹里急、少气、畏寒、肢冷、清淡、脉细。

【治法方剂】温阳补气。方用固阳汤。

3.沉寒痼冷

【证候表现】其人夙禀阳虚，阴缩，畏寒肢冷，甚者四肢厥逆；食少，脘痛，呕吐；少腹久痛发凉，长期腹泻或五更泄泻；腰膝冷重，跟痛胫酸；小便频数，或淋漓不禁；阳痿，遗精，精冷；舌淡，脉细。

【病因病机】脾肾阳气久衰，加之啖食生冷，或复坐卧阴寒之地，重创已虚之脾阳。

【证候分析】多表现为脾阳虚之食少、腹痛、呕吐、泄泻等，肾阳虚则腰膝冷重，跟痛胫酸，小便频数，或淋漓不禁，阳痿，遗精，精冷，舌淡，脉细。

【治法方剂】重在温脾肾之阳，温补脾阳。方用敛阳丹、固阳汤加减。

4.亡阳虚脱

【证候表现】少腹紧痛，阴茎、睾丸、阴囊均内缩。身冷鼻青，甚至面色晦黑，四肢厥逆，喝喝而喘，冷汗自出，甚者不省人事，脉微欲绝。

【病因病机】房事不节，恣情纵欲，阳气随肾精脱出而阴缩。

【证候分析】阳脱欲绝，则身冷、厥逆、鼻清、面黑、虚喘、冷汗自出、不省人事、脉微欲绝。

【治法方剂】急当回阳固脱。方用三仙散、回阳丹。

（三）鉴别诊断

1.伤寒直中阴缩与沉寒痼冷阴缩的鉴别

（1）伤寒直中阴缩　为阴寒虚证。发生于素体脾肾阳虚之人，寒邪直中厥阴，起病急骤，受寒邪于外，以温散厥阴寒邪为主。

（2）沉寒痼冷阴缩　为阴寒虚证。发生于久病脾肾阳虚，复受饮食冷物重创脾阳，素体脾肾阳虚之人，脾肾阳气久衰，加之啖食生冷，或复坐卧阴寒之地，重创已虚之脾阳，故其兼症多表现为脾阳虚之食少、腹痛、呕吐、泄泻等，形寒饮冷而伤于内。治宜温辛，重在温脾肾之阳，尤以温补脾阳为主。方用敛阳丹、固阳汤加减。

2.瘥后劳复阴缩与亡阳虚脱阴缩的鉴别

（1）瘥后劳复阴缩　为阴寒虚证。久病、重病或伤寒重症初愈，房事不节，恣情纵欲，遂致阴缩。轻者身重、头重、腰痛、少腹里急、少气、畏寒、肢冷、清淡、脉细。表现为气虚阳衰，治宜温阳补气。方用固阳汤。

(2)亡阳虚脱阴缩　为阴寒虚证。为危急重证。久病、重病或伤寒重症初愈，房事不节，恣情纵欲，遂致阴缩。重者则阳脱欲绝，身冷、厥逆、鼻清、面黑、虚喘、冷汗自出、不省人事、脉微欲绝，急当回阳固脱，以敛逾越之阳。方用三仙散、回阳丹。

三十一、茎中痛痒

(一)概念

可出现于多种疾病，如淋浊、癃闭、遗精、强中等都可伴有本症的发生。有的以疼痛为主，称茎中痛；有的伴有茎中发痒，则称为茎中痛痒；若只是排尿时疼痛，而痛如针刺者，称为小便疼痛。

(二)常见证候

1.湿热

【证候表现】茎中痛痒兼有小溲赤黄，短涩频急，有灼热感，或小便混浊，腰痛，或发热，口渴，舌苔黄腻，脉弦或数。

【病因病机】下焦湿热内蕴，下注膀胱所致。

【证候分析】属热证，热在下焦膀胱，湿热下注，茎中痛或痛痒并作，尿浊，苔黄，脉濡数，

【治法方剂】清利下焦湿热。方用八正散、寒通汤等方加减。

2.火热

【证候表现】小便短赤，灼热刺痛，或兼发热，口疮，口干，舌尖红，脉数。

【病因病机】乃心经火热下移小肠所致。

【证候分析】属热证，为心经有热，必兼有口疮，舌尖红，脉数等症状，其痛痒症状往往是“茎中作痛，痛极则痒”。

【治法方剂】清心火、利小便。方用导赤散、清心莲子饮等方加减。

3.瘀血

【证候表现】茎中绞痛剧烈，甚者茎中痛欲死，往往兼有尿血、腰痛、少腹拘急疼痛等症状，舌质黯有瘀点，脉沉涩，或舌脉无明显改变。

【病因病机】瘀血阻滞茎中。

【证候分析】因瘀阻茎中，不通则痛，故疼痛甚剧；损伤血络则见血尿；气滞不通则腰痛、少腹拘急疼痛。

【治法方剂】活血化瘀。一味牛膝煎膏或用蒲灰散、加味桃红四物汤等方加减。

4.肾虚

【证候表现】茎中痛痒不剧，时轻乍重，小便频数或余沥不尽，腰酸或痛，舌淡，脉沉细尺弱。

【病因病机】多由房事不节，或同房时忍精不泄，损伤肾气所致。

【证候分析】肾气不足则有腰酸或痛，小便余沥不尽，脉沉等症，其茎中痛痒不甚。

【治法方剂】温补肾气。方用肉苁蓉丸加菟丝子、牛膝等。

（三）鉴别诊断

1.湿热、火热、瘀血与肾虚茎中痛痒的鉴别

（1）湿热茎中痛痒　属实热证，湿热茎中痛痒乃下焦湿热内蕴，为湿热下注膀胱所致，热在下焦膀胱，茎中痛或痛痒并作，尿浊，苔黄，脉濡数。治宜清热利湿。方用八正散、寒通汤等方加减。

（2）火热茎中痛痒　属实热证，为心经火热下移小肠所致。热在心与小肠，为心经有热，必兼有口疮，舌尖红，脉数等症状，其痛痒症状往往是“茎中作痛，痛极则痒”，治宜清心火而利小便。方用导赤散、清心莲子饮等方加减。

(3)瘀血茎中痛痒　属实证，疼痛甚剧或兼血尿，治疗当化其瘀血，其证自愈。以一味牛膝煎膏，大妙竹(《沈氏尊生书》)，或用蒲灰散、加味桃红四物汤等方加减。

(4)肾虚茎中痛痒　为虚证，多由房事不节，或同房时忍精不泄，损伤肾气所致，故必兼有腰酸或痛，小便余沥不尽，脉沉等肾气不足见症，其茎中痛痒不甚。治当温补肾气。方用肉苁蓉丸加菟丝子、牛膝等。

三十二、睾丸胀痛

(一)概念

历代医家均将睾丸胀痛视为疝病证之一种，可称为狭义之疝。

(二)常见证候

1.阴寒

【证候表现】睾丸疼痛剧烈，或掣引少腹，肿胀不甚明显，遇寒冷则疼痛加重，得温暖而疼痛减轻。多为一侧睾丸胀痛，或卧则上缩入腹，行立时则出腹入阴囊中。舌脉可正常，若疼痛剧烈时，可见弦紧脉。

【病因病机】为寒证。素体阴寒内盛而复感受寒邪，以寒邪为主，“得之坐卧湿地，或寒月涉水，或值雨雪，或坐卧风冷”。

【证候分析】素体阴寒内盛而复感受寒邪，故睾丸疼痛剧烈，而肿胀较轻，往往遇寒冷或行走站立时，睾丸收引腹中而疼痛剧烈，得温暖或卧位时则睾丸复入阴囊中而疼痛轻减，所谓热则弛纵，寒则收引。

【治法方剂】寒则热之，去其沉寒结疝，以温热药驱散寒邪。用花蜘蛛、葫芦巴等虫类药或用蜘蛛散、乌头桂枝汤、当归四逆汤等方加减。

2.寒湿

【证候表现】睾丸肿大，阴囊冰冷发硬，痛或不痛。若不痛而睾丸肿大，甚者如升如斗，则称为癞疝或称木肾。舌苔白腻或润，脉沉或缓。

【病因病机】为寒证。素体痰湿过盛，加之久处湿寒之地。

【证候分析】因其湿盛，故疼痛较轻，或不痛而仅有重坠感觉，但睾丸异常肿大，甚者如升如斗，阴囊皮厚或顽木不仁，所谓湿盛则肿。

【治法方剂】寒则热之，温散寒湿，以温热药驱散寒邪。方用蠲痛丸加茯苓、苍术等药。

3.湿热

【证候表现】睾丸肿胀疼痛，阴囊湿痒或出水，小便黄赤，大便秘结，舌苔黄或厚，脉弦或数。

【病因病机】为热证。由于患者暴怒伤肝，肝结郁热或膏粱厚味，嗜饮醇酒，湿热内蕴，复因外感寒湿，遂致湿热壅遏肝经，下注而为睾丸胀痛。

【证候分析】湿热壅郁肝经，故必兼肝经湿热的表现（阴囊湿痒、溲赤、舌苔黄或腻，脉弦等）。

【治法方剂】清泄肝经湿热。方用龙胆泻肝汤合柴苓汤等方加减。

4.热毒

【证候表现】睾丸红肿发热疼痛，疼痛剧烈，发硬，或阴囊水肿，多发生于一侧睾丸。壮热，咽痛，口渴，尿赤，舌红苔黄，脉滑数有力。

【病因病机】为热证。因其外感热毒之邪。

【证候分析】见毒火热盛的症状（睾丸红肿热痛、疼痛剧烈、壮热、口渴、咽痛、尿赤、舌红苔黄、脉数），常为“痄腮”患者的并发症。

【治法方剂】清热解毒。方用普济消毒饮加减。

5.气滞

【证候表现】往往一侧睾丸偏坠胀痛，痛引少腹或及两胁，并兼有胸闷腹胀，口苦，舌苔黄，脉弦细等肝气郁滞的症状。

【病因病机】因七情所伤，或暴怒、郁怒，气滞肝脉，经气不舒。

【证候分析】肝经循于阴器，气滞肝脉，经气不舒，不通则痛，故见睾丸偏坠胀痛，痛引少腹，同时兼有肝气郁滞的症状（口苦、胸胀闷、胁痛、脉弦等）。

【治法方剂】舒肝解郁，行气止痛。方用聚香饮子、木香楝子散、荔枝散加减。

（三）鉴别诊断

1.阴寒睾丸胀痛与寒湿睾丸胀痛的鉴别

（1）阴寒睾丸胀痛　为寒证。病因相同，为素体阴寒内盛而复感受寒邪，以寒邪为主，故睾丸疼痛剧烈，而肿胀较轻，往往遇寒冷或行走站立时，睾丸收引腹中而疼痛剧烈，得温暖或卧位时则睾丸复入阴囊中而疼痛轻减，热则弛纵，寒则收引。常发生于一侧睾丸，疼痛剧烈时掣引少腹作痛，可见弦紧脉，治疗以温热药驱散寒邪，是其治疗的共同之处，可用葫芦巴、花蜘蛛（虫类药），或用蜘蛛散、乌头桂枝汤、当归四逆汤等方加减，去其沉寒结疝。

（2）寒湿睾丸胀痛　为寒证。病因相同，为素体痰湿过盛，加之久处湿寒之地，因其湿盛，故疼痛较轻，或不痛而仅有重坠感觉，但睾丸异常肿大，甚者如升如斗，阴囊皮厚或顽木不仁，所谓湿盛则肿。治疗的共同之处，以温热药驱散寒邪，不同是当温散寒湿。方用蠲痛丸加茯苓、苍术等药。

2.湿热睾丸胀痛与热毒睾丸胀痛的鉴别

（1）湿热睾丸胀痛　为热证，由于患者暴怒伤肝，肝结郁热或膏粱厚味，嗜饮醇酒，湿热内蕴，复因外感寒湿，遂致湿热壅遏肝经，下注而为睾丸胀痛。因其湿热壅郁肝经，故必兼肝经湿热的表现（阴囊湿痒、溲赤、舌苔黄或腻，脉弦等）。治疗当清泄肝经湿热。方用龙胆泻肝汤合柴苓汤等方加减。

(2)热毒睾丸胀痛　为热证,因其外感热毒之邪,必见毒火热盛的症状(睾丸红肿热痛,疼痛剧烈,壮热、口渴、咽痛、尿赤、舌红苔黄,脉数),常为“痄腮”患者的并发症。治疗应清热解毒。方用普济消毒饮加减。

三十三、阴囊瘙痒

(一)概念

阴囊瘙痒是指阴囊皮肤瘙痒异常而言。古代医书对本症记载的症名不一,《诸病源候论》称“阴下湿痒”,《外科正宗》、《外科大成》等称“阴囊风”,《医宗金鉴·外科心法要诀))称“绣球风”。本症轻者,仅阴囊瘙痒;重者阴囊皮肤增厚,或因搔抓而流黄水、结痂。

(二)常见证候

1.湿热蕴结

【证候表现】初起阴部干燥痒极,喜浴热水,甚者起疙瘩,形如赤粟,麻痒异常,搔破浸淫流水,痛如火燎,舌苔黄腻,脉弦滑数。

【病因病机】素体肝经郁热,外感风湿之邪,与肝热相搏,湿热不得外泄,循肝脉下注阴囊。

【证候分析】湿热循肝脉下注阴囊,湿邪蕴结则皮肤出疹,热邪较著则色赤,湿邪浸淫则瘙痒异常,舌苔黄腻,脉弦滑数为湿热之征。

【治法方剂】清泻肝胆湿热。方用龙胆泻肝汤加减。外用马齿苋外洗。

2.阴虚血燥

【证候表现】阴囊瘙痒,奇痒难忍,坐卧不安,阴囊皮肤粗糙变厚,搔破出血,抓痕血痂,兼见口渴,心烦,舌质红,脉细数。

【病因病机】肝肾阴虚,化燥生风,燥盛于内,风搏于外,阴囊皮肤不得滋养。

【证候分析】肝肾阴虚,阴囊皮肤不得滋养,故见瘙痒,化燥生风则其痒更甚,反复搔拨则阴囊皮肤粗糙变厚,口渴,心烦,舌质红,脉细数皆为阴虚之征。

【治法方剂】养阴润燥,祛风止痒。方用地黄饮子、当归饮子加减。

3.下焦寒湿

【证候表现】阴囊潮湿,瘙痒较轻,兼见腰膝酸软,小腹坠胀,小便不利,下肢肿胀沉重,舌苔白润,脉沉缓无力。

【病因病机】素体肾气不足,肝脉不调,或久居寒湿之地,或受雾露雨水所侵,寒湿之邪浸及阴囊。

【证候分析】下焦为肝肾所居,若素体肾气不足,肝脉不调,或久居寒湿之地,或受雾露雨水所侵,寒湿之邪浸及阴囊,因而出现瘙痒。其特点为阴囊潮湿,瘙痒较轻,或有下肢肿胀,舌苔白润等。

【治法方剂】温经散寒,除湿止痒。方用五积散加减。

(三)鉴别诊断

湿热蕴结阴囊瘙痒与阴虚血燥阴囊瘙痒的鉴别

(1)湿热蕴结　阴囊灼热痒痛如火燎,搔破流水,发病较急。

(2)阴虚血燥　阴囊奇痒时作,抓痕结有血痂,日久皮肤粗糙变厚,发病较缓。